C. Schnellwei

K.-O. Heede

Millionen könnten geheilt werden!

In Dankbarkeit gewidmet meiner Mitarbeiterin
Frau Marie-Luise Schicht,
die der Meinung war bzw. die kategorische Forderung stellte,
daß dieses Buch geschrieben werden müsse.

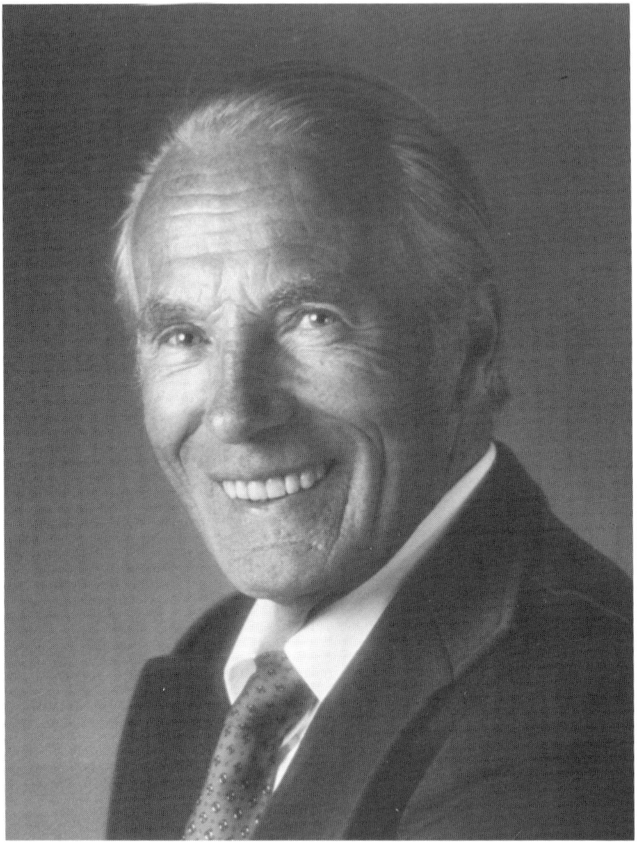

Dr. med. Karl-Otto Heede

K.-O. Heede

Millionen könnten geheilt werden!

Verlag Mehr Wissen — Düsseldorf

Jeder, der in sich fühlt,
daß er etwas wirken kann,
muß ein Plagegeist sein.
Er muß nicht warten, bis man ihn ruft.
Er muß nicht achten, wenn man ihn fortschickt.
Er muß sein wie eine Fliege,
die, verscheucht,
den Menschen immer wieder
von der anderen Seite anfällt.

Goethe

Jägerstraße 4 — 4000 Düsseldorf 1

2., um ein Register erweiterte Auflage 1986

Gesamtherstellung: Weiss & Zimmer AG, Mönchengladbach

ISBN 3-88686-013-2

Inhalt

Vorwort

Bereits in der Antike und wohl auch schon in der vorgeschichtlichen Vergangenheit verstand sich der Arzt oder Medizinmann als Diener der Natur und sah seine höchste Aufgabe darin, zu helfen und zu heilen. Mit der „fortschrittlichen" Entwicklung von Wissenschaft und Technik und der „fortschreitenden" Zerstörung und Vergiftung der Umwelt und seiner Lebewesen scheint sich ein Wandel anzubahnen.
Nicht mehr scheint jene Behandlung geeignet und sinnvoll zu sein, die zu helfen und zu heilen vermag, sondern die, die „wissenschaftlich anerkannt" ist. Das hat in einzelnen Fällen bereits dazu geführt, daß bewährte Heilmittel und Anwendungen dem Behandler sowie dem Kranken nicht mehr zur Verfügung stehen bzw. nicht mehr zugelassen sind, während sich Arzneichemikalien mit zum Teil gefährlichen Nebenwirkungen nach wie vor, oft sogar freiverkäuflich, im Handel befinden. Sie werden als wissenschaftlich anerkannt auf breiter Basis empfohlen und in ungeheuren Mengen verordnet und angewandt. Zum Glück verstehen die Patienten nicht viel von der modernen, oft technisch-komplizierten Diagnostik. Voller Vertrauen verlassen sie sich blindlings auf das Urteil, den Befund und die Wirksamkeit der verordneten therapeutischen Maßnahmen. Sie ahnen nicht, welch gefährliche Waffen, die mit eindrucksvoller wissenschaftlicher Begründung von der Pharma-Industrie angebotenen Arzneimittel sein können und mit welchen verhängnisvollen gesundheitsschädigenden Nebenwirkungen und Spätfolgen u. U. gerechnet werden muß. Nachweislich leidet schon jeder Dritte unter den Nebenwirkungen von Medikamenten oder muß womöglich sogar wegen Arzneimittelschäden die Klinik aufsuchen. Dabei könnten Millionen geheilt werden, wenn man nicht die Symptome der Krankheit bekämpfen, sondern ihre Ursache beseitigen würde.
Der aus dem griechischen Wortschatz stammende Begriff „Diagnose" heißt soviel wie „auseinander erkennen" und meint, daß sorgfältig unterschieden werden sollte zwischen den Krankheitssymptomen und der Ursache einer Erkrankung. Mit den chromblitzenden Untersuchungsgeräten des technischen Fortschritts mag es gelingen, Symptome einer Gesundheitsstörung exakt und in allen Einzelheiten zu registrieren.

Aber selbst die mit größter Genauigkeit erhobenen Befunde vermögen nichts auszusagen über die Ursache des Übels. Mit messender Wissenschaft allein lassen sich die im Lebendigen wurzelnden ursächlichen Zusammenhänge nicht erforschen, das Wirken jener Kräfte, von dem nicht nur in der Heilkunst Gesundheit, Leben und Tod abhängen.

Für die Heilung aber ist die Erkennung und Beseitigung der Krankheitsursache eine unabdingbare Voraussetzung. Diese grundsätzliche Vorbedingung ist von genauso entscheidender Bedeutung wie die Tatsache, daß der einzige Arzt, der eine Krankheit zu heilen vermag, die im Organismus wirkenden Abwehr- und Selbstheilkräfte sind. So ist es Sinn und Aufgabe beim Einsatz bewährter Heilanwendungen, die im Organismus wirkenden Naturheilkräfte als zweckmäßig und zielstrebig zu verstehen und sie mit behutsamer Hand und Fingerspitzengefühl zu unterstützen und zu fördern, statt ihnen durch rigorose Bekämpfung und Unterdrückung von Krankheitssymptomen in den Arm zu fallen. Es gilt, den in den Symptomen zum Ausdruck kommenden Hilferuf des bedrohten Organismus zu erkennen, sein durchaus sinnvolles Bestreben, das gesunde Gleichgewicht wiederherzustellen zu begreifen und den Ausscheidungs- und Regenerationsvorgängen die Wege zu ebnen, anstatt ihnen entgegenzuwirken.

Obwohl es, wie die Erfahrung am Krankenbett zeigt, in keinem Falle möglich ist, mit symptomatischen Unterdrückungsmethoden eine Heilung zu erreichen und eine erschreckende Zunahme chronischer Krankheiten zu beobachten ist, hat sich an der Einstellung zu der entscheidenden Frage „Heilung oder Symptombekämpfung" offensichtlich seit Jahrzehnten nicht das geringste geändert. Nach wie vor werden Kopfschmerzen oder Migräne mit Schmerzmitteln unterdrückt, Schlaflose mit Schlafmitteln betäubt, Entzündungen und Fieber mit Antibiotika bekämpft, Stuhlverstopfung mit Abführmitteln behandelt, Durchfall mit Stopfmitteln vertrieben usw., ohne Berücksichtigung der eigentlichen Ursache. Die Symptombekämpfung ist das wissenschaftlich anerkannte Grundprinzip und die Folge der mechanistischen Auffassung in der Krankenbehandlung.

„Die größte Krankheit der Menschen ist aus der Bekämpfung ihrer Krankheiten entstanden. Die anscheinenden Heilmittel haben auf die

Dauer Schlimmeres erzeugt als das, was mit ihnen beseitigt werden sollte", stellte schon Nietzsche fest.

Zwar stehen für eine ursächliche Ausheilung eine Vielzahl bewährter Heilmittel und Heilmethoden zur Verfügung, aufbauend auf den Erfahrungen und Beobachtungen einer Jahrtausende alten medizinischen Tradition, die im Gegensatz zu vielen chemisch-pharmazeutischen Präparaten und den Methoden der Symptombekämpfung keinerlei schädigende Nebenwirkungen haben. Nach wie vor aber weigert man sich stereotyp, diese Tatsache zur Kenntnis zu nehmen und sie ernsthaft und vorbehaltslos zu überprüfen. Geht man der Frage nach, warum die erprobten biologisch wirksamen Heilmaßnahmen offiziell weder genutzt noch gelehrt, sondern als wissenschaftlich nicht bewiesen und angeblich unwirksam dem Kranken vorenthalten werden, dann drängt sich der Verdacht auf, daß hierfür nicht nur mangelndes Verständnis oder wissenschaftliche Intoleranz verantwortlich sind.

Das vorliegende Buch ist dem Kranken gewidmet und versucht, die Hintergründe und Zusammenhänge aufzuzeigen, die zum Ärgernis in der Medizin und zum fortschreitenden Schwund des Vertrauensverhältnisses zwischen Arzt und Patient geführt haben. Es soll nicht Gräben aufreißen und Mißtrauen säen, sondern im Gegenteil auf die Bedeutung einer vertrauensvollen Zusammenarbeit zwischen Arzt und Patient hinweisen, ohne die eine erfolgreiche Behandlung nicht möglich ist. Immer müßte hierbei das Wohl des Kranken oberstes Gesetz für ärztliches Denken und Handeln sein.

Einleitung

Naturwissenschaft und Technik, Garanten des Fortschritts

Obwohl der jahrzehntelang gefeierte „Fortschritt" und die technische Entwicklung, auf die die westlichen Industrienationen so stolz sind, nicht zu dem erträumten Paradies auf Erden geführt haben, werden Wissenschaft und Technik von den Völkern des Westens bisher immer noch als die Garanten des Fortschritts und die einzig sichere Quelle der Erkenntnis angesehen.

Erst die zunehmend chaotischen Verhältnisse auf vielen Gebieten, die fortschreitende Zerstörung des menschlichen Lebensraumes und die drohenden Gewitterwolken am Horizont der machtpolitischen Konstellationen führen vermehrt zu einem sich ausbreitenden Gefühl der Unsicherheit und existenziellen Angst, verbunden mit der bangen Frage: „Wohin schreiten wir fort?"

Auch die Entwicklungsgeschichte der Medizin blieb vom hochgejubelten Fortschritt nicht verschont. Den Blick in eine verheißungsvolle Zukunft gerichtet, warf man kurzerhand die in Jahrtausenden von den besten Ärzten und Behandlern der Welt am Krankenbett gesammelten kostbaren Erfahrungen als wertlosen Ballast über Bord.

Nunmehr endlich, so glaubte man, war der Weg frei für eine unvoreingenommene exakte wissenschaftliche Forschung, unbeeinflußt von subjektiven Gefühlen und mystischen Vorstellungen. Hatten doch schon vor Jahren wissenschaftlich geschulte Ärzte einer andächtig lauschenden Jugend verkündet, daß sie Hunderte von Leichen seziert, aber niemals eine Seele gefunden hätten. Jetzt galt nur noch das, was sichtbar, meßbar, wägbar und materiell faßbar war. Das Leben in all seiner Größe und Schönheit und die ordnenden Kräfte, die unsichtbar die Welt bewegen, waren für die analysierende und messende Wissenschaft mit dem Röhrenblick durchs Mikroskop nicht mehr zu erkennen. Weitgehend vergessen war auch die von allen Ärzten und Behandlern der medizingeschichtlichen Vergangenheit immer wieder erhobene Forderung, daß es vor allem anderen Sinn und Aufgabe der Medizin sei, zu helfen und zu heilen, dem Kranken zu dienen und den Gesetzen des Lebendigen zu gehorchen.

Eine mit Physik, Chemie und Technik verheiratete, sich als angewandte Naturwissenschaft verstehende Medizin, die sich bewußt auf die primitivste Stufe der Erkenntnis beschränkt, indem sie nur das Meß-, Wäg- und im Röntgenbild oder im Labor Sichtbare anerkennt, verkennt offensichtlich die Tatsache, daß es über dem Bewußtsein noch ein Unterbewußtsein und darüber noch eine höhere Intelligenz gibt, die sicherere und eindeutigere Informationen zu vermitteln vermögen, als dies mit Hilfe bewußter Wahrnehmungen möglich ist.

Keinesfalls sollen die Notwendigkeit und die Erfolge wissenschaftlicher Forschung, insbesondere auch auf dem Gebiete der Medizin, bestritten oder abgewertet werden. Es muß aber immer wieder mit Nachdruck vor dem Anspruch gewarnt werden, daß Forschungsergebnisse, die auf der untersten Ebene des Erkennens, d. h. durch analytisch-wissenschaftlich-technische Forschungsmethoden erzielt wurden, ausschließlich auch für das Leben, die Natur und lebende Organismen zu gelten haben. Nicht zu übersehen sind die zerstörenden und lebensfeindlichen Auswirkungen dieses oft dogmatisch erhobenen Anspruchs. Der grundsätzliche Fehler der von der wissenschaftlichen Medizin angewandten Forschungsmethoden liegt darin, daß ihre Ergebnisse im chemisch-physikalisch-technischen Bereich richtig sein mögen, daß diese aber nicht ohne weiteres auf biologische Gegebenheiten übertragen werden können. Hierzu bedarf es zusätzlicher Erkenntnisse und der Bereitschaft, sich von erstarrten dogmatischen Denkweisen zu lösen und mit den menschlichen Beziehungen zu jener höheren Intelligenz zu befassen, die den gesamten Kosmos durchdringt und ordnet. Menschlicher Verstand ist zu klein, um die unendliche Größe dieser ordnenden Kraft zu begreifen, aber ihr Wirken ist für jeden, der guten Willens ist, sichtbar und spürbar.

Semiotik, die Lehre von der Krankheitserkennung aus den Krankheitszeichen

Unter Semiotik wird die Lehre verstanden von der Krankheitserkennung im Gesicht, im Auge, in der Hand, aus der Funktion des Organismus, aus Gang und Haltung, aus dem Verhalten des Kranken usw., kurzum die Möglichkeit, aus den für den Behandler sichtbaren und erkennbaren Anzeichen durch Anschauen des Kranken möglichst weitgehende Aufschlüsse zu erhalten über Art und künftigen Verlauf (Prognose) der Krankheit. Die Kunst der Semiotik ist so alt wie die Geschichte der Menschheit. In einer Zeit, als die Heilkunde noch zur Religion gehörte und die Ärzte aus den Weisen, Philosophen und Priestern des Landes gewählt wurden, entwickelte sie sich zur höchsten Blüte. Die alten Meister der Heilkunst beherrschten sie virtuos, hat doch schon Hippokrates, der Vater der Heilkunde, eine Fülle semiotischer Beobachtungen hinterlassen. Im Gegensatz zur heutigen wissenschaftlich-analytischen Detailforschung, zur Registrierung von Symptomen und zur hochentwickelten Labordiagnostik verstanden sie aus der Vielzahl der Krankheitszeichen die sie verursachende Erkrankung des ganzen Menschen in körperlicher, seelischer und geistiger Hinsicht zu erkennen und durch Anwendung sinnvoller und wirksamer Maßnahmen zu heilen.

Das Gegenwärtige beobachten, das Vorhergegangene wissen und das Künftige vorhersehen

Genauso, wie es erforderlich wäre, die in der wissenschaftlichen Medizin mit Hilfe der modernen Meßmethoden und analytischen Verfahren erhobenen Befunde und registrierten Symptome zu verwenden, um mit Erfahrung und Gespür nach der Krankheitsursache zu fahnden, so besteht auch die Kunst der Semiotik darin, die beobachteten Krankheitszeichen richtig zu deuten und aus den auffallenden Merkmalen und sichtbaren Erscheinungen die tiefere Krankheitsursache und den Gesamtzustand des Kranken zu erkennen und zu beurteilen. Dazu muß man allerdings Fingerspitzengefühl, Beobachtungsgabe und die Bereitschaft mitbringen, die hohe Kunst der Krankheitserkennung zu erlernen oder wenigstens dafür Verständnis zu zeigen, wenn man schon den ärztlichen Beruf bisher nur als Handwerk begriffen hat.

Ein leuchtendes Beispiel ist auch heute noch Hippokrates, der Vater aller ärztlichen Kunst, der mit einer angeborenen und durch Übung hoch entwickelten Beobachtungsgabe der Natur auf ihren geheimsten Pfaden zu folgen wußte.

„Der Arzt muß das Gegenwärtige beobachten, das Vorhergegangene wissen und das Künftige vorhersehen", fordert er in der Einleitung zu seiner Semiotik. Aus der Erkennung der Krankheitsursachen, der schon bei Hippokrates anklingenden Prognostik, und aus den in der Krankenbehandlung gesammelten Erfahrungen wußten die Väter der Medizin auf die der Krankheit angemessenen Heilmethoden zu schließen.

Hierbei bemühten sie sich, der Natur ihre Gesetze abzulauschen und nach dem Grundsatz zu handeln, daß die jedem Organismus innewohnende Natur- oder Selbstheilkraft in zweckmäßiger Weise zu unterstützen sei, ohne diese in ihrem geheimnisvollen Wirken und Walten zu stören oder gar zu unterdrücken, wie es heute leider verbreitet üblich ist.

Durch die Vielfalt technisch hochentwickelter diagnostischer Verfahren und die Überbewertung von Laborbefunden in der modernen Medizin ging der Blick für die einfachen, mit dem bloßen Auge erkennbaren Zusammenhänge, für eine umfassende Gesamtschau und eine ursächliche Krankheitserkennung weitgehend verloren. Wehe dem jungen Arzt, der nach wissenschaftlicher Ausbildung an einer mit allen diagnostischen Möglichkeiten und Apparaten reich ausgestatteten Klinik seine berufliche Tätigkeit in einer einfachen Landpraxis beginnt und hier vor der Aufgabe steht, insbesondere bei Hausbesuchen, Krankheiten und ihre Ursachen mit den einfachen ihm zur Verfügung stehenden Mitteln zu erkennen und zu behandeln. Er wird entweder resignieren und darauf verzichten, dem Kranken wirksame heilende Hilfe zuteil werden zu lassen oder sich mit dem Studium jener einfachen Möglichkeiten der Krankheitserkennung und -behandlung befassen müssen, die nicht an komplizierte Apparaturen und aufwendige Laboruntersuchungen gebunden sind.

Pathophysiognomik

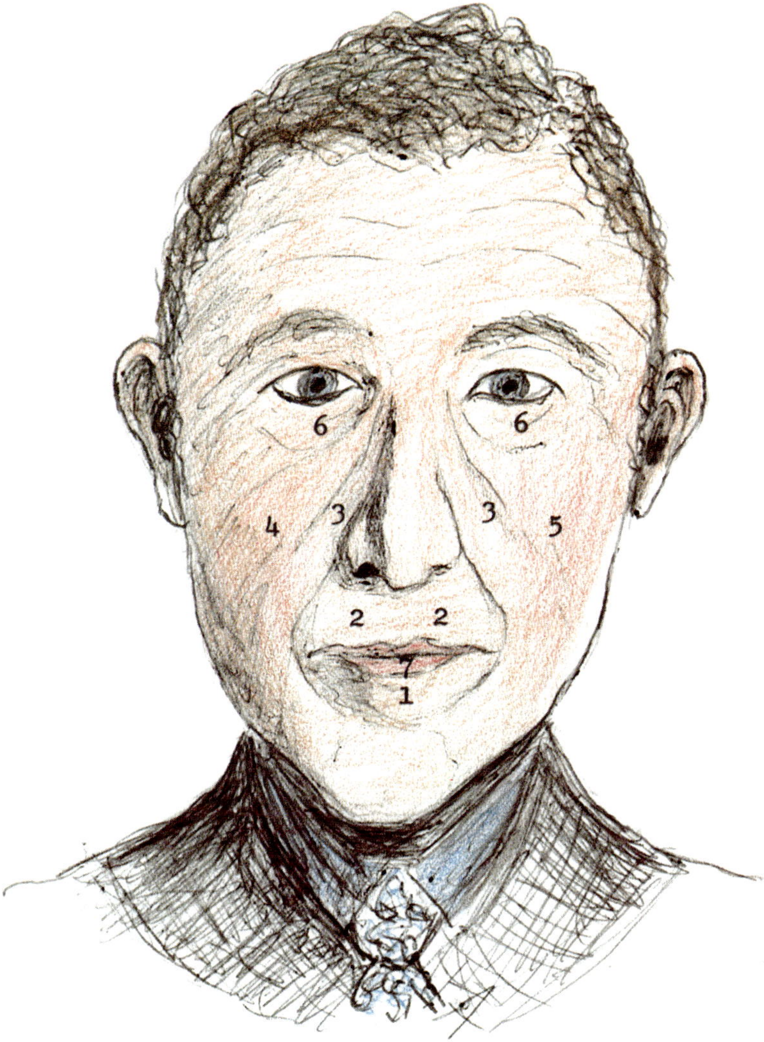

Abbildung 1

1 Erkrankungen im Bereich der Unterleibsorgane.
2 Erkrankungen im Bereich von Magen und Darm.
3 Erkrankungen im Bereich von Lungen und Bronchien.
4 Erkrankungen im Bereich von Leber und Galle.
5 Erkrankungen im Bereich des Pankreas.
6 Erkrankungen im Bereich der Nieren und ableitenden Harnwege.
7 Erkrankungen im Bereich von Herz und Kreislauf.

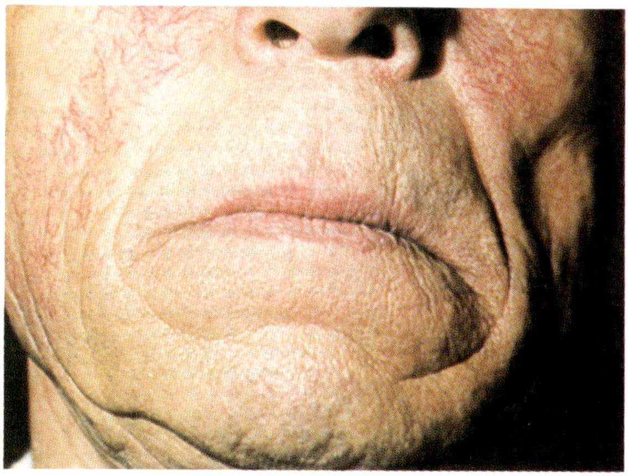

Abbildung 2

Geschlossene kreisförmige Nasolabialfalte bei chron. Gastroenterocolitis (Entzündung der Schleimhaut vom Magen bis zum Enddarm)

Neben einer sorgfältig erhobenen und ausgewerteten Anamnese (Vorgeschichte der Krankheit) bietet hier vor allen Dingen die Semiotik hervorragende Möglichkeiten. Sie spricht den Künstler im Arzt und Behandler an, verlangt Fingerspitzengefühl, Beobachtungsgabe und fördert verschüttete Fähigkeiten zu intuitivem Erkennen und Erfassen übergeordneter Zusammenhänge. Hier scheiden sich Künstler und Handwerker eines Berufes. Die Summe seiner Beobachtungen ermöglicht es dem geübten Semiotiker, sich ein lebendiges Bild vom Wesen der Krankheit und ihrer Ursache zu machen, während der exakte Wissenschaftler aus den Bruchstücken einzelner Untersuchungsergebnisse die lebendige Ganzheit nicht mehr zu erkennen vermag.
Dadurch, daß die Kunst der Semiotik ein intensives Studium der Person des Kranken verlangt, fördert sie das für den Erfolg der Behandlung so entscheidende Vertrauensverhältnis und die menschlichen Beziehungen zwischen Behandler und Patient.
Auf ihrem Wege durch die Jahrhunderte ist der Wissensschatz der Semiotik mit ihren vielfältigen Erscheinungsbildern so umfangreich geworden, daß es im Rahmen dieses Buches unmöglich ist, die Semiotik in der an sich wünschenswerten Vollständigkeit abzuhandeln. So ergibt sich die Notwendigkeit, die Lehre der Semiotik auf Ausschnitte aus der Pathophysiognomik, der Krankheitserkennung aus dem Gesicht, sowie der Zungen-, Hand-, Fuß- und Nageldiagnostik zu beschränken. Über die Bedeutung der Krankheitserkennung im Sinne der Semiotik für eine sinnvolle Therapie wird in den einschlägigen Kapiteln noch ausführlich zu berichten sein. Im übrigen sei auf die umfangreiche Literatur verwiesen.

Pathophysiognomik — die Krankheit schon im Gesicht ablesen

(Siehe Abbildung 1)

Schon den alten Ägyptern, den Assyrern und den Griechen waren die Möglichkeiten der Pathophysiognomik, der Krankheitserkennung aus dem Gesicht, sowie die Zungen-, Hand- und Nageldiagnostik geläufig und wurden von ihnen hoch geschätzt. Leider sind diese weitgehend in Vergessenheit geraten bzw. durch die heute übliche analytisch-wissenschaftlich-technische Befunderhebung und Labordiagnostik verdrängt

worden. Allenfalls bekannt ist noch die Facies hippocratica, das verfallene, bleich aussehende Gesicht mit spitzer Nase, eingesunkenen Augen und Wangen und kaltem Schweiß bei akut lebensbedrohlichen Erkrankungen, insbes. des Bauchraumes oder kurz vor dem Ableben.
Als die Facies adenoidea bezeichnet wird das typische Gesicht bei Wucherungen der Rachen- und Gaumenmandeln, mit offenem Mund durch Verlegung der Nasenatmung und hochgewölbtem Gaumen mit vorspringenden Schneidezähnen. Auffällig ist hierbei die Neigung zu Infekten der oberen Luftwege und des Mittelohres sowie der etwas blöde Gesichtsausdruck infolge des Zurückbleibens der körperlichen und geistigen Entwicklung.
Beim Morbus Cushing, der krankhaften Überfunktion der Nebennierenrinde, wird die Facies lunata, das Mondgesicht beobachtet. Die Facies gastrica, das Gesicht mit den mehr oder weniger tiefen Nasolabialfalten, ist typisch bei Erkrankungen des Magens und des Darmes, mit oder ohne Geschwürsbildung (siehe Abbildung 2).
Beschrieben wird die Rötung der Wangen mit scharf abgegrenzter Blässe des Kinn-Mund-Dreiecks bei Scharlach. Unter Facies skrofulosa wird die rüsselförmige Verdickung der Oberlippe, mit Neigung zu chronischer Rhinitis (Schnupfen), Gesichtsekzem, Otitis media (Mittelohrentzündung) usw. verstanden.
Große, langgezogene Ohrmuscheln lassen eine kräftige Konstitution mit guter Abwehrkraft vermuten, während kleine Ohren, insbesondere in Verbindung mit zarten Augenbrauen, auf eine schwächliche Konstitution mit endokriner Insuffizienz (Unterfunktion der Hormondrüsen) und bei Frauen auf Neigung zu Dysmenorrhoe (schmerzhafte Periode) und Oligomenorrhoe (zu schwache Periode) hindeuten.
Gut verwertbare diagnostische Hinweise geben die häufig zu beobachtenden Ober- und Unterlidödeme oder farblichen Veränderungen in diesem Bereich. Sie weisen meist auf chronische Erkrankungen der Nieren und Harnwege hin.
Bei auffallender Gelbfärbung sollte nach Erkrankungen im Bereich von Leber und Gallenblase gefahndet werden. Xanthelasmen sind hellgelbe plattenförmige Eiweiß- und Cholesterinablagerungen an den Ober- und Unterlidern. Sie gehen häufig mit einer Neigung zu arteriosklerotischen Gefäßveränderungen einher.

Eine Herz- und Kreislaufinsuffizienz macht sich durch eine auffallend rote bis cyanotische (blaurote) Verfärbung der Lippen und der Zunge bemerkbar, während eine Rotfärbung der Wangen und der Stirn eine Hypertonie (erhöhten Blutdruck), eine Polyglobulie (krankhafte Vermehrung d. roten Blutkörperchen) oder Polyzythämie (krankhafte Vermehrung des Blutfarbstoffes) vermuten lassen.
Allgemein bekannt sind die strotzende Gesundheit vortäuschenden rosigen Wangen der Metzgermeister, die nichts anderes sind, als infolge von Eiweißmast thrombosierte Kapillaren. Ebenso läßt das gehäufte Auftreten von thrombosierten (durch Blutpfropfbildung verschlossene) Kapillaren im nasalen und perinasalen (um die Nase herum) Bereich auf die Tendenz zu Bein- und Beckenstauungen mit Neigung zu Thrombophlebitis (Gefäßwandentzündung mit Blutpfropfbildung) schließen. Eine abgegrenzte Wangenzyanose (Blaufärbung) wird bei Mitralfehlern (Herzklappenfehlern) und bei Herzinsuffizienz im Sinne eines Cor pulmonale (Erweiterung der rechten Herzkammer infolge Drucksteigerung im Lungenkreislauf) vorgefunden, während perinasale zyanotische Gefäßerweiterungen auf eine respiratorische Insuffizienz (Atemnot) bei Asthma bronchiale oder Emphysembronchitis (Bronchialkatarrh mit Lungenblähung) hindeuten. Die ikterische (durch Gelbsucht bedingte) Verfärbung der Skleren (Lederhäute des Auges) und der Haut bei Hepatitis (Leberentzündung), Leberzirrhose (Leberschrumpfung), beim Lebercarcinom oder bei Lebermetastasen bzw. beim Gallengangscarcinom oder beim Verschlußikterus (Gelbsucht durch Verlegung der Gallenwege) dürfte ebenso bekannt sein, wie die allgemeine Gesichtsblässe bei Hypotonie (zu niedriger Blutdruck) oder bei Durchblutungsstörungen des Gehirns. Ist diese kombiniert mit einer auffallend blassen Schleimhaut der Konjunktiven (Augenbindehäute) und der Mund- und Lippenschleimhaut, so liegt entweder eine schwere Hypotonie vor oder es muß nach einer der verschiedenen Formen von Anämie (Blutarmut) gefahndet werden.
Während das beiderseitige Hervortreten der Augäpfel (Exophtalmus) beim Morbus Basedow (Überfunktion der Schilddrüse), bei der Hyperthyreose (Schilddrüsenüberfunktion) und beim übererregten Sympathikotoniker typisch ist, weist der doppelseitige Enophtalmus, das Einsinken der Bulbi (Augäpfel) zurück in die Augenhöhle auf chronische Er-

schöpfungszustände, z. B. bei konsumierenden (auszehrenden) Erkrankungen mit Gewichtsabnahme, bei chronischer Hypotonie, Anämie, Nervenschwäche, Schlaflosigkeit usw. hin. Hierbei ist der Enophtalmus häufig mit beidseitig herabgesunkenen Augenlidern kombiniert.
Schmerzhafte Erkrankungen im Bereich der Gallenwege sind meist an einer einseitig ausgeprägten Nasolabialfalte (Nasen-Lippenfalte) rechts zu erkennen, während Erkrankungen im Bereich der Beine, der Fuß-, Knie- oder Hüftgelenke oft zusammen mit einer vertikalen Keilfalte vom Jochbeinbogen zum Kinnbogen zu sehen sind.
Erwähnenswert ist vielleicht noch die vertikale Kinngrube, die im höheren Alter bei Erkrankungen der Wirbelsäule auftreten kann und die einseitige Steilfalte am inneren Augenbrauenwinkel bei einseitigen Kopfschmerzen dieser Seite.

Topographie der Zunge

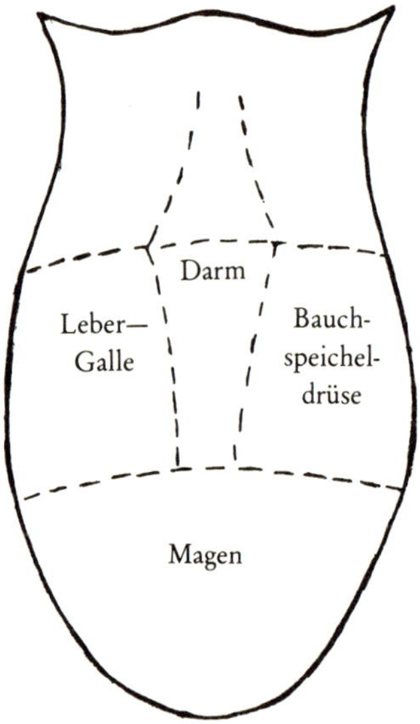

Abbildung 3

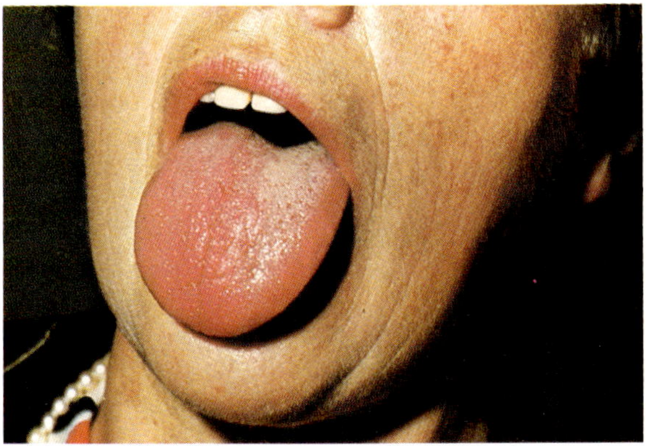

Abbildung 8

Rechtsseitige Rötung und Schwellung der Zunge bei akut-entzündlichen Erkrankungen im Bereich von Leber und Galle.

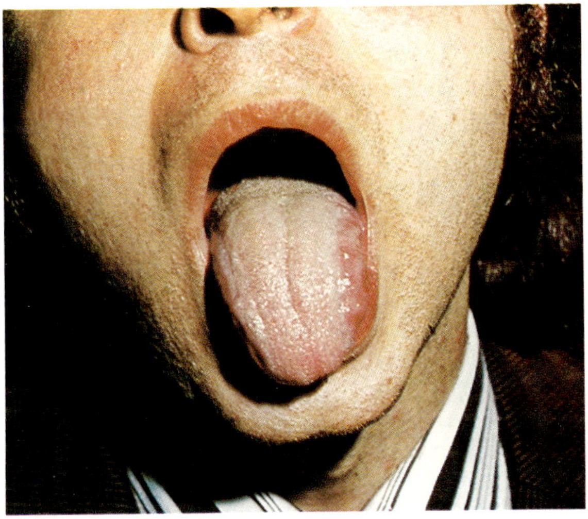

Abbildung 9

Linksseitig entzündete und wund gerötete Zunge wird häufig bei akuter oder chronischer Entzündung der Bauchspeicheldrüse beobachtet.

Die Zunge, das Schaufenster des Verdauungstraktes

Krankhafte Veränderungen im Bereich der Zungenschleimhaut haben schon von alters her den Ärzten in aller Welt als bevorzugtes und zuverlässiges Hilfsmittel zur Diagnosestellung gedient. Für den Hausarzt aus der guten alten Zeit war bei der Untersuchung des Kranken der Blick auf die herausgestreckte Zunge der erste sichere Schritt auf dem Wege zur Krankheitserkennung. Die Zunge als „das Schaufenster des Verdauungstraktes" steht jederzeit bequem für eine erste Inspektion im Rahmen der Semiotik zur Verfügung. Aus Form, Farbe und Lokalisation der Beläge und aus Veränderungen der Zunge selbst lassen sich zuverlässige Rückschlüsse ziehen.

Die sich aus der Innervation ergebende Topographie der Zunge bildet eine wichtige Grundlage für die Krankheitserkennung (siehe Abbildung 3).

Eine weißlich belegte Zunge im vorderen Drittel ist typisch für eine Gastritis (Magenschleimhautentzündung), während sie im mittleren Drittel mehr an eine Ulcus ventriculi (Magengeschwür) oder Ulcus duodeni (Zwölffingerdarmgeschwür) denken läßt. Entzündliche Darmerkrankungen wie Enteritis, Colitis und Enterocolitis machen sich im hinteren Drittel der Zunge bemerkbar.

Gelblicher Belag im mittleren Drittel deutet auf Leber- und Gallenerkrankungen und Stauungen im Pfortaderkreislauf hin, während eine rechtsseitige Rötung und Schwellung der Zunge im mittleren Drittel auf akut-entzündliche Erkrankungen im Bereich von Leber und Galle schließen läßt.

Die gerötete, rissige, in der Mitte scharf getrennte Zunge mit atrophierter Schleimhaut und Zungenbrennen (Huntersche Glossitis) bei der perniziösen Anämie (bösartige Blutarmut) dürfte ebenso bekannt sein wie die glatte, auffällig glänzende Zunge, die sogenannte Lackzunge, infolge von Papillendegeneration (Schrumpfung der Zungenwärzchen) bei Leberzirrhose und die rote Himbeerzunge bei Scharlach.

Eine linksseitig gerötete und entzündete Zunge im mittleren Drittel findet man als häufiges Begleitsymptom bei einer akuten oder chronischen Pankreatitis (Bauchspeicheldrüsenentzündung) — (siehe Abbildungen 4, 5, 6, 7, 8, 9).

Das Schicksal aus der Hand

Seitdem weise Frauen, Sterndeuter und Zigeuner behaupten, die Zukunft und das Schicksal aus der Hand lesen zu können, ist die medizinische Hand- und Nageldiagnostik bei der exakten Wissenschaft in Verruf geraten und von den heiligen Lehrstühlen der „Alma mater“ verbannt worden.

Steintel schreibt im Vorwort zur „Medizinischen Hand- und Nageldiagnostik von Ernst Issberner-Haldane“: „Die Hand und die Nägel bieten ein so dankbares Objekt für die Beobachtungsgabe des Arztes und ein so hervorragendes vergleichsdiagnostisches Mittel, daß man sich wundern muß, daß so viele Ärzte die uralte Kunst des Handlesens, die vor ungefähr zweihundert Jahren noch Lehrfach an Universitäten war, verachten, statt sie zu erforschen.“

Daß die Handflächen, die Fußsohlen, die Ohren, die Nasenschleimhaut, die Augen, die Lippen und die Zunge als die den Kontakt mit der Umwelt vermittelnden Sinnesorgane (hören, riechen, schmecken, sehen, fühlen) besonders vielfältige und innige Verbindungen zu den übergeordneten neurohormonalen Regulationszentren im Zwischenhirn aufweisen, ist bekannt und macht es verständlich, daß sowohl körperliche als auch seelische Veränderungen sich im Liniennetz der Hand und in Form und Farbe der Nägel widerspiegeln.

Bei Betrachtung der Hand und der Nägel können so gewissermaßen mit einem Blick krankhafte Abweichungen von der Norm, das heißt die gesamte Pathologie des Organismus in körperlicher und seelischer Hinsicht, erfaßt werden. Farbe und Elastizität der Haut, Gelenk- und Knochendeformationen, Formveränderungen und Wachstumsstörungen der Nägel, auffallende Veränderungen in Form, Farbe und Verlauf der Handlinien, der Handberge usw. lassen Rückschlüsse zu auf bestimmte Erkrankungen.

Die in der Hand sichtbar werdenden Formen und Erscheinungen enthalten wertvolle konstitutionsdiagnostische Hinweise. Hierbei zeigen nach Issberner-Haldane Vererbungszeichen der linken Hand die Dispositionen an, die der Betreffende aus der mütterlichen Generation über-

nommen hat und die Vererbungszeichen der rechten Hand die aus der väterlichen Generation übernommenen Veranlagungen.
Eine Vielzahl von Linien und Zeichen in der Hand sind typisch für den sensiblen, feinfühligen Konstitutionstyp des Sympathikotonikers oder B-Typs. Sind nur wenige Linien und Zeichen vorhanden, so ist auf eine robustere Konstitution zu schließen, etwa im Sinne des Vagotonikers oder A-Typs, der, da weniger sensibel, auch weniger zu registrieren hat.
Eine kräftige, feste Hand deutet auf eine gesunde und kräftige Konstitution, während eine weiche, schlaffe oder schwammige Hand auf eine schwache oder eine lymphatische Konstitution hinweisen kann. Sehr harte Hände gehen häufig mit arteriosklerotischen Veränderungen einher oder sind Begleiterscheinung eines arthrotischen Krankheitsbildes, wenn sie gleichzeitig nach innen gekrümmt sind. Ein deutlicher Hinweis auf den konstitutionell geprägten Sympathikotoniker mit der Schilddrüsenüberfunktion und der Nebenniereninsuffizienz ist die lange, feingliederige Hand mit langen, schmalen Fingern, während die plump, gedrungen und geschwollen wirkende Hand auf eine Schilddrüsenunterfunktion mit der Neigung zu Arthritis und Arthrosis schließen läßt. Ein typisches Symptom für eine Nebenniereninsuffizienz ist die sich trocken und mager anfühlende schwache Hand älterer Patienten, mit meist dunklerer Verfärbung, während die massive, dicke, kräftige Hand mehr auf eine Nebennierenüberfunktion hindeutet. Hypophysäre Dysfunktionen sind häufig an einem Mißverhältnis zwischen Hand- und Körpergröße zu erkennen.
Eine bläuliche Hautfarbe, evtl. in Verbindung mit einer bläulichen Venenzeichnung auf dem Handrücken, ist ein Zeichen schlechter Sauerstoffversorgung des Blutes und der Lungen, während eine gelbliche bis bräunliche Haut an Leber-Galleerkrankungen, eine blasse Haut an Anämie, und eine auffallend rote Haut an Vollblütigkeit mit Neigung zu hohem Blutdruck und Schlaganfall denken läßt.
Über die vegetativ-hormonalen Zentren im Zwischenhirn steht der Daumen mit Kopf und Gehirn sowie Wirbelsäule und Rückenmark in Verbindung, der rechte Zeigefinger mit Leber und rechter Lunge, der linke Zeigefinger mit Milz und linker Lunge, der Mittelfinger mit dem Darm und den Verdauungsorganen, der Ringfinger mit dem Herzen und den Nieren und der kleine Finger mit den Unterleibsorganen.

Veränderungen und Zeichen im Gebiet des Venusberges weisen auf Erkrankungen der Unterleibsorgane und im oberen Teil auf Krankheiten der Bronchien hin.
Ein betont großer Jupiterberg wird bei Neigung zu Arteriosklerose und Hypertonie und bei Lungenleiden beobachtet, während der Saturnberg bei Stauungen im Unterbauchraum und in den Beinen, bei Hämorrhoiden, bei rheumatischen Erkrankungen und Reizzuständen im Lumbalbereich sowie bei Krankheiten der Milz entsprechende Zeichen aufweist.
Krankhafte Veränderungen von Gehirn und Rückenmark, des Herzens und der Augen werden im Apolloberg sichtbar, während Leber-Galleleiden und nervöse Reizzustände im Merkurberg erkennbar werden. Der Marsberg hat Beziehungen zu Erkrankungen von Kehlkopf, Bronchien und der Verdauungsorgane, wohingegen der Mondberg in seinem oberen Teil die Disposition zu Gastritis und Enteritis (Dünndarmentzündung), in seinem mittleren Teil die Neigung zu rheumatischen Leiden und in seinem unteren Bereich die Tendenz zu Nieren- und Blasenerkrankungen, zu Diabetes und Unterleibsleiden anzeigt (siehe Abbildung 10).
Unter den Handlinien (siehe Abbildung 11) ist die Lebenslinie von großer Bedeutung, weil sie eindeutig Auskunft gibt über den Gesamtzustand, insbesondere in konstitutioneller Hinsicht. Immer ist eine schwache Lebenslinie ein sicherer Hinweis auf eine schwache Konstitution, auf eine von den Vorfahren übernommene Disposition zu Erkrankungen aller Art, je nach dem Ort des geringsten Widerstandes, und auf eine mangelhafte Abwehrkraft. Über den Lebenslauf und die Lebensqualität, insbesondere in Krisenzeiten und im höheren Alter, vermag die Lebenslinie dem Geübten eine klare Auskunft zu erteilen. So weist zum Beispiel die Teilung der Lebenslinie in ihrem Endverlauf auf zunehmende Körperschwäche und Krankheitsdisposition im höheren Alter hin.
Über Krankheiten im Bereich des Kopfes gibt die Kopflinie Auskunft. Eine im Bogen tief in den Mondberg abfallende Kopflinie deutet auf die Neigung zu depressiven Verstimmungen hin, die Annäherung der Kopflinie an die Herzlinie oder umgekehrt hingegen auf eine häufig erblich bedingte Anlage zu Asthma. Bei einer diesbezüglichen Diagnosestellung ist die Nagelform mit in Betracht zu ziehen (siehe Nageldiagno-

stik!), wobei lange gewölbte Nägel mehr an Bronchialasthma und kurze flache Nägel mehr an Herzasthma denken lassen. Selbstverständlich sind zusätzlich alle weiteren Anzeichen und diagnostischen Hinweise zwecks Erkennung der Krankheitsursache zu beachten.

Die Handberge und ihre Zeichen

♀ = Venusberg

♃ = Jupiterberg

♄ = Saturnberg

☉ = Apolloberg

☿ = Merkurberg

♂ = Marsberg/Marsfeld

☽ = Mondberg

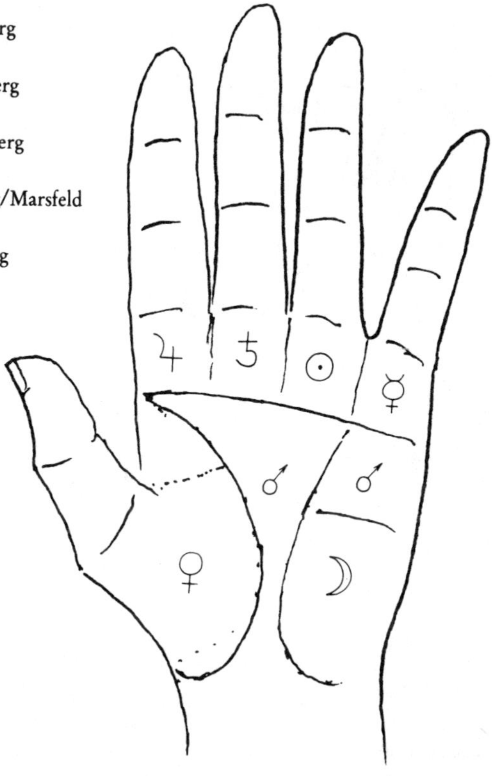

Abbildung 10

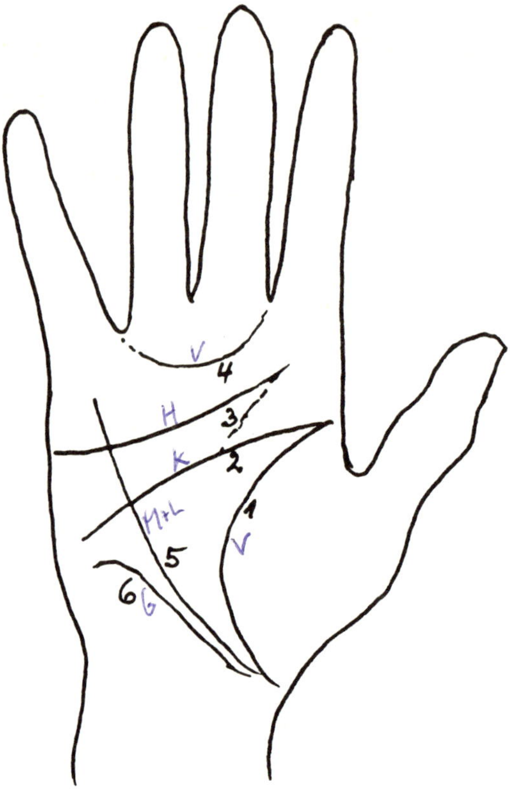

Die Handlinien

1 = Lebenslinie (Vitalis)
2 = Kopflinie (Cephalica)
3 = Herzlinie (Mensalis)
4 = Venusgürtel (Cingulum Veneris)
5 = Magen- und Leberlinie (Hepatica)
6 = Giftlinie (Linea toxica)

Abbildung 11

Eine breite, blasse Herzlinie zeigt eine bestehende Herzmuskelschwäche an. Endet sie bereits unter dem Mittelfinger, so besteht eine Tendenz zu Herzinfarkt.
Der Zustand der Verdauungsorgane, der Nieren und der Milz wird aus Form und Verlauf der Magen-Leberlinie ersichtlich. Wenn diese Linie fehlt, kann mit einer kräftigen Konstitution und geringer Sensibilität gerechnet werden, während ihr Vorhandensein auf mehr oder weniger ausgeprägte Sensibilität und Reaktionsbereitschaft im Sinne des B-Konstitutionstyps schließen läßt. Entsprechend ist die Disposition zu diesbezüglichen Erkrankungen zu erkennen und sind daraus die therapeutischen Konsequenzen zu ziehen.
Interessant ist die Beobachtung, daß eine schwach ausgeprägte Magen- und Leberlinie immer ein sicherer Hinweis auf Störungen im Bereich der Verdauungsorgane ist. Eine gewunden verlaufende Magen- und Leberlinie deutet hierbei auf Neigung zu Krampfzuständen, eine doppelte oder dreifache zerrissene Magen- und Leberlinie auf Leber- und Darmerkrankungen hin.
Selten zu finden in der Hand ist der sogenannte Venusgürtel. Er läßt Rückschlüsse zu auf die Funktion des Sexualnervensystems im Bereich der Lendenwirbelsäule und des Plexus sacralis (Nervengeflecht i. Steißbeinbereich). Ein deutlich ausgeprägter Venusgürtel gilt als sicheres Zeichen dafür, daß ein hochentwickeltes Gefühlsleben vorhanden ist. Erscheint er zerrissen oder gebrochen, so muß mit neurasthenischen Symptomen oder Erkrankungen der Unterleibsorgane, der Lendenwirbelsäule oder der Prostata im Sinne einer Entzündung oder Überreizung gerechnet werden.
Seit einigen Jahren häufiger zu beobachten ist die Linea toxica, die Giftlinie, in den Händen jener Patienten, die an sogenannten iatrogenen (durch ärztliche Behandlung hervorgerufenen) Erkrankungen leiden. Je nach Art und Menge der angewandten, in der heutigen Medizin üblichen Chemotherapeutika ist diese Linie mehr oder weniger stark vorhanden bzw. in Form und Farbe verändert.

Fingernägel nicht nur kosmetisch interessant

Wie außerordentlich schmerzhaft Verletzungen, Frostschäden oder Erkrankungen im Bereich der Fingerspitzen oder des Nagelbettes sein

können, ist allgemein bekannt. Ursächlich dafür in Frage kommt die überreichliche Versorgung dieser peripheren Körperzonen mit Nervengeflechten und Blutgefäßen.
Durchblutungsstörungen, Störungen in der nervösen Versorgung oder in der Zusammensetzung von Blut und Lymphe, Störungen im Säure-Basengleichgewicht, im Stoffwechsel oder in der Funktion der Entgiftungs- und Ausscheidungsorgane werden hier sowie an den Zähnen und Haaren am schnellsten und am deutlichsten sichtbar. Verständlich, daß diese Körperzonen einen zuverlässigen Indikator für den jeweiligen Gesundheitszustand des Organismus und die Funktion von Stoffwechsel und Ausscheidung darstellen.
Zu ihnen gehören u. a. auch die Nägel. Genauso wie in einem kranken Boden keine gesunden Pflanzen gedeihen können, so können in einem kranken Organismus keine gesunden Nägel wachsen. Form, Farbe und Aussehen der Nägel spiegeln also notwendigerweise den jeweiligen Gesundheitszustand des Organismus wieder und lassen eindeutige Rückschlüsse zu. So kann z. B. aus der Konsistenz des Nagels, seiner Härte, Elastizität oder Brüchigkeit auf die Beschaffenheit der Knochen oder des Bindegewebes geschlossen werden. Sind z. B. die Fingernägel spröde und brüchig, so sind es auch die Knochen. Sind die Nägel fest und elastisch, so sind auch die Knochen, die Wirbelsäule und das Bindegewebe fest und elastisch. Fehlen z. B. im Blut und Gewebe die erforderlichen Mineralsalze, Spurenelemente, Vitamine, Kalk und Kieselsäure zum Aufbau gesunder Nägel, so fehlen sie auch zum Aufbau eines gesunden elastischen Bindegewebes, der Knochen, der Zähne usw. Den gesunden Nagel erkennt man an einer glatten Oberfläche, ohne Rillen und Vertiefungen, einer rosa Farbe mit mattem Glanz, einer leichten, elastischen Wölbung und an einem heller scheinenden Nagelmond von normaler Größe.
Wird der Nagelmond kleiner oder verschwindet er womöglich ganz, so ist dies ein sicheres Zeichen für zunehmende Herzmuskelschwäche. Umgekehrt kann ein zu großer Nagelmond auf die Gefahr eines drohenden Herzinfarktes hinweisen.
Die Nagelhaut enthält ernährende Blutgefäßkapillaren und ist ein wichtiger Schutz für das Nagelbett. Sie sollte unter keinen Umständen mutwillig verletzt oder aus kosmetischen Gründen mißhandelt werden. Bei

der medizinischen Nageldiagnostik ist exakt auf Form, Farbe, Profil und Konsistenz und auf eventuelle Veränderungen (Vertiefungen, Rillen, Flecke usw.) des Nagels zu achten.

Fingernägel

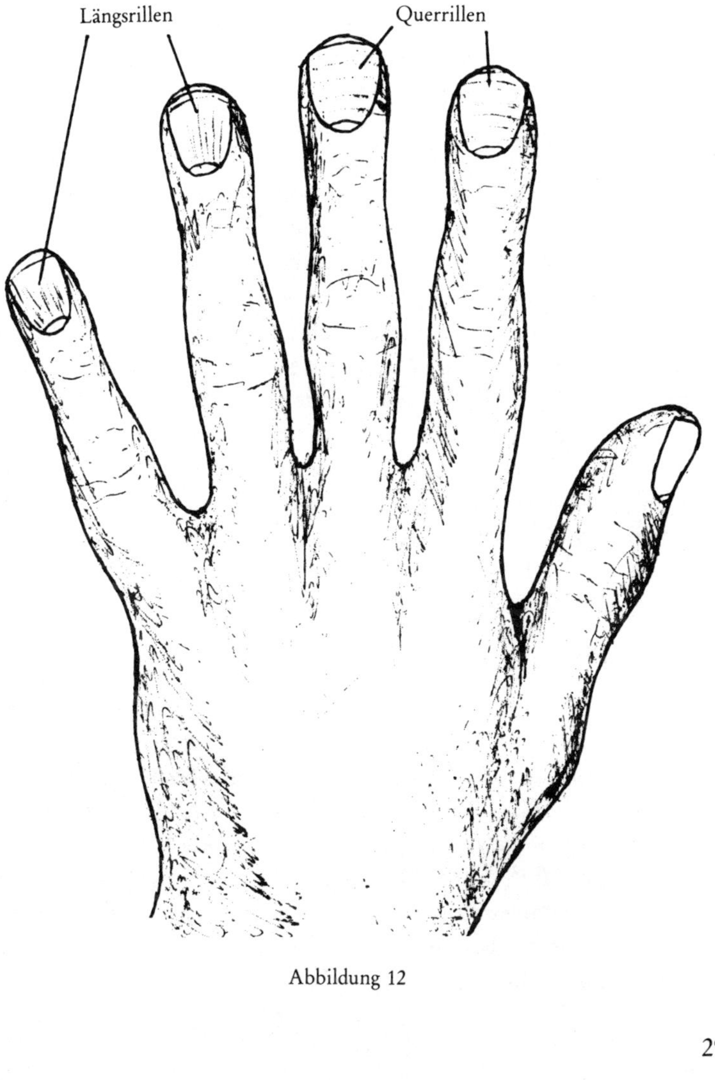

Abbildung 12

Zu kurze Nägel lassen auf organische Herzleiden und sehr kurze Nägel bei Frauen auf Erkrankungen der Ovarien schließen. Auf Lungenleiden weisen zu lange Nägel und auf Stoffwechselstörungen und Diabetes mandelförmige Nägel hin, während halblange Nägel die Neigung zu Hals- und Bronchialleiden anzeigen.
Krallenartige, der Länge nach gebogene Nägel sind typisch für die Disposition zu Bronchialasthma. Sind sie in der Querrichtung gebogen, also an den Längsseiten tief eingebettet, ist eine Anlage zu Herzasthma vorhanden. Wird eine halbkreisförmige Nagelkrümmung am Ringfinger beobachtet, sollte immer auf Nierenerkrankungen geachtet werden. Ist diese Veränderung des Nagelprofils an allen Fingern vorhanden, so liegt meist ein chronisches Nierenleiden vor. Krankhafte Veränderungen im Bereich der Wirbelsäule können oft an einem schmalen hochgewölbten Nagel des kleinen Fingers erkannt werden.
Nach oben gebogene Nagelränder sind verhältnismäßig selten und weisen auf die Neigung zu nervösen Störungen und Lähmungen hin. Bei Ansammlung von Stoffwechselrückständen in Blut und Gewebe können sich Querrillen in den Nägeln zeigen, hingegen Längsrillen bei Darmträgheit. Dunkelrote Verfärbung der Nägel deutet auf Neigung zu Hypertonie, blasse Nägel auf Anämie, und bläulich bis blau gefärbte Nägel lassen auf Kreislauf- bzw. Herzinsuffizienz schließen. Die auffällige Gelbfärbung von Haut und Nägeln bei Gelbsucht oder chronischen Erkrankungen von Leber und Galle dürfte allgemein bekannt sein, ebenso die weißen Flecken oder Punkte bei der sogenannten Harnsäurediathese (siehe Abbildung 12).

Gequälte Füße, die alles tragen und ertragen müssen

Es gibt gute Gründe für die Tatsache, daß in keinem Körperteil Reflexzonen so gehäuft vorkommen, wie an den Füßen. Wie überall im Organismus sind sie über zum Teil kompliziert verlaufende Nervenbahnen und Nervengeflechte (Plexus solaris, Plexus lumbalis, Plexus sacralis usw.) mit den steuernden und regulierenden Zentren im Zwischenhirn verbunden, so daß Reizzustände oder krankhafte Veränderungen im Bereich der Reflexzonen Störungen oder Erkrankungen in den damit reflektorisch in Verbindung stehenden Körperteilen oder Organen auslösen oder anzeigen können.

Barfußgehen auf unebenem Boden war ursprünglich von der Natur als eine sinnvolle Massage der Reflexzonen des Fußes vorgesehen. Die „fortschrittliche" Entwicklung hat dazu geführt, daß man eingezwängt in falsche und meist zu enge Schuhe, oft noch mit hohen Absätzen, auf flachgewalztem betoniertem, asphaltiertem oder mit Platten belegtem Boden, dem Arbeitsfeld unserer Füße, dahinschreitet.

Eine mangelhafte Blutzirkulation, chronisch kalte Füße, gereizte und schlecht durchblutete Reflexzonen, die so die ihnen zugedachte Aufgabe nur noch ungenügend erfüllen können, sind die tragische Folge dieses Einzwängens und der Vergewaltigung unserer Füße sowie des Stampfens auf hartem Boden.

Über die beschriebenen Nervenbahnen ist durch die Massage einer gestörten, gereizten bzw. schmerzenden Reflexzone eine bessere Durchblutung derselben und damit der zugehörigen Körperzone oder des mit der Reflexzone in Verbindung stehenden Organes zu erreichen. Wie lebenswichtig eine gute Durchblutung für jedes Organ bzw. für den gesamten Organismus ist, wird klar, wenn man bedenkt, daß das Blut das Transportmittel darstellt für sämtliche Aufbau- und Abbauprodukte, für den lebensnotwendigen Sauerstoff, die Hormone, Abwehrkörper, Abwehrstoffe etc., und daß eine Vielzahl von Krankheitszuständen durch eine schlechte Durchblutung verursacht werden.

Interessant ist die Feststellung, daß schmerzende oder verhärtete Reflexzonen ausschließlich an Stellen mit gestörter Durchblutung beobachtet werden. Wie in einer starken Strömung alles mitgerissen wird, so bleiben bei guter Durchblutung keine Abbauprodukte oder ausscheidungspflichtigen Substanzen in den Blutgefäßen und im Bindegewebe zurück, während bei schlechter Durchblutung sich Ablagerungen bilden. Je nach der Stärke dieser Ablagerungen wird die Durchblutung des zugehörigen Organes oder der entsprechenden Körperzone mehr oder weniger stark gestört oder umgekehrt die Fußreflexzone von Durchblutungsstörungen im Organismus mehr oder weniger stark beeinflußt. Aus den Abbildungen sind die Beziehungen der Reflexzonen der Füße zu den einzelnen Organen oder Körperzonen zu ersehen (siehe Abbildungen 13, 14, 15, 16):

Reflexzonen der Fußsohlen

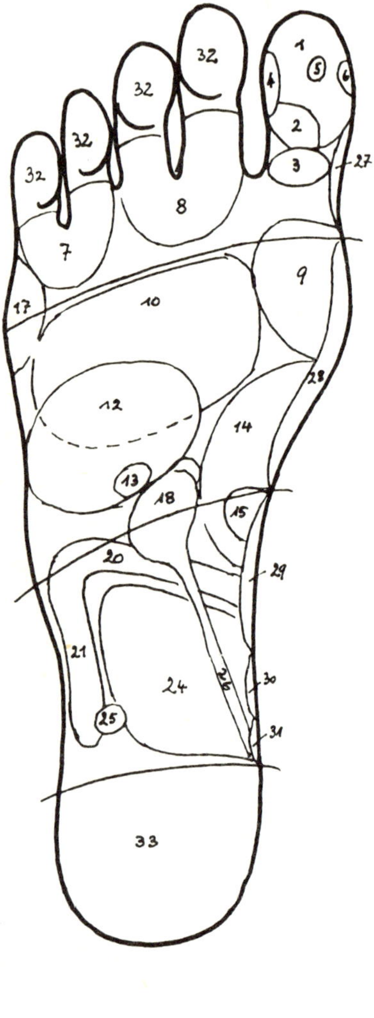

1. Kopf
2. Kleinhirn
3. Nacken
4. Schläfe
5. Hypophyse
6. Nase
7. Ohr
8. Auge
9. Schilddrüse, Hals
10. Lunge, Bronchien
11. Herz
12. Leber
13. Gallenblase
14. Magen
15. Bauchspeicheldrüse
16. Milz
17. Schulter
18. Niere
19. Nebenniere
20. Querlieg. Dickdarm
21. Aufsteig. Dickdarm
22. Absteig. Dickdarm
23. Mastdarm
24. Dünndarm
25. Wurmfortsatz
26. Harnleiter
27. Halswirbelsäule
28. Brustwirbelsäule
29. Lendenwirbelsäule
30. Kreuzbein
31. Steißbein
32. Nebenhöhlen/Zähne
33. Beckenorgane

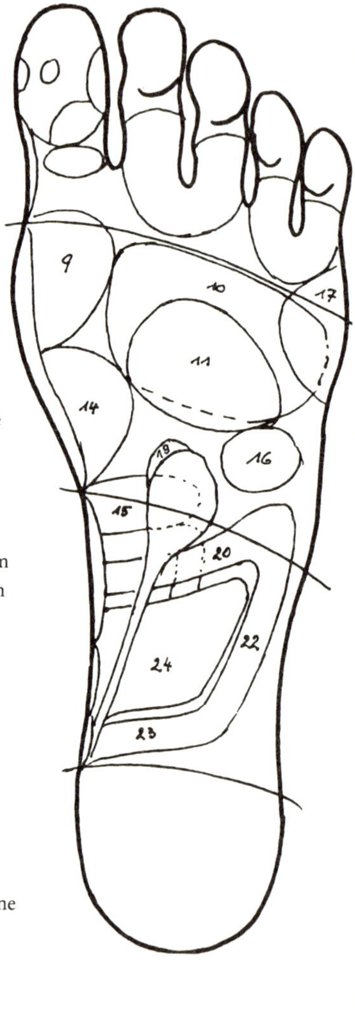

Abbildung 13

Reflexzonen des Fußrückens

1 Hüftgelenk
2 Lymphdrüsen der Leiste
3 Leistenkanal / Eileiter
4 Unterbauch / Hüfte
5 Weibl. Brust
6 Schulter
7 Milchbrustgang
8 Rachenraum
9 Tonsillen
10 Nase
11 Zähne
12 Zwerchfell

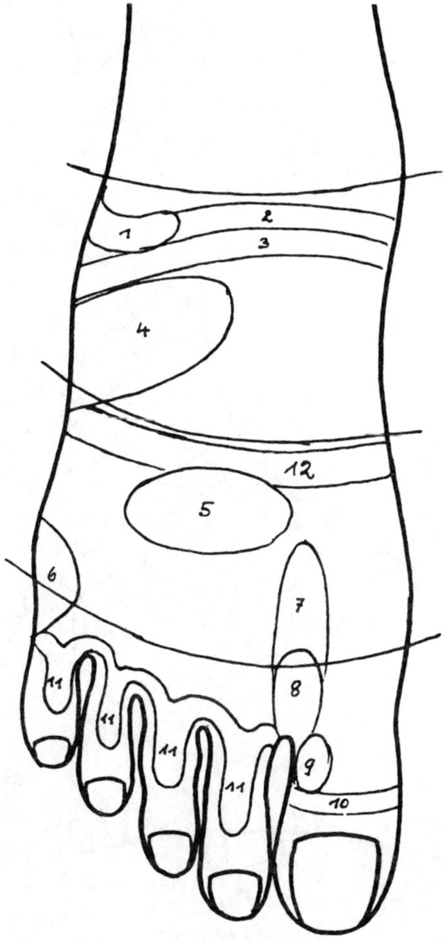

Abbildung 14

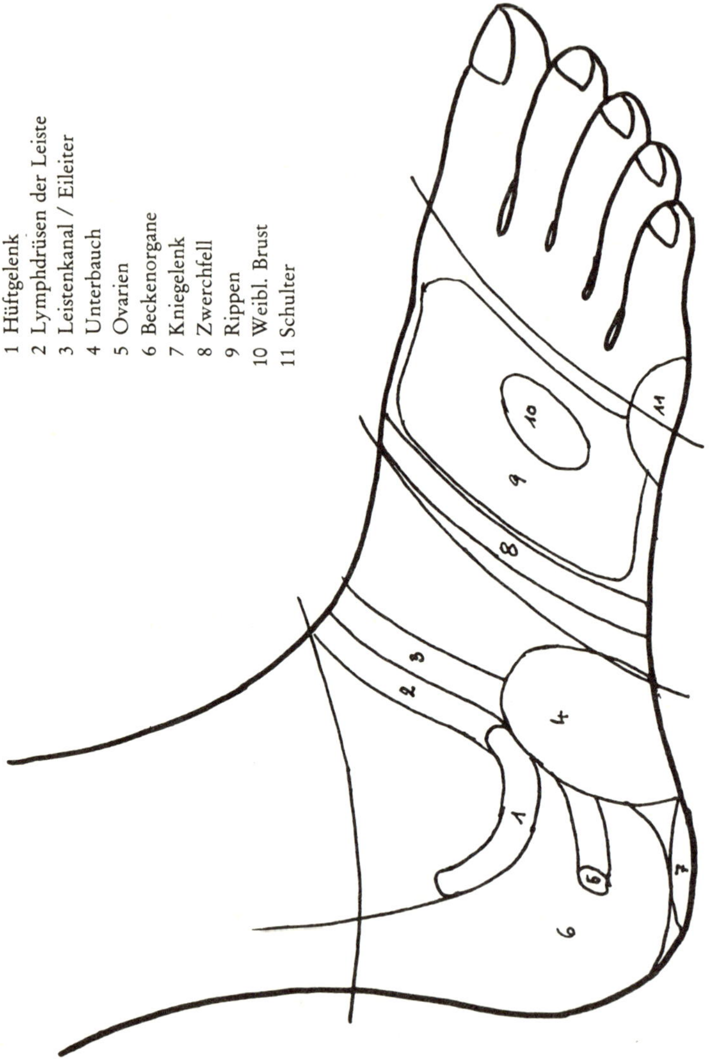

Abbildung 15

Reflexzonen des Fußes — Innenseite

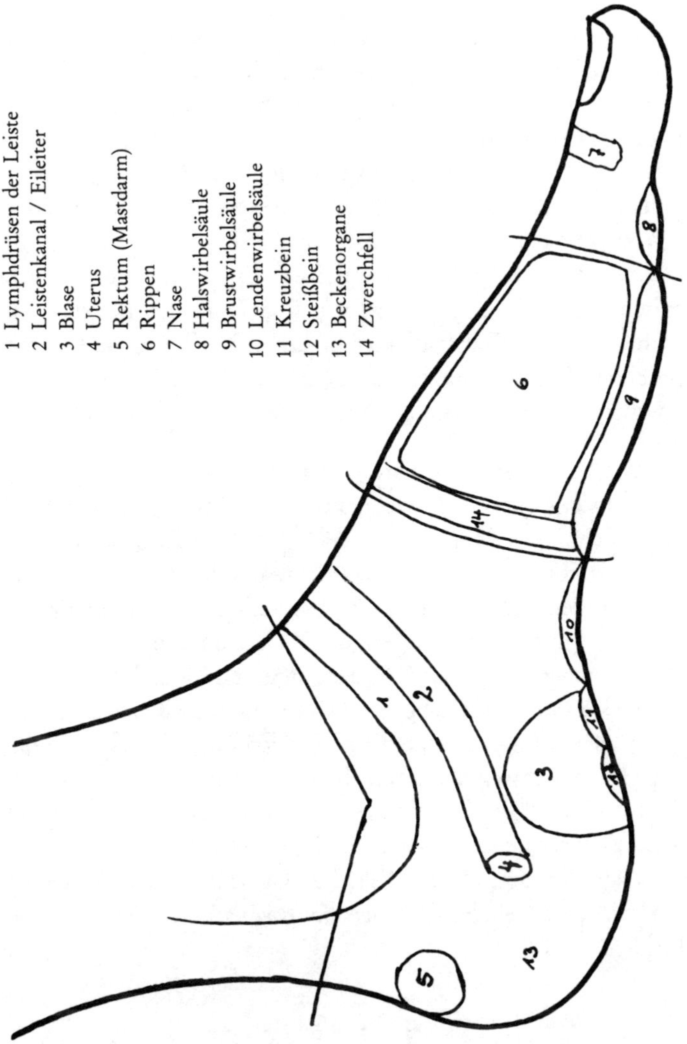

Abbildung 16

Steuernde Regulationen

Alle lebenden Organismen verfügen in Form steuernder Systeme über außerordentlich sensible Empfänger für höhere Informationen und das ordnende Kraftfeld des Kosmos. Wenn man bedenkt, welche Bedeutung z. B. die neuro-hormonalen oder energetisch steuernden Regulationszentren des menschlichen Organismus für die Funktion der inneren Organe, des Kreislaufs, der innersekretorischen Drüsen, für das seelische Wohlbefinden usw. haben, kann man ermessen, wie wichtig für die Gesundheit die richtige Einstellung dieses Empfängers auf den großen kosmischen Sender und seine Informationen ist. Die Bereitschaft zur Einordnung in das Kraftfeld einer höchsten Intelligenz und die Fähigkeit, sich als Teil des Ganzen zu begreifen, sind die Voraussetzung für Gesundheit, seelisches Wohlbefinden, Glück und Zufriedenheit.

Außer der bewußten Information mit Hilfe der Sinnesorgane, deren sich die wissenschaftliche Medizin ausschließlich bedient, besteht heute durchaus schon die Möglichkeit, die steuernden Regulationen, deren Zentren u. a. ihren Sitz in der Hypophyse und im Zwischenhirn haben und die mit der Seele und dem Unterbewußten in Verbindung stehen, diagnostisch zu erfassen. Mit geeigneten Geräten können z. B. neurale, hormonale, energetische und höhere steuernde Regulationsmechanismen gemessen und sichtbar gemacht werden und als Beweis dafür dienen, daß alle Funktionen in einem lebenden Organismus von höheren und höchsten Zentren aus sinnvoll gesteuert und überwacht werden. Nicht vom Zufall, sondern von einer alles steuernden höchsten Intelligenz hängt unser Leben und Schicksal ab. Besonders eindrucksvoll verstand es der Arzt und Dichter Karl Ludwig Schleich, das verstandesmäßig nicht faßbare Geheimnis steuernder Regulationen in lyrische Worte zu kleiden:

„Auf den feinsten Nervensaiten
spielt ein Spielmann sein Gedicht.
Wohl fühlst du die Finger gleiten,
doch den Spielmann siehst du nicht.“

Während in der modernen Technik das Prinzip der Information und der gesteuerten Regulationen z. B. in Form der Computertechnik, der Kybernetik, der Datenverarbeitung und der drahtlosen Übertragung der Energie von Sendern auf Empfänger, z. B. im Rundfunk und Fernsehen, seit Jahrzehnten bekannt ist und angewandt wird, hat die wissenschaftliche Medizin die steuernden Regulationen im lebenden Organismus in diagnostischer Hinsicht kaum oder nur ihre Auswirkungen zur Kenntnis genommen.

Wenn man bedenkt, daß bis auf wenige Ausnahmen alle Funktionen des lebenden Organismus autonom, d. h. unabhängig von bewußter Gehirntätigkeit, gesteuert werden, kann man verstehen, wie wichtig es ist, Störungen im Bereich der steuernden Regulationen diagnostisch zu erfassen. Es muß in diesem Zusammenhang nochmals ausdrücklich betont werden, daß es keinesfalls genügt, nur die Auswirkungen der Regulationsstörungen zu registrieren, wenn man Krankheiten mit Erfolg behandeln und nicht nur Symptome unterdrücken will.

Bioenergetik

Für die Diagnose stehen verschiedene Methoden zur Verfügung, die sich in der Praxis bewährt haben, auch wenn sie wissenschaftlich nicht anerkannt sind. Schon die jahrtausendealte chinesische Medizin wußte, daß lebende Organismen u. a. auch energetisch, d. h. mit Hilfe der in sogenannten Meridianen fließenden Energie, gesteuert werden. Diese Energie wird ihrerseits von kosmischen und erdnahen Energiefeldern, elektromagnetischen und anderen strahlenden Energiequellen positiv oder negativ beeinflußt. Auch die viel diskutierten sogenannten Erdstrahlen gehören dazu.

Alle den Organismus schädigenden Einwirkungen von innen oder von außen verursachen Störungen im Bereich der zugehörigen Meridiane. Die darin fließenden Energien steuern u. a. die Funktion der zugeordneten Organe oder Körperzonen. Krankhafte Veränderungen oder funktionelle Erkrankungen im Segment eines bestimmten Organes oder Bereiches sind als gestörter Energiefluß im korrespondierenden Meridian nachweisbar. Durch Einstich einer Akupunkturnadel, die Injektion eines geeigneten biologischen Wirkstoffes in den entsprechenden Akupunkturpunkt oder die digitale Akupunktur kann der gestörte Energiefluß wieder einreguliert werden.

Bioelektronik

Mit Hilfe der bioelektronischen Funktionsdiagnostik ist die in den Meridianen fließende Energie exakt meßbar, so daß Störungen anhand der von der Norm abweichenden Meßdaten genau zu lokalisieren sind und einen sicheren Anhalt für die Ursache der Erkrankung geben. Biologische Wirkstoffe, die, in den Meßkreis eingebracht, die von der Norm abweichenden Werte wieder normalisieren, sind gleichzeitig das Heilmittel für die vorliegende Erkrankung.

Energetische Terminalpunkte

Eine weitere hochinteressante Möglichkeit, gestörte Regulationsvorgänge meßbar und sichtbar zu machen, ist die Energetische Terminalpunkt-Diagnose mit Hilfe der Kirlian-Fotografie. Sie zeigt die energetische Ausstrahlung des Organismus an den Zehen und Fingerspitzen an und erlaubt eine einwandfreie Diagnostik der Krankheitsursachen. Erteilen wir Peter Mandel, einem erfahrenen Praktiker, der der Energetischen Terminalpunkt-Diagnose (ETD) den Namen gegeben hat, das Wort. Ich zitiere:

„Schon vor 5000 Jahren erkannten die chinesischen Weisen, daß unser materieller Körper von Energien geradezu durchdrungen ist. Sie machten diese Energien zur Grundlage ihrer Philosophie, sowohl die vom Körper produzierten als auch die von außen kommenden kosmischen Ströme.

Wie ein roter Faden zieht sich durch alle Kulturen der Glaube an die den Menschen umhüllende Kraft, dic als Aura bezeichnet wird. Hellsichtige, sensitive und medial veranlagte Menschen sahen dieses pulsierende Feld. Immer wieder liest man in einschlägiger Literatur, daß es ihnen möglich war und ist, aus den Farbveränderungen, der Leere und der Völle der pulsierenden Aura Rückschlüsse auf den jeweiligen Zustand der beobachteten Individuen zu ziehen. Die Definition der Aura ist zu allen Zeiten versucht worden. Die Zeitschrift ‚Bild der Wissenschaft' schreibt hierzu: ‚Nach der Entdeckung der Atomenergie ist jetzt die Entdeckung oder Wiederentdeckung der Vitalenergie fällig. Sie hat viele Namen: ASW-Energie bei den Parapsychologen, Vitalenergie bei den Chinesen, Prana bei den Indern, Munis bei Paracelsus, bioplasmatische Energie bei den Sowjets, psychotronische Energie bei den Tschechen.' Es ist gleich, wie man dieses Etwas bezeichnet. Daß man es mittlerweile sichtbar machen kann, ist für mich die bedeutendste Entdeckung dieses Jahrhunderts. Diese gelang 1939 dem sowjetischen Ehepaar Semjon und Walentina Kirlian. Kirlian machte die Auro fotografierbar. In einem Hochfrequenzfeld wurde die feinstoffliche Umhüllung des Lebenden (bei den Esoterikern und Metaphysikern gilt sie als Zweit- oder Seelenkörper) sichtbar. Der in den Fotografien flammend und wallend sichtbar gemachte Astralleib gab nun Anstoß zu reger wissenschaftlicher Aktivität, die in der heutigen Zeit immer mehr Institute und noch mehr Forscher in Atem hält.

Hypothesen, Theorien und Spekulationen lösten der sogenannte Kirlian-Effekt und die nun sichtbar gemachten Energien aus. Wenn ich nun ebenfalls mit solchen Bildern an die Öffentlichkeit trete, so stelle ich mich keineswegs in die Reihe der Forscher dieses Gebietes. Für mich ist die Kirliansche Fotografie Mittel zum Zweck. So wie der Bleistift nichts mit dem Inhalt des von ihm Geschriebenen zu tun hat, so ist für mich die Hochfrequenzfotografie nur die Basis für die Erkenntnisse, die man daraus zieht. Ich habe das, was ich seit über 2 Jahren in meiner Praxis beobachte, Energetische Terminalpunkt-Diagnose (im folgenden E-T-D) genannt. In dieser Bezeichnung steckt eigentlich alles, was die von mir hergestellten Bilder ausdrücken sollen. Die Herstellung der Fotografien mit Geräten, die auf den Kirlianschen Erkenntnissen basieren und die mir mein Bruder Eberhard Mandel entwickelt hat.

Die Fotografie der Terminalpunkte, d. h. die Anfangs- und Endpunkte der klassischen Akupunktur und die durch Dr. Voll bezeichneten Terminalpunkte der bioelektronischen Funktionsdiagnostik.

Die Veränderungen, die an diesen Punkten regelmäßig wiederkehren, statistisch zu erfassen, um sie mit den Erkrankungen der Menschen in Zusammenhang zu bringen und daraus diagnostische Hinweise zu erhalten.

Voraussetzung für die E-T-D ist die Kenntnis des Klassischen Meridiansystems und die Indikationsstellung dieser Linien. Weiterhin ist das Wissen um die Bedeutung der Vollschen Punkte von Wichtigkeit. Das ist die Ausgangsbasis. Das Interpretieren eines Terminalpunktbildes ist jedoch allein mit dieser Voraussetzung nicht möglich. Erst durch die Zusammenfassung aller Hinweise, sowohl der oben angeführten als auch die der visuellen und ophtalmotropen Phänomene, ist das abgestrahlte Energiepotential zu erklären.

Diagnose heißt: Auf den Grund gehen. Auf den Grund aber können wir nur gehen, wenn wir alle uns gegebenen Möglichkeiten zusammenfassen und ausnützen. Als eine dieser Möglichkeiten möchte ich die Energetische Terminalpunkt-Diagnose verstanden wissen." (Siehe Abbildungen 17 und 18.)

Reflexbahnen, Reflexzonen

Auf der Hautoberfläche, einschließlich des Kopfes, der Arme, der Beine, der Füße usw. sind bestimmte genau abgrenzbare Zonen oder Segmente nachweisbar, von denen aus über das vegetative Nervensystem bzw. die neurohormonalen Regulationen reflektorische Verbindungen zum Körperinnern und den Organen nachweisbar sind. Sie wurden zuerst von dem englischen Neurologen Head beschrieben und sind zum Teil als „Headsche Zonen", Fußreflexzonen usw. bekannt.

Genau bestimmbare Schmerzpunkte, Zonen erhöhter oder verminderter Sensibilität, bioelektronisch nachweisbare Störfelder, wie z. B. Narben usw. zeigen mit größter Zuverlässigkeit krankhafte Störungen oder Veränderungen in den damit nervös-reflektorisch verbundenen Organen oder Gewebsbezirken an. Gallenkranke klagen z. B. u. U. über Schmerzsensationen im Bereich des rechten unteren Schulterblattwinkels, Herzkranke u. U. über Schmerzen drei bis vier Querfinger breit unterhalb der linken Brustwarze oder von der linken Brust bis in den linken Arm ausstrahlend usw. Andere Störfelder lassen sich im Bereich der Fußsohlen, des Fußrückens, der Hand usw. nachweisen, die ebenfalls mit inneren Organen oder Körperregionen reflektorisch in Verbindung stehen.

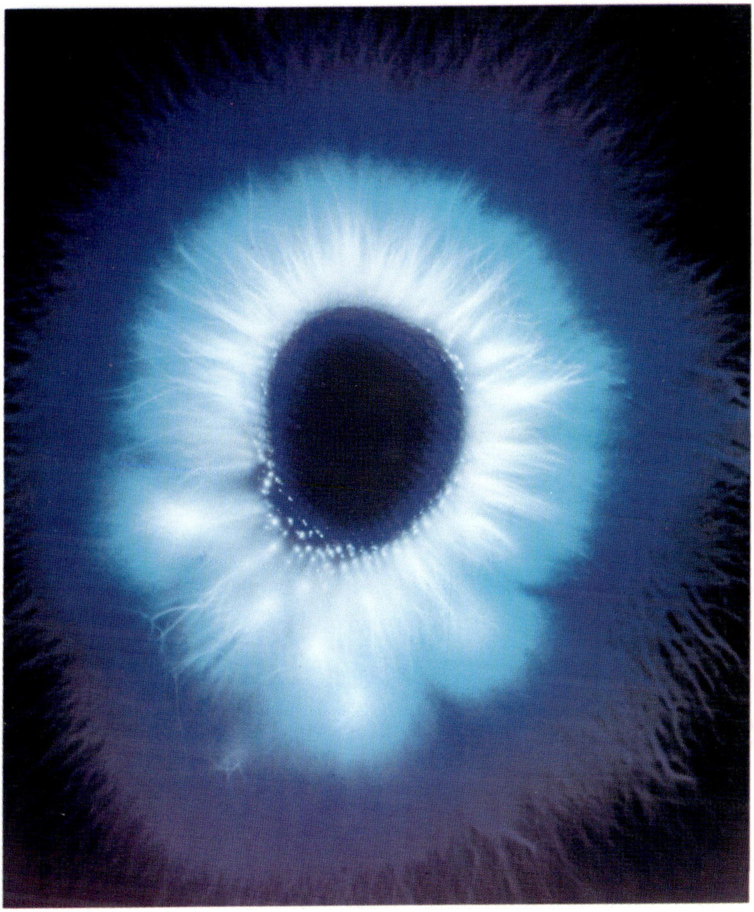

Abbildung 17

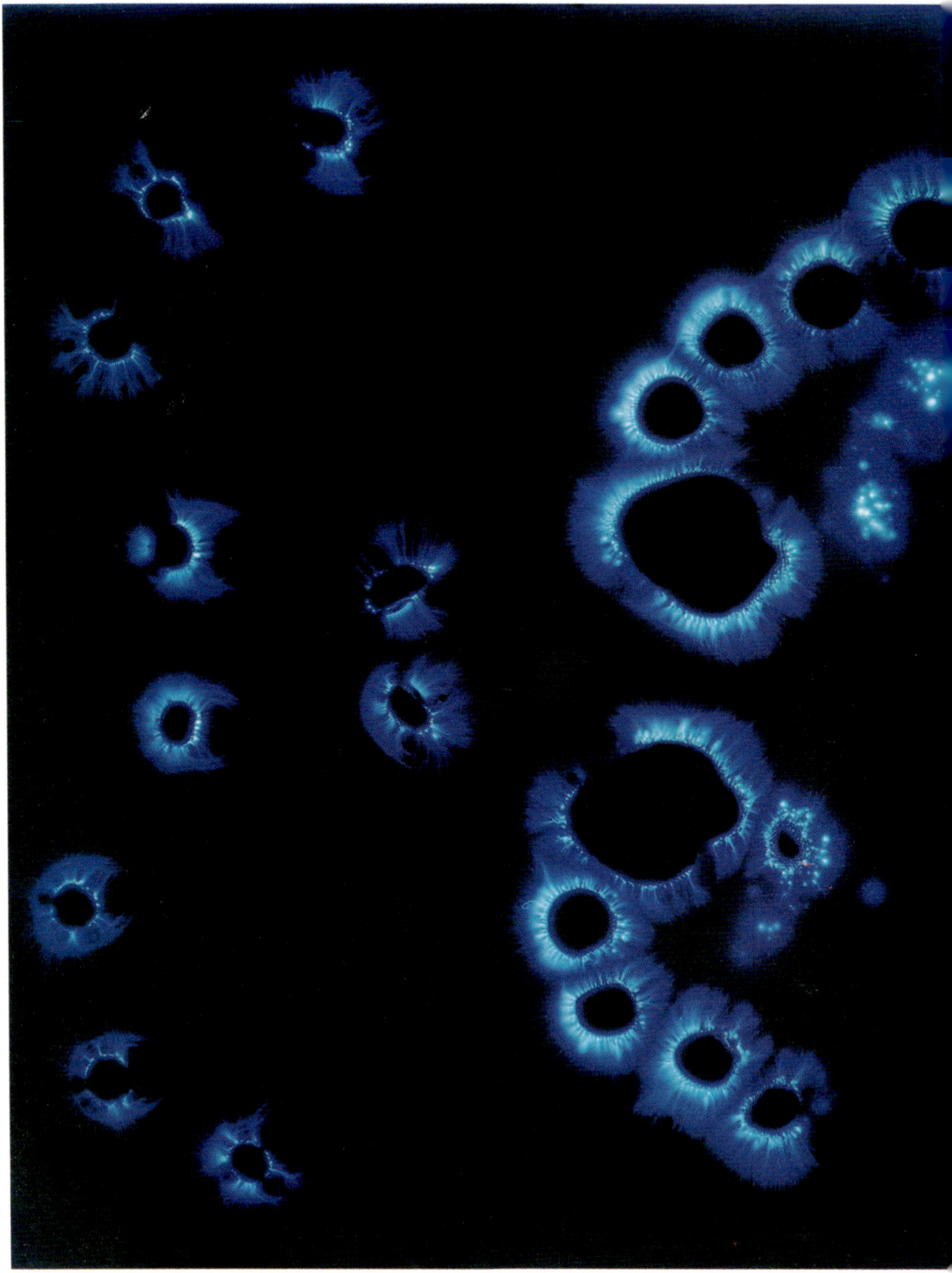

Abbildung 18

Eine besonders interessante Körperzone ist die Ohrmuschel deshalb, weil sie über autonome Nervenbahnen mit dem Zwischenhirn und den dort befindlichen Schaltstellen vegetativ-hormonaler Steuerungen und unbewußter Regulationen in Verbindung steht. Exakt lokalisierbare Störpunkte zeigen Art und Ort der Erkrankung an und ermöglichen es durch wirksame therapeutische Maßnahmen, gestörte vegetativ-hormonale Funktionen einzuregulieren oder unterbewußte Blockaden zu beheben. Im Unterbewußtsein fixierte Suchtkrankheiten, die selbst unter Einsatz größter Willensenergie nicht behoben werden können, sind durch geeignete Behandlung über die korrespondierenden Punkte der Ohrmuschel z. B. mit der Ohrakupunktur oft ohne Schwierigkeiten zu heilen. In entsprechender Weise können über die Reflexbahnen der beschriebenen Segmente erstaunliche Heilerfolge erzielt werden, z. B. mit Hilfe der Neuraltherapie, durch Hautreize mittels Salben, Nadelungen, Schröpfen, Blutegel, Brennkegel (Moxa), Cantharidenpflaster, Akupunktur oder durch örtliche Heilanwendungen, wie Bäder, Packungen, Wickel, Massagen, Bestrahlungen, Injektionen usw.

Irisdiagnostik — eine weitere Möglichkeit ursächlicher Krankheitserkennung

Einmalige Möglichkeiten zur Erkennung der Krankheitsursachen und zur Erfassung konstitutioneller Gegebenheiten bietet die Irisdiagnostik. Josef Deck und Horst Durban schreiben in einer Veröffentlichung in der „Volksheilkunde“ über „Möglichkeiten und Grenzen der Irisdiagnostik“ u. a.: „Die Irisdiagnostik ist weder eine mystisch-magische Angelegenheit, noch läßt sie der Phantasie freien Lauf. Sie ist eine Diagnosestellung auf Grund von Zeichen und Strukturen in der Iris, der Pigmentationen und Farbverschiebungen, die an eine bestimmte Feldeinteilung in der Iris gebunden sind. Ein einzelnes Zeichen kann in der Analyse des Untersuchers für den augenblicklichen Zeitpunkt ohne Bedeutung sein, aber auf die Möglichkeit einer gravierenden Organerkrankung zu einer späteren Zeit hinweisen. Gerade für die Präventivmedizin eröffnet sie neue Aspekte, da viele Zeichen bereits im Erbgang, also angeboren auftreten, was durch umfangreiche Forschung und Dokumentation bewiesen werden konnte.“

Warum und wie Veränderungen an der Iris auftreten, wurde von dem Heidelberger Arzt Dr. med. Walter Lang geklärt und veröffentlicht in seinem Buch „Anatomie und physiologische Grundlagen der Augendiagnose". Im Laufe der embryonalen Entwicklung entsteht die Netzhaut und die Iris des menschlichen Auges aus einer Ausstülpung des Zwischenhirns, wobei die Netzhaut mit dem Sehnerv und seinen Verzweigungen nach hinten und die Iris, ebenfalls von zahllosen Nervenfasern durchzogen, nach vorn verlagert wird. Die Zentren der vegetativ-autonomen Regulationen mit ihren Nervenbahnen, die den gesamten Organismus steuern und versorgen, sind anatomisch im Zwischenhirn nachweisbar. Diese anatomisch geordneten Nervenbahnen verlaufen auch in der Iris, dem einzigen sichtbaren Teil des Zwischenhirns. Verständlich, daß die gesamte Anatomie des Organismus und seine neurohormonale Steuerung sauber geordnet in der Iris wiederzufinden ist und Störungen im Bereich der autonomen Regulationen sich auch in der Iris widerspiegeln müssen.

Mit komplizierten Denkvorgängen ständig konfrontierte Wissenschaftler und die messende Medizin haben offensichtlich Schwierigkeiten, diese Grundlagen und Zusammenhänge zu erkennen und anzuerkennen. Für den, der gelernt hat, die Zeichen in der Iris zu sehen und zu deuten, ist die von dem ungarischen homöopathischen Arzt Dr. med. Ignaz von Peczely 1881 veröffentlichte Lehre von der Diagnose aus dem Auge aber eine geradezu faszinierende Möglichkeit, um in wenigen Minuten fehlgesteuerte Funktionen und ihre krankhaften Auswirkungen zu erfassen. Zugegeben, das kann man nicht in wenigen Wochen oder Monaten lernen und begreifen. Ein Urteil bilden kann sich deshalb nur, wer nach Ausbildung durch einen geeigneten Lehrer über ausreichende Sachkenntnis und Erfahrung verfügt. Emotionen und eine von keinerlei Sachkenntnis getrübte Meinung helfen hier nicht weiter. Wie die Erfahrung lehrt, fühlen sich Professoren für Augenheilkunde und merkwürdigerweise auch Gerichtsmediziner besonders berufen, darauf hinzuweisen, daß der Irisdiagnostik keinerlei Wert beizumessen sei.

Im Hinblick auf die Anatomie, Physiologie, Pathologie und Therapie des Auges und seiner Anhangsgebilde mögen Fachärzte für Augenheilkunde über ausreichendes Wissen und Erfahrungen verfügen. Für die

Beurteilung der diagnostischen Möglichkeiten im Bereich der Iris fehlt ihnen jedoch jegliche Sachkenntnis und Kompetenz.

Der Facharzt für Augenkrankheiten und innere Medizin Dr. W. Kosinski führt u. a. aus: „Die medizinische Wissenschaft wird der Situation nicht gerecht, wenn sie, von anderen zwar exakte Beweise fordernd, selbst aber ohne eingehende Beschäftigung mit der Materie von hoher Warte einfach verkündet, daß die Augendiagnostik das Werk von Scharlatanen und damit Schwindel sei. Auch der Hinweis auf die Kritiklosigkeit oder mangelnde Urteilskraft des Publikums sowie auf den Hang weiter Kreise zum Mystischen ist nur eine bequeme, aber keinesfalls überzeugende Deutung. Mögen die, welche sich mit der Augendiagnostik praktisch überhaupt nicht befaßt haben, bescheidene Zurückhaltung üben und jene, die zu ihrer Überprüfung berufen sind, sich mit uns bei der Arbeit in jener Ehrfurcht und Demut zusammenfinden, die wir als Menschen und Ärzte den rätselhaften Geheimnissen des Lebens schuldig sind."

Wer ständig die Symptome einer Krankheit mit der Krankheitsursache verwechselt und nicht gelernt hat, die im Organismus wirkenden steuernden Regulationen zu erkennen, für den wird auch die Iris als sichtbarer Spiegel vegetativ-nervöser, hormonaler und bioenergetischer Regulationsvorgänge ein Buch mit sieben Siegeln bleiben und ihm nicht den Weg zu einer sinnvollen Diagnostik weisen. Im übrigen wird über den Wert oder Unwert von Heil- und diagnostischen Methoden nicht von blinden Dogmatikern, nicht im medizinischen Kolleg, nicht in ärztlichen Fachorganen und nicht in einer Redaktion, sondern ganz allein am Krankenbett und in der täglichen Praxis entschieden. Der Beweis für die Richtigkeit der Irisdiagnose im Vergleich zur klinischen Diagnose wurde bei der klinischen Prüfung der Organ- und Krankheitszeichen in der Iris durch den Oberarzt Dr. Franz Vida und den wohl bekanntesten deutschen Irisdiagnostiker Josef Deck an der I. Medizinischen Klinik Karlsruhe unter Leitung von Professor Dr. E. Volhard in den Jahren 1950—1956 eindeutig und unwiderlegbar erbracht.

Prof. E. Volhard schreibt am Schluß seines Geleitwortes: „Es gibt leider immer noch sogenannte Wissenschaftler, die sich nicht überzeugen lassen wollen, diesen ist nicht zu helfen."

In einer Sendung über „Medizin und Aberglauben“ erklärt er auf die Frage: „Handelt es sich bei der Irisdiagnostik Ihrer Meinung nach um ein naturwissenschaftliches Problem oder um eine schwer ausrottbare Form des Aberglaubens?“ — „Ich bin überzeugt, daß es sich um ein naturwissenschaftliches Problem handelt und nicht um einen Aberglauben, denn wir haben, als wir seinerzeit an dieser Klinik Untersuchungen gemacht haben über die Fertigkeit der Irisdiagnose, immer wieder erlebt, wie überzeugend Irisbefunde auf Organerkrankungen hingewiesen haben. Die Irisdiagnostik ist sehr schwer zu erlernen, und ich bin überzeugt, daß viele Untersuchungen, die sich mit der Irisdiagnostik befaßt haben und die zu einem negativen Ergebnis gekommen sind, damit zusammenhängen, daß die Personen, die diese Prüfungen vorgenommen haben, einfach nicht genügend in der Irisdiagnostik geschult waren.“

Tatsache ist, daß viele erfolgreiche Behandler, denen es nicht genügt, Symptome zu registrieren, die Irisdiagnose nicht mehr missen möchten, weil sie ihnen die Möglichkeit erschließt, mit einem Blick schnell und sicher die Ursache einer Erkrankung zu erkennen. Sie müssen nicht erst versuchen, aus mühsam erstellten Befunden und geklagten Beschwerden eine Diagnose zu basteln, die dann noch nicht stimmt, weil hierbei nur Symptome mit einem mehr oder weniger wohlklingenden lateinischen Namen versehen werden, der absolut nichts über die Ursache der Erkrankung aussagt (siehe Abbildung 19).

Abbildung 19

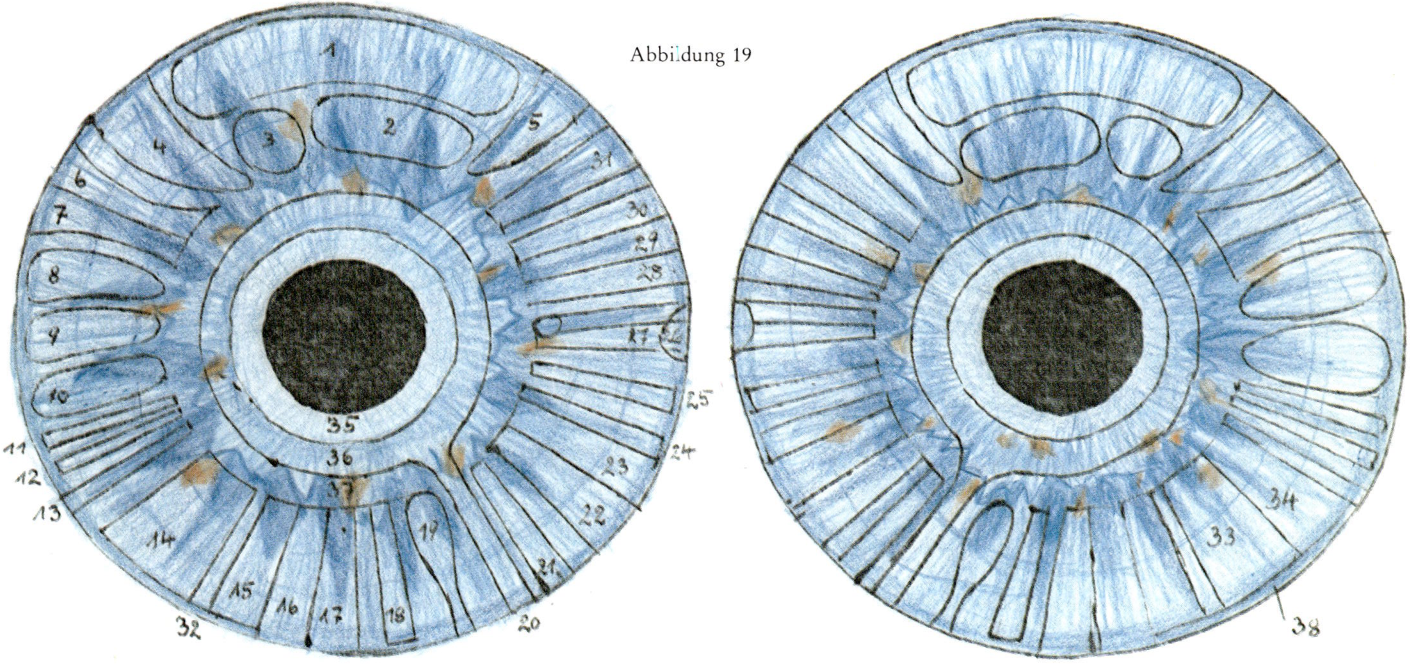

1. Großhirn
2. Zwischenhirn
3. Kleinhirn
4. Ohr
5. Auge
6. Hals
7. Schulter

8.—10. Lungenlappen

11. Rippenfell
12. Zwerchfell
13. Arm
14. Leber/Galle
15. Hoden/Eierstock
16. Leiste
17. Bein
18. Niere
19. Uterus
20. Mastdarm
21. Blase
22. Bauch
23. Rücken
24. Wirbelsäule
25. Zwerchfell
26. Schilddrüse
27. Kehlkopf/Luftröhre
28. Unterkiefer
29. Rachen
30. Oberkiefer
31. Nase u. Nebenhöhlen
32. Ischiasnerv
33. Bauchspeicheldrüse
34. Milz
35. Magen
36. Darm
37. Blut- und Lymphregion
38. Hautring

Konstitution und Krankheit

Die Art und Weise, wie der Organismus auf Reize aus der Umwelt oder aus dem Körperinnern reagiert und wie gut oder schlecht seine Abwehr funktioniert, ist u. a. weitgehend abhängig von der Konstitution des Betreffenden.

Die Konstitutionsdiagnostik ist die Krönung aller diagnostischen Möglichkeiten, weil sie nicht allein der Erkennung der Krankheitsursache dient, sondern vor allem der Erkennung des Kranken. Sie zeigt die Stärken und Schwächen, die dem Kranken für den Kampf gegen seine Umwelt zur Verfügung stehen. Ihn in diesem Kampf zu unterstützen und damit seinen Abwehrkräften und dem Selbstheilbestreben der Natur zu Hilfe zu kommen, ist die Aufgabe jeder sinnvollen Heilbehandlung. Insofern ist die Konstitutionsdiagnose wichtiger Ausgangspunkt für eine erfolgreiche Therapie.

„Wer richtig heilen will, muß in allem, was zur ärztlichen Kunst gehört, wohlgeübt sein, so daß er kein das Leiden begleitendes Symptom unerforscht läßt und auch die Disposition zu erkennen vermag, bei der jedes Leiden auftritt.“ Dies forderte schon Erasistratos, ein Nachfolger von Hippokrates. Es hat zu keiner Zeitepoche an Versuchen gefehlt, die einzelnen Konstitutionen nach verschiedenen Gesichtspunkten einzuteilen und gemeinsame Merkmale für die einzelnen Konstitutionstypen zu finden. Immer wieder hat sich hierbei gezeigt, daß es nicht gelingt, die von einer bestimmten Persönlichkeit geprägte Konstitution zu verallgemeinern und in ein starres Schema zu pressen. Trotzdem ist es erforderlich, wenn z. B. der Kranke das Sprechzimmer betritt oder um eine Untersuchung am Krankenbett bittet, die nicht zu übersehenden konstitutionellen Merkmale zu beachten, die gewissermaßen auf den ersten Blick ein tieferes Erfassen der Person des Kranken und seiner Krankheitsveranlagung ermöglichen und Rückschlüsse auf die anzuwendende Allgemeinbehandlung zulassen.

Immer wieder muß in diesem Zusammenhang auf die hervorragende Bedeutung der Homöopathie als Konstitutionstherapie hingewiesen werden. Bietet doch gerade die Homöopathie als „Therapie der Person“

mit einer Vielzahl von genau beschriebenen Konstitutionsmitteln eine geradezu einmalige Möglichkeit, die konstitutionelle Prägung des Kranken mit einer Präzision zu erfassen, wie es bisher mit keiner der zahllosen Konstitutionstypeneinteilungen möglich war.

Es ist u. a. das große bahnbrechende Verdienst Hahnemanns, schon zu seiner Zeit eine Konstitutionslehre verkündet zu haben, die auch heute noch als unübertroffen angesehen werden kann.

Als typische Konstitutionsdiagnostik kann auch die Irisdiagnose wertvolle Hilfestellung leisten. Obgleich es durchaus möglich ist, die Leistungsschwäche oder Erkrankung einzelner Organe in der Iris zu erkennen, sollte man sich auch bei der Anwendung der Irisdiagnose davor hüten, die Erkrankung eines oder mehrerer Organe bei der Suche nach der Krankheitsursache in den Vordergrund zu stellen. Wer in biologischen Relationen zu denken gelernt hat, weiß, daß sich eine Krankheit niemals streng auf ein Organ lokalisieren läßt. Immer ist der gesamte Organismus beteiligt, sei es im Sinne einer Stoffwechselstörung, einer Veränderung im Säftehaushalt — der sogenannten Dyskrasie —, einer Verschiebung im Säure-Basenhaushalt, einer immunologischen Abwehrschwäche, einer Dysbakterie usw., die es irisdiagnostisch zu erfassen gilt.

Therapeutisch ist die Erkennung der eigentlichen Krankheitsursache deshalb von eminenter Bedeutung, weil nur durch die Beseitigung der Ursache, also z. B. durch eine biologisch sinnvolle Verbesserung der Gesamtstoffwechsellage, eine gezielte antidyskratische Heilbehandlung, die Einregulierung des gestörten Säure-Basenhaushaltes oder neurohormonaler Fehlsteuerungen, durch die Sanierung der entarteten Darmflora oder durch die Aktivierung der geschwächten körpereigenen Abwehr usw. eine Besserung oder Ausheilung der Organerkrankung erreicht werden kann. Hierbei unterbleibt die Unterdrückung von Symptomen mit der Gefahr schädlicher Nebenwirkungen und Folgeerscheinungen.

Eine unspezifische biologische Allgemeinbehandlung der oben beschriebenen Krankheitszustände des Gesamtorganismus durch eine blutreinigende, antidyskratische Behandlung, eine Aktivierung der körpereigenen Abwehr oder eine Sanierung der Darmflora durch Fasten und Um-

stellung der Ernährung usw. verbessert die Heilungsaussichten in vielen Fällen optimal bzw. ermöglicht überhaupt erst eine sinnvolle Therapie, selbst oft noch in aussichtslos erscheinenden Fällen.
Mit Hilfe der oben geschilderten diagnostischen und therapeutischen Möglichkeiten wird nicht nur das iridologische Herumdeuten und Orakeln an einzelnen Zeichen mit der daraus entstehenden Gefahr des Herumbastelns an Symptomen überflüssig, sondern werden eine befriedigende und erfolgversprechende Gesamtschau übergeordneter Zusammenhänge und konstitutioneller Gegebenheiten sowie bisher kaum bekannte Wege zur Heilung von sonst unheilbaren Krankheiten erschlossen. Anstelle toter mechanisch-technischer Meßmethoden und analytischer Detailforschung kann die aus dieser Gesamtschau geborene Erkenntnis und Erfahrung im Verein mit intuitiver ärztlicher Kunst dazu beitragen, ursächliche, diagnostisch wertvolle Zusammenhänge zu erkennen, die die Konstitution und Gesamtpersönlichkeit des Kranken erfassen und nicht nur einzelne Symptome.
Geprägt wird die Konstitution durch die Summe aller Erbanlagen, worunter nicht nur die den Habitus, den Charakter und das allgemeine Verhalten bestimmenden Faktoren zu verstehen sind, sondern auch die von den Vorfahren übernommenen Schwächen und Besonderheiten in körperlicher, seelischer und geistiger Hinsicht. So sind konstitutionsdiagnostisch bei jedem Individuum gewisse Schwachstellen zu erkennen, der sogenannte „locus minoris resistentiae", der Ort des geringsten Widerstandes. Es ist gewissermaßen immer wieder der gleiche Kampfplatz, auf dem der Organismus bei Einwirkung innerer oder äußerer Krankheitsursachen seine Kampftruppen wie z. B. die weißen Blutkörperchen, die Freßzellen, die Antikörper usw. zur Abwehr einsetzen muß. Wie heiß es beispielsweise bei akuten Entzündungen auf diesem Kampfplatz zugehen kann, ist an den Begleitsymptomen, wie Fieber, Rötung, Schwellung, Hitze und Schmerz zu erkennen.
Die Tatsache, daß alle Funktionen des Organismus und sogar das seelische und geistige Verhalten mittels neuro-hormonaler Regulationen autonom gesteuert werden, ist auch für die Konstitutionsdiagnostik von größter Bedeutung. Gesundheit ist Harmonie und Gleichgewicht im Zusammenspiel der neuro-hormonal und energetisch gesteuerten entgegengesetzten Impulse des Sympathikus und des Parasympathikus, ver-

gleichbar mit dem Prinzip von „Yin und Yang“ der asiatischen Medizin und Weltanschauung oder dem A-Typ und B-Typ nach Lampert. Hierbei hat der Sympathikus eine beschleunigende, tonisierende, kontraktile, anregende und der Parasympathikus eine hemmende, verlangsamende, entspannende und beruhigende Wirkung sowohl auf körperliche Funktionen als auch auf das seelische Gleichgewicht.

Zwei in Aussehen, Funktion und Verhalten völlig entgegengesetzte Konstitutionstypen lassen sich so definieren:

Der Sympathikotoniker oder B-Typ entspricht dem Astheniker der alten Schule. Bei ihm sind alle Funktionen beschleunigt und infolge einer hormonalen Überfunktion, insbesondere der Schilddrüse, ein beschleunigter Stoffwechsel nachzuweisen. Er kann essen soviel er will und nimmt dabei doch nicht zu, sondern bleibt immer schlank bis mager. Im Extrem wird er von Nervosität und Unruhe bis zur Schlaflosigkeit gepeinigt und neigt möglicherweise zu Krampfzuständen aller Art, wie Spasmen der Blutgefäße und schmerzhafter Migräne oder anderen schmerzhaften Symptomen, niedrigem Blutdruck, kalten Händen und Füßen, schmerzhafter Periode usw. bis zu seelisch-geistiger Verkrampfung. Kaffee, Tee und Nikotin sind für den Sympathikotoniker beliebte Genußmittel, weil Coffein, Teein und Nikotin in der ersten Phase krampflösend, gefäßerweiternd, anregend und entspannend wirken, nach kurzer Zeit aber, in der zweiten Phase vermehrt Krampfzustände auslösen. Sie zwingen den Sympathikotoniker, durch erneuten Genuß dieser Stimulantien wieder die entspannende, krampflösende, anregende Wirkung der ersten Phase zu erleben. Immer mehr gerät er so in ein Abhängigkeitsverhältnis von Genußgiften aller Art, das heißt er wird zunehmend süchtig. Die Krampfneigung des Sympathikotonikers ist irisdiagnostisch an zirkulär verlaufenden Ringen oder Halbringen, den sogenannten Krampfringen zu erkennen. Erhöhte Aktivität, besonders auf künstlerischem Gebiet, ausgeprägte Sensibilität und Fingerspitzengefühl befähigen den Sympathikotoniker zu besonderen kreativen Leistungen und optimistischer Lebensbejahung, wobei allerdings die Hochstimmung schnell und unerwartet in das Gegenteil, das heißt von „himmelhochjauchzend“ bis „zu Tode betrübt“, umschlagen kann.

Beim Vagotoniker oder A-Typ nach Lampert, dem Stheniker der Medizingeschichte, verlaufen alle Körperfunktionen zu langsam. Die mangelhafte Tätigkeit seiner innersekretorischen Drüsen, insbesondere der Schilddrüse, bedingen Stoffwechselstörungen aller Art. Selbst wenn er nichts ißt oder „nur ein Glas Wasser“ trinkt, nimmt er unentwegt zu. Abmagerungskuren aller Art gegen seine „Fettsucht“ helfen nicht oder nur vorübergehend. Infolge des schlechten Stoffwechsels wird die zugeführte Nahrung nur mangelhaft verwertet und verbrannt und die anfallenden Rückstände in Form von Stoffwechselschlacken, Fett, Harnsäure usw. im Gewebe, in den Organen, den Blutgefäßwänden usw. abgelagert. Es besteht die Tendenz zu hohem Blutdruck, Stauungs- und Erschlaffungszuständen. Der Vagotoniker ist im allgemeinen müde, lustlos, träge und antriebsarm, oft mit einer pessimistischen Grundhaltung. Diagnostische und therapeutische Erfahrungen zeigen, daß die oben beschriebenen Konstitutionstypen zu voneinander verschiedenen Krankheitsbildern neigen und auch auf die jeweils angewandten Behandlungsmethoden grundverschieden reagieren:

Langsam, träge und schwach der Vagotoniker oder A-Typ, hingegen schnell, lebhaft und stark der Sympathikotoniker oder B-Typ. Zwischen diesen beiden Extremen ist hinsichtlich der Reizbeantwortung und Reaktionsweise der größte Teil der Patienten einzuordnen.

Während der Vagotoniker im allgemeinen mehr zu einer Unterfunktion der Hormondrüsen mit geringerer Hormonbildung und zur Alkalose neigt, besteht beim Sympathikotoniker die Tendenz zu hormonaler Überfunktion mit vermehrter Hormonproduktion und zur Azidose. Zur Behandlung kommen Sympathikotoniker vorwiegend wegen nervöser Störungen, Erkrankungen des Lymphsystems mit exsudativer Diathese, entzündlichen und akuten rheumatischen Reaktionen, wegen Erkrankungen des Nasen-Rachenraumes und der Atmungsorgane sowie wegen allergischer Symptome.

Vagotoniker dagegen leiden im allgemeinen mehr unter Stoffwechsel- und endokrinen Störungen, unter Erkrankungen im Bereich von Leber und Galle und unter chronisch-rheumatischen Beschwerden. Es besteht eine Neigung zu Arthrosis deformans, Fettsucht und Diabetes.

Die folgende Gegenüberstellung mag die gegensätzlichen Reaktionsweisen, Eigenarten und Krankheitsneigungen des Sympathikotonikers und des Vagotonikers verdeutlichen:

Sympathikotoniker (B-Typ — Yin)	*Vagotoniker* (A-Typ — Yang)
Gestalt: feingliedrig-weicher	gedrungen-härter
gute Sauerstoffversorgung der Gewebe	schlechte Sauerstoffversorgung der Gewebe
Cholesterin —	Cholesterin +
Chlor-Natrium —	Chlor-Natrium +
Adrenalin +	Adrenalin —
Hypotonie (niedriger Blutdruck)	Hypertonie (erhöhter Blutdruck)
Hyperglykämie (erhöhter Blutzucker)	Hypoglykämie (erniedrigter Blutzucker)
Muskelunruhe	Muskelschwäche
gute Fettverbrennung	schlechte Fettverbrennung
gute Vitaminverwertung	schlechte Vitaminverwertung
hoher Kohlehydratverbrauch	niedriger Kohlehydratverbrauch
Anregung der Regulation	Versagen der Regulation
Hyperthyreose	Hypothyreose
Hypercalcaemie	Hypocalcaemie
Tachycardie (beschleunigter Herzschlag)	Bradycardie (langsamer Herzschlag)

Sympathikotoniker (B-Typ — Yin)	*Vagotoniker* (A-Typ — Yang)
Wärmesteigerung	Versagen der Wärmeregulation
Kapillarkonstriktion	Kapillarerweiterung
Hyperacidität (Übersäurung)	Hypoacidität (Säuremangel)
Corticosteron + (Nebennierenrindenhormon)	Corticosteron —
Kalium —	Kalium +
Grundumsatz erhöht	Grundumsatz erniedrigt
usw.	usw.

Unter Berücksichtigung der unterschiedlichen Reaktionsweisen und konstitutionellen Eigenheiten empfiehlt sich beim Sympathikotoniker mehr die Anwendung von schwachen Reizen, hochverdünnten Arzneigaben und von antilymphatischen, tonisierenden und roborierenden Verfahren, während beim Vagotoniker mehr die Behandlung mit stärkeren Reizen, mit mittleren bis starken Arzneidosen und mit stoffwechselaktivierenden, ausscheidenden und blutverdünnenden Methoden angezeigt ist. — Über die Unterschiede in der Ernährung des mehr zur Alkalose neigenden A-Typs gegenüber dem zur Acidose neigenden B-Typ wird später noch zu berichten sein.

Konstitutionsdiagnostik aus der Iris

Um im Hinblick auf den jeweiligen „locus minoris resistentiae" eine gewisse Einteilung der verschiedenen Konstitutionen treffen zu können, hat es sich bewährt, die mit Hilfe der Irisdiagnose faßbaren Konstitutionstypen und die Regioneneinteilung der Iris für konstitutionsdiagnostische Zwecke zugrunde zu legen. Bekanntlich ist als zentrale Region unmittelbar um die Pupille der sogenannte Magen-Darmring gelagert. Bei Erkrankungen können von hier aus in Richtung Peripherie Toxine oder andere ausscheidungspflichtige Substanzen zunächst in das Lymphsystem (sichtbar in der benachbarten Lymphregion) und nach Überwindung der lymphatischen Abwehr in den Blutkreislauf (sichtbar in der an die Lymphregion angrenzenden Blutregion) gelangen.
Über die Blutregion führt der Weg in das Gewebe oder in die in der Geweberegion sichtbaren Organe, wo die Toxine oder Stoffwechselschlacken entweder z. B. durch die Leber abgebaut oder im Gewebe oder den Organen abgelagert werden. Bei guter Ausscheidungsfunktion der Haut ist die endgültige Eliminierung über die Haut (sichtbar im Hautring, der peripheren Begrenzung der Iris) möglich.
Mit Einschränkungen ist auch die Farbe der Iris als konstitutionelles Merkmal zu verwerten. Patienten mit blauer Iris und meist blonden Haaren haben eine vermehrte Neigung zu Erkrankungen des lymphatischen Systems, der Atmungsorgane, zu allergischen Reaktionen und zu Rheuma. Sie haben eine empfindliche Haut, oft ein schwaches Bindegewebe, empfindliche Schleimhäute und häufig ein empfindliches Nervensystem. Das sanguinische und phlegmatische Temperament ist vorherrschend, während das cholerische und melancholische Temperament in der Regel mehr bei den Braunäugigen und Dunkelhaarigen beobachtet wird. Auffallend ist bei letzteren die vermehrte Neigung zu Erkrankungen von Leber und Galle, zu Arthrosis deformans, endokrinen Störun-

gen, Fettsucht und Diabetes. Unter Beachtung der beschriebenen Konstitutionsmerkmale sollten bei den Braunäugigen mehr die blutverdünnenden, ausscheidenden, stoffwechselaktivierenden Behandlungsmethoden zur Anwendung kommen, während bei den Helläugigen vorwiegend antilymphatische, roborierende und tonisierende Maßnahmen angezeigt sind.

Die dyspeptische Konstitution

Als dyspeptische Konstitution bezeichnet man die konstitutionelle Schwäche der Verdauungsorgane. Der Dyspeptiker leidet ständig an einem „schwachen" Magen, verbunden entweder mit zuviel oder zu wenig Magensäure, mehr oder weniger unberechenbaren Magenschmerzen, Blähungen, Magen- oder Zwölffingerdarmgeschwüren, einer Dysbakterie des Darmes usw.

Bekannt ist die verdrießliche, hypochondrische Verstimmung des Dyspeptikers. Verständlich wird die zentrale Bedeutung der Verdauungsorgane für den allgemeinen Gesundheitszustand, wenn man bedenkt, daß der Magen-Darmkanal als der Hauptkampfplatz zu betrachten ist, auf dem der Organismus sich nicht zuletzt auch über die zugeführte Nahrung mit seiner mehr oder weniger krankhaft veränderten Umwelt auseinandersetzen muß. Ein entscheidender Faktor bei der Abwehr von eingedrungenen schädlichen Keimen, Toxinen und sonstigen Schadstoffen ist der Zustand der physiologischen Bakterienflora im menschlichen Darm. Hier liegt häufig die Ursache für die Entstehung schwerwiegender Gesundheitsstörungen. „Der Tod sitzt im Darm" lautet ein bekannter Ausspruch.

Abhängig von der vegetativ-nervösen Regulation, vom Säure-Basen-Haushalt und anderen konstitutionsbestimmenden Faktoren macht sich eine Überfunktion mit vermehrter Sekretion der Verdauungssäfte, vermehrter Säureproduktion des Magens, erhöhter Entzündungsbereitschaft usw. durch eine hellere Färbung der Irisfasern in der Magen-Darm-Region bemerkbar. Besonders häufig wird diese Reaktionsweise bei dem oben beschriebenen Sympathikotoniker mit der Neigung zur Azidose beobachtet, während der Vagotoniker, mit der Tendenz zu Alkalose, vorwiegend unter einer verminderten Tätigkeit der Verdauungsorgane und unter der chronisch-degenerativen Form der Achylie, das heißt einem Mangel an Verdauungssäften, insbesondere auch des Magens, leidet. Hierbei weist die Irisfaser eine dunklere Färbung bzw. in der blauen Iris oft eine auffallende Graufärbung auf.

Die lymphatische Konstitution ist gekennzeichnet durch die Neigung zu Entzündung, Vergrößerung oder Überfunktion der lymphatischen Organe, wie der Lymphknoten, der Lymphgefäße, des Blinddarms, insbesondere der Gaumen- und Rachenmandeln, des Thymus und der Milz. Im Verein mit einer lymphatischen Konstitution wird häufig auch eine Überfunktion und Vergrößerung der Schilddrüse beobachtet. Wem klar geworden ist, welche entscheidende Rolle das Lymphsystem bei immunologischen Abwehrvorgängen spielt, vermag zu erkennen, daß das Erscheinungsbild der lymphatischen Konstitution Ausdruck einer auf das Höchste geforderten körpereigenen Abwehr sein muß. Nicht zuletzt geht dies auch aus der Zunahme der Zahl der weißen Blutkörperchen und weiterer bei der körpereigenen Abwehr vermehrt in Erscheinung tretender Abwehrzellen und Antikörper hervor.

Fast immer ist die lymphatische Konstitution mit einer Dysbakterie des Darmes vergesellschaftet. Die aus einer Fäulnis- oder Gärungsflora aus dem Darm in das Lymphsystem resorbierten Toxine, Bakterien, Viren und sonstigen Keime sind eine ständige Herausforderung der lymphatischen Abwehr mit allen bei der lymphatischen Konstitution beschriebenen Erscheinungsformen. Als Zeichen der konstitutionsbedingten Abwehrschwäche des lymphatischen Systems sind diese Merkmale typisch und vermitteln ein persistierendes chronisches Krankheitsbild.

Als exudative Diathese bezeichnet man den Versuch des Organismus, die Toxine und das Fremdeiweiß der abgetöteten Bakterien, Viren usw. über die Haut oder Schleimhäute auszuscheiden. Die Neigung des Lymphatikers zu Schleimhautkatarrhen der Nase, des Rachens, der Nebenhöhlen, der Bronchien, des Magendarmtraktes, der Unterleibsorgane, der Blase und seine Infektanfälligkeit findet so seine Erklärung, ebenso wie die Neigung zu akuten und chronisch eitrigen Prozessen der Rachenmandeln, des Blinddarms, der Nebenhöhlen, des Mittelohres, zu eitrigen Geschwüren, Furunkeln, Abszessen usw.

Typisch für die lymphatische Konstitution ist die hellblaue bis blaugraue Grundtönung der Iris, wobei der helle Ring der Iriskrause die eigentliche Lymphregion darstellt. Die Irisfasern sind leicht geschlängelt (wie frisch gekämmtes, gekräuseltes Haar). Entzündliche Reaktionen sind an einer helleren Färbung der entsprechenden Irisfaser im Entzündungsbereich zu erkennen. Weiße bis weißgraue zirkulär in der Irisperipherie aufgelagerte Flocken zeigen die allergische bzw. hyperergische Neigung des Lymphatikers an zu rheumatischen Erkrankungen im Sinne der sogenannten harnsauren Diathese, wobei nach Deck bei den allergisch-entzündlichen Formen des Lymphatismus auch ein larvierter (versteckter) Tuberkulinismus, d. h. die Schädigung der Erbmasse und der Konstitution durch im Erbgang übertragene Tuberkulosegifte anzunehmen ist.

Für die häufig beim Lymphatiker zu beobachtende Bindegewebsschwäche sind die auffallenden Waben- und Lakunenbildungen infolge des Auseinanderweichens des Irisstromas (Fasergerüst) charakteristisch. Es besteht die Neigung zu Senkungen, Brüchen, Krampfadern, Hämorrhoiden usw.

Wird die lymphatische Abwehr überfordert bzw. überwunden oder besteht eine konstitutionsbedingte Abwehrschwäche des lymphatischen Systems, so kann es durch Einwirkung von pathogenen Keimen, Toxinen, Viren, durch Stoffwechselstörungen usw. zu krankhaften Veränderungen in der Zusammensetzung des Blutes und der Körpersäfte kommen. In der sogenannten Blutregion werden diese Veränderungen irisdiagnostisch sichtbar.

Die dyskratische Konstitution

Im Gegensatz zur Zellularpathologie Virchows, für den die Krankheit die Folge einer Störung der normalen Zellfunktion war und dessen Auffassung auch heute noch weitgehend die Grundlage bildet für die Tendenz zu analytischer und lokaler Detailforschung und spezialisierender Trennung in der wissenschaftlichen Medizin, hatte die alte noch naturverbundene Medizin den Allgemeinbegriff der „Humoralpathologie" geprägt. Für sie war die qualitativ und quantitativ abnorme Zusammensetzung der Säfte und insbesondere des Blutes, die sogenannte „Dyskrasie" oder die „dyskratische Konstitution" die Ursache für die Störung der normalen Zellfunktion. Hängt doch ein gesunder Zellstoffwechsel weitgehend von der Beschaffenheit der mit dem Blut zugeführten Nährlösung ab.

Die verblüffenden Heilerfolge bei der Anwendung natürlicher antidyskratischer Heilmethoden, insbesondere bei Stoffwechselstörungen, bei immunpathologischen Vorgängen, bei Störungen der inneren Sekretion, bei sogenannten allergischen Erkrankungen usw. haben die historischen Erfahrungen über die „Dyskrasie" als Krankheitsursache voll bestätigt. Aus biologischer Sicht sind unter dem Begriff der Dyskrasie alle von der Norm abweichenden Störungen in der Zusammensetzung und im Verhalten des Blutes und der Säfte zu verstehen. Hierzu gehören u. a. die Verschiebungen im Mineralsalz-, Spurenelement- und Vitaminhaushalt, der Enzym- und Fermentmangel, die erhöhten oder verminderten Blutfett- und -eiweißwerte, die Verschiebungen im Säure-Basenhaushalt, die erhöhte oder verminderte Gerinnungstendenz des Blutes, die Neigung zu Stauungen und Entzündungen, die Gicht, die harnsaure Diathese, der Diabetes und andere Stoffwechselstörungen, die verschiedenen Formen der Blutarmut, die Vollblütigkeit (Polyzytaemie), die endokrinen Störungen, die Retentionstoxikosen usw.

Während beim Lymphatiker infolge des chronischen, konstitutionsbedingten Reizzustandes ständig vermehrt weiße Blutkörperchen gebildet werden, gehen Erkrankungen des Blutes im Sinne einer Dyskrasie oft mit einem Mangel an weißen Blutkörperchen einher, als Ausdruck einer mangelhaften Reaktionsbereitschaft.

Am häufigsten zeigt die graubraune bis dunkelbraune Iris die typischen Zeichen der dyskratischen Konstitution, wobei häufig mehr oder weniger starke dunkle punkt- bis fleckförmige Auflagerungen oder Pigmente den Grad der Dyskrasie erkennen lassen. Bei der Mischkonstitution mit Resten einer ehemals blaugrauen Iris läßt der Übergang zu Grün und Braun auf eine zunehmende Degeneration schließen, namentlich dann, wenn auf der Iris sich ein Depot von „Schmutzauflagerungen" bildet, wie diesen Vorgang so urwüchsig-laienhaft, aber treffend Felke schon vor 70—80 Jahren bezeichnete.

In seinem Buch „Augendiagnostik" beschreibt Alfred Maubach die dyskratische Konstitution folgendermaßen:

„So wie der vorhin beschriebene Vorgang der häßlichen Kolorierung zum und auf den Grundton beim Blauäugigen kommt, geht die dement-

sprechende, eine fortschreitende Degeneration des Organismus verratende Verfärbung bei der rassenbraunen Iris ins schwärzlich-gelbliche, grünlich-rötliche. Ich bezeichne der notwendigen Einfachheit halber diese Konstitutionsveränderung als die praecanceröse; es handelt sich dabei um das dunkle Bild, welches einem in der Pfanne mit Öl gebackenen Kartoffelpuffer aus roh geriebenen Kartoffeln außerordentlich ähnelt, vom Ciliarrand her den blauen Grundton noch mühsam erkenntlich haltend, deutlich zu Grün übergehend und die Iriszone des Verdauungsapparates satt dick aufgelegt braun bis zum dunkelsten Braun färbend.
Bei besonders schwerer familiärer Degeneration in Richtung Krebs bei einer Reihe von Vorfahren sieht man diese farblichen Veränderungen schon bei den Kindern im Alter von 5 bis 6 Jahren."

Vom Kreislauf der lebendigen Substanz

Die „bösen“ Bakterien, Viren und Krankheitserreger

H. P. Rusch gebührt das historische Verdienst, auf „Das Gesetz von der Erhaltung und den Kreislauf lebendiger Substanzen“ hingewiesen zu haben, an dessen Funktion die physiologischen Bakterien einen wesentlichen Anteil haben. Unter lebendigen Substanzen versteht Rusch kleinste Einheiten, in denen das Phänomen „Leben“ bereits enthalten ist. Sie bilden die Bausteine für die höheren Organismen, in die diese im Tode wieder zerfallen, ein Beweis für die Unsterblichkeit des Lebendigen und dafür, daß Leben nur durch Leben, d. h. durch Zufuhr einer lebendigen Nahrung erhalten werden kann.

Genauso wie ein gesundes Bodenleben und eine gesunde Bakterienflora Voraussetzung sind für die Fruchtbarkeit und die Gesundheit der Erde und der darauf wachsenden Pflanzen, so ist auch die davon abhängige Bakterienflora im menschlichen und tierischen Organismus maßgebliches Kriterium für Gesundheit und Wohlbefinden.

Die in unvorstellbaren Mengen auf den Schleimhäuten der menschlichen und tierischen Organismen und im Humus eines gesunden Bodens in Symbiose (Lebensgemeinschaft in gegenseitiger Abhängigkeit) lebenden physiologischen Bakterien haben eine Vielzahl lebenswichtiger Aufgaben zu erfüllen. Für den Stoffwechsel sind sie insofern von größter Bedeutung, als sie die Überträger der aus der Nahrung übernommenen lebendigen Substanz sind, von der sie leben und deren Zerfallsprodukte sie in resorbierbarer Form den Wirtsorganismen überlassen. Bis zu einem gewissen Grade vermögen sie Mängel in der Nahrung auszugleichen und fehlende Stoffe wie z. B. Vitamine, Aminosäuren usw. zu bilden. Bei der Funktion der körpereigenen Abwehr spielen sie eine entscheidende Rolle, indem sie körperfremde und somit feindliche Bakterien vernichten.

Verständlicherweise hat sich die wissenschaftliche Medizin nahezu ausschließlich mit den krankheitserregenden Bakterien befaßt, obwohl diese zahlenmäßig im Vergleich zu den Symbionten überhaupt nicht ins Gewicht fallen. Solange ein lebender Organismus über eine intakte physiologische Flora verfügt, ist die Anwesenheit von pathogenen (krankmachenden) Bakterien oder Viren ohne jede Bedeutung.

Insofern ist die sowohl in der Medizin als auch bei Laien verbreitete Meinung, daß Bakterien und Viren Krankheitserreger, d. h. die Ursache der meisten Erkrankungen seien, völlig falsch. Sie sind nicht die Ursache, sondern die Folge der Erkrankung, d. h. erst bei einer bestehenden Abwehrschwäche und Infektionsbereitschaft infolge einer Dysbakterie (Entartung der physiologischen Schleimhautflora), können sie wirksam werden. Nur wenn die Bakterienflora des Organismus nicht mehr eine physiologische ist, treten sowohl Stoffwechsel- wie Abwehrstörungen auf, so daß es dringend geraten erscheint, alles zu unterlassen, was die lebensnotwendige Mikroflora schädigen oder zerstören könnte.

Interessant ist in diesem Zusammenhang, daß die in menschlichen und tierischen Organismen vorkommenden physiologischen Mikroben auch bei Pflanzen und in der Humusschicht der Erde angetroffen werden, wo sie die gleichen Aufgaben zu erfüllen haben. Wie die biologische Forschung gezeigt hat, ernähren sich Pflanzen keineswegs allein aus anorganischem Material, wie die Agrikulturchemie behauptet, sondern benötigen zum Wachsen, zur Erhaltung der Abwehrfähigkeit und der Fruchtbarkeit lebende Materie, die sie dem Humus eines gesunden Bodens entnehmen. Hierbei spielt die Bakterienflora und das Bodenleben eine entscheidende Rolle. Ist die Bakterienflora in der Humusschicht der Erde zerstört oder entartet, so tritt bei den Pflanzen die gleiche Abwehrschwäche, Anfälligkeit und Stoffwechselstörung auf, wie sie entsprechend bei der Dysbakterie im menschlichen und tierischen Organismus beobachtet wird. Entscheidend für die Erhaltung der Gesundheit und des Kreislaufs der lebendigen Substanzen ist also der Zustand der Pflanze, Tier und Mensch ernährenden Humusschicht der Erde. Sie ist die Quelle des Lebendigen, das von dort aus seinen Kreislauf über Pflanze, Tier und Mensch antritt und als humusbildender Dünger wieder zur Erde zurückkehren sollte.

Pflanzen, Tiere und Menschen sind gesund, solange sie sich im Kreislauf des Lebendigen und damit unter der Obhut der im Humus, in der Pflanze, im Tier und im Menschen symbiontisch lebenden Mikroben befinden. Gesundheit erhalten und Krankheit verhüten heißt also grundsätzlich alles tun, was den Kreislauf lebendiger Substanzen fördert und alles unterlassen, was diesen Kreislauf gefährden oder womöglich unterbrechen könnte. Nur so kann es gelingen, den Menschen aus seiner tödlichen Isolierung von einer lebendigen Umwelt zu befreien, in die ihn das analytische Denken, der technische Fortschritt und das ungesunde Gewinnstreben der modernen Zivilisation hineingeführt haben.

So wie man die Kulturpflanzen der modernen chemisch orientierten Landwirtschaft durch die Zufuhr von chemischem Dünger und die chemische Schädlingsbekämpfung von ihrer lebendigen Umwelt isoliert und damit vom Kreislauf der lebendigen Substanzen ausgeschlossen hat, so erfährt auch der Mensch durch die toten von der Industrie angebotenen Nahrungsmittel und die chemisch orientierten Präparate zur Unterdrückung von Krankheitssymptomen das gleiche Schicksal.

Wem klargeworden ist, in welchem Umfange die Erhaltung des Lebens auf dieser Erde von der Erhaltung des Kreislaufs lebendiger Substanzen abhängig ist, muß mit Erschrecken feststellen, daß weder von den Wissenschaftlern der chemisch orientierten Medizin, noch von den Wissenschaftlern der Agrikulturchemie und davon abhängig schon gar nicht von der breiten Masse die über Tod und Leben entscheidenden Zusammenhänge gesehen werden. Unter völliger Verkennung des Wertes organischer Abfallstoffe werden diese in einem Umfang vergeudet, vernichtet, vergraben, verbrannt oder Flüsse, Seen und das Meer damit verseucht, daß man dieses Verhalten nur als unverantwortlich und lebensbedrohlich bezeichnen kann.

Das chemisch-technische Zeitalter mit seinem Streben nach Massenerzeugung auf anorganischem Wege hat nicht nur die Qualität der Pflanzen und der Nahrung vernichtet, sondern auch die der Landschaft, des Humus im Boden, des Waldes, der Hecken, des Wassers, der Seen und der Flüsse. Die praktische Erfahrung zeigt, daß der für Pflanze und Mensch lebensnotwendige Humus nur mit Hilfe des lebendigen Materials zerfallender Abfallstoffe pflanzlicher und tierischer Herkunft aufgebaut und erhalten werden kann. Zur Regeneration der Humusstruktur des Bodens ist die Rückführung aller organischen Abfallstoffe, einschließlich der der Städte in den Kreislauf der lebenden Substanzen unabdingbar.

„Wir werden es uns in Zukunft nicht mehr leisten können" — schreibt Rusch — „diese spezifische lebende Substanz zu vernichten, um so weniger, je mehr die Menschheit wächst. Die dazu geeigneten Methoden sind entwickelt. Man kann sowohl die Abwässer wie den sogenannten Müll oder Kehricht sehr gut in Komposte verwandeln. Die in der Zivilisation vernachlässigten Gesetze des Lebendigen müssen in Zukunft oberste Richtschnur unseres Handelns sein. Möge man das in den Stadtverwaltungen und Regierungen erkennen und dafür sorgen, daß die Landwirtschaft die humusfähigen Stoffe bekommt, die sie haben muß, um ihre Äcker wieder gesund zu machen."

„Die nach der Methode von Rusch gezogenen Pflanzen sind ganz einfach gesund", berichtet Mommsen. „Sie benötigen nicht das, was man ‚Pflanzenschutz' nennt, der mit den verschiedensten Giften durchgeführt wird. Dieser sogenannte Pflanzenschutz ist absolut lebensfeindlich, da die Schädlinge daran gehindert werden, ihre biologische Aufgabe, nämlich das Kranke und Ungesunde zu vernichten, zu erfüllen. Diese Kulturpflanzen schützen sich aus eigener Kraft und leben in dem von der Natur gegebenen Gleichgewicht mit der Fähigkeit, sich selbst gegen Schädlinge zu verteidigen. Wie man in dem Buch von Rusch nachlesen kann, wird mit dieser Methode nicht nur ein besseres und haltbareres Nahrungsgut erzeugt; die Erträge werden nach einer gewissen Zeit der Umstellung auch höher, und die Erzeugung ist außerdem billig. Die Behauptung, nur mit künstlicher Stickstoffdüngung sei die zunehmende Menge an Menschen zu ernähren, ist eine faustdicke Lüge. Das Gegenteil ist richtig."

Die chemische Keule auch in der Landwirtschaft

Wie Bodenproben ergeben haben, wird das natürliche Bodenleben durch die von der Agrikulturchemie entwickelten Methoden der künstlichen Düngung und der Schädlingsbekämpfung weitgehend zerstört. Was übrigbleibt, ist ein kranker Boden, auf dem gesunde Pflanzen nicht mehr gedeihen können. Sie werden unfruchtbar, krankheitsanfällig und sind nicht mehr in der Lage, sich gegen Schädlinge zur Wehr zu setzen. Von diesen kranken Pflanzen leben Tier und Mensch. Ist es da ein Wunder, wenn diese ebenfalls eine gestörte Bakterienflora, eine sogenannte Dysbakterie aufweisen, auch unfruchtbar und krankheitsanfällig werden, die gleichen Degenerationserscheinungen zeigen wie die Pflanzen und nicht mehr in der Lage sind, Krankheitserreger erfolgreich abzuwehren?

Was hat die moderne Landwirtschaft aus einem ehemals lebendigen Boden, aus der in historischer Vergangenheit dem Menschen heiligen „Mutter Erde“ gemacht? Nach Ansicht der Agrikulturchemie ist der Boden nur ein totes Substrat, das lediglich dazu dient, daß die Pflanze darin aufrecht stehen kann. Zur Umwelt und zum Kreislauf lebendiger Substanzen bestehen keine Beziehungen mehr. Humus und Bodenleben fielen der chemischen Düngung und den Pflanzenschutzgiften zum Opfer. Ebenso wie ein hoher Prozensatz der menschlichen Lebensmittel, kommt auch die pflanzliche Nahrung aus der Fabrik und nicht mehr aus dem Kreislauf organischen Materials.

Die chemisch-technische Landwirtschaft hat eine Pflanze geschaffen, die ohne wesentliche Beziehungen zur Umwelt aufwächst, sich ihrer natürlichen Feinde nicht mehr erwehrt und ihre Fortpflanzungsaufgaben nicht mehr zu erfüllen vermag. Man kann die in der Landwirtschaft und im Gartenbau übliche künstliche Ernährung der Kulturpflanzen als „Hydrokultur auf dem Acker“ bezeichnen, wobei unter Hydrokultur die Ernährung von Pflanzen auf Kies oder sonstigem toten Material mit einem künstlich zusammengestellten Gemisch wasserlöslicher Salze zu verstehen ist. Würde man einem modernen landwirtschaftlichen Betrieb keine künstlichen Pflanzennährsalze, kein neues Saatgut und keine Pflanzenschutzgifte zur Verfügung stellen, so bliebe nach kurzer Zeit nur eine unfruchtbare Wüste zurück, auf der Leben nicht mehr möglich wäre.

Als eine hervorragende Möglichkeit zur Wiederfruchtbarmachung unfruchtbarer Gebiete und zur Hebung des Grundwasserspiegels bietet sich eine von Douglas und de Hart empfohlene, nach ökologischen Grundsätzen ausgerichtete Forstwirtschaft an, mit Hilfe von Baumkulturen, die ganzjährig Früchte tragen, nur einmal gepflanzt werden müssen und nur geringer Wartung bedürfen. Diese Form der Landwirtschaft ist eine folgerichtige Weiterentwicklung bereits bekannter forstwirtschaftlicher Methoden und die Wiedergeburt eines ökologischen Systems, das auf der Verwendung von Bäumen und Büschen verschiedener Art und Höhe beruht und das sich wegen der Möglichkeit, u. a. ganzjährig Früchte zu ernten, besonders bewährt hat. Zu ihnen gehören viele Arten von Bäumen, die entweder Samen, Nüsse, Hülsenfrüchte oder andere äußerst nahrhafte und für eine biologisch vollwertige Ernährung benötigte Früchte tragen.

Im Hinblick auf die immer bedrohlicher werdende Welternährungskrise ist es eine erstaunliche Tatsache, daß es Hunderte von ernährungsphysiologisch außerordentlich wertvolle Pflanzen gibt, die weitgehend unbekannt sind und nicht verwendet werden, nicht einmal in den Ländern, wo sie von Natur aus zu Hause sind. Wenn man diese vernachlässigten und bisher unbekannten Pflanzen, von denen viele viel härter und krankheitsresistenter sind als unsere üblicherweise angebauten Sorten, verwenden würde und zusätzlich ökologische und symbiotische Systeme biologisch intensiver Kultivierung anwenden würde, wäre unsere Erde wieder in der Lage, alle Menschen ausreichend mit biologisch gesunder Nahrung, Brennstoffen, Material für Hausbau und Kleidung usw. zu versorgen und sogar eine zahlenmäßig viel größere Weltbevölkerung als sie im Augenblick vorhanden ist.

Falls eine ökologische Forstwirtschaft mit Bäumen, die ganzjährig Früchte tragen, weltweit betrieben würde und die Bevölkerung dadurch mit einer Unmenge von Früchten, Nüssen und Produkten, die in unmittelbarer Nachbarschaft ihrer Häuser wachsen, versorgt würde, würde der Gesundheitszustand, die Vitalität und der allgemeine Wohlstand unvorstellbar anwachsen.

Die zivilisierte Menschheit hat die Erdoberfläche zertreten und eine Wüste in ihren Fußstapfen hinterlassen. Aber immer wieder bieten die Kräfte der Natur unglaubliche Möglichkeiten. Man muß nur lernen, diese Möglichkeiten zu entdecken und anzuwenden. Für die intensive landwirtschaftliche Nutzung von Bergen, steilen Hängen, felsigen Gebieten, Wüsten und Regionen, wo es sehr wenig regnet, bietet der früchtetragende Baum die Lösung aller Probleme. Während in bergigen, felsigen oder trockenen Regionen die üblichen Methoden der Landwirtschaft völlig versagen, hat sich die Kultivierung mit früchtetragenden Bäumen hervorragend bewährt. Von der Erdoberfläche werden im Augenblick nur 8 bis 10 Prozent für die Erzeugung von Nahrungsmitteln genutzt. Durch Forstwirtschaft mit früchtetragenden Bäumen könnten mindestens 3/4 der Erde alle menschlichen Bedürfnisse befriedigen, nicht nur mit Nahrung, sondern auch mit Kleidung, Brennstoffen, Baumaterial und anderen lebensnotwendigen Gütern. Bäume können Erosionen verhüten und wieder beheben. Sie kontrollieren sowohl die Bewegung des Wassers im Boden als auch den Grundwasserspiegel und vermögen die verseuchte Umwelt wieder zu reinigen und sie vor Verschmutzung zu bewahren.
Im Augenblick ist die Landwirtschaft in den meisten Gebieten der Erde fast ausschließlich ausgerichtet auf den Anbau von Getreide und auf Viehzucht mit Hilfe der üblichen Methoden. Getreide sowohl als auch Hülsenfrüchte, die die ständig genossene Nahrung der meisten Völker darstellen, bedürfen ganzjährig ständiger Pflege und Bewirtschaftung, die außerordentlich kostenaufwendig ist hinsichtlich der aufzuwendenden Arbeitsstunden oder des erforderlichen Maschinenparks.
Außerdem benötigen sie große Mengen von Wasser, chemischen Düngemitteln und sind extrem anfällig hinsichtlich der Launen des Wetters. Fehlernten infolge von Trockenheit, Überschwemmungen oder Sturm können zu Katastrophen oder sogar zu großer Hungersnot in den betroffenen Gebieten führen. Deshalb interessieren sich weitsichtige Landwirte in vielen Ländern mehr und mehr für die zahllosen Vorteile von Baumkulturen. Bäume bieten die Möglichkeit weit höherer Ernteerträge pro Hektar. Während mit Hilfe von Viehzucht in gemäßigtem Klima im Durchschnitt 200 kg Fleisch pro Hektar erzeugt werden können und Getreideanbau im Durchschnitt 1 1/2 Tonnen pro Hektar er-

warten läßt, bringen z. B. Apfelbäume einen Ertrag von mindestens 7 Tonnen pro Hektar. Bäume, die Hülsenfrüchte tragen, können die Menschheit mit 15 bis 20 Tonnen Nahrung pro Hektar versorgen, die dem Getreide mindestens gleichwertig ist.

Falls mehrere Ernten möglich sind, können entsprechend höhere Erträge erwartet werden. Außerdem ist der Nährwert der von den Bäumen geernteten Früchte, Nüsse, Samen und Hülsenfrüchte von höchster biologischer Qualität und Wertigkeit.

Auch für die umliegenden Kulturen ist das Wasser, das von den Baumwurzeln aus den tiefsten Tiefen der Erde (oft mehrere hundert Meter) heraufbefördert wird, von größtem Nutzen. Selbst in ausgesprochenen Trockengebieten sind Anpflanzungen von Bäumen in der Lage, den Grundwasserspiegel über weite Gebiete wesentlich anzuheben und so Möglichkeiten zu eröffnen, den üblichen Ackerbau und die Landwirtschaft noch in Gebieten zu betreiben, wo es normalerweise völlig unmöglich wäre. Das Wasser, das von den Bäumen der Erde entnommen wird, wird in die Atmosphäre verdunstet und kommt als Regen wieder zurück. Baumplantagen sind in der Lage, Regenwolken anzuziehen, die dann ihr Wasser in diesem Gebiet abgeben, so daß ausgedehnte Baumpflanzungen einen wesentlichen Beitrag zur Erhöhung der jährlichen Regenmenge in Trockengebieten leisten können.

Bei Anwendung dieser neuen Methoden für die Urbarmachung von Land kann der Drang zu den Großstädten und die Landflucht aufgehalten und der so dringend notwendige Wiederaufbau einer natürlichen Land- und Forstwirtschaft vorangetrieben werden, damit die wachsende Erdbevölkerung jederzeit ausreichend mit biologisch vollwertiger Nahrung versorgt werden kann.

Durch das Studium einer nach ökologischen Grundsätzen ausgerichteten Land- und Forstwirtschaft mit perennierenden (überwinternden) Baumkulturen wird für die Bevölkerung eines Landes die Möglichkeit geschaffen, aus der Not und drangvollen Enge der Großstädte zurückzukehren auf das Land und in die Schönheit der freien Natur, um teilzunehmen an der Erfüllung einer schöpferischen Aufgabe im Rahmen einer sinnvollen Land- und Forstwirtschaft, die Millionen von arbeitslosen und entwurzelten Menschen und Familien eine lohnende, gewinnbringende, gesunde und innerlich befriedigende Beschäftigung bietet. So

kann sich wieder aus einer zur Nahrungsmittelfabrik degenerierten Landwirtschaft ein gesundes, urwüchsiges Bauerntum entwickeln, das die Grundlage für die wahre Kultur eines jeden Landes bildet.
„Wir werden die Zivilisation und nicht zuletzt die Produktion unserer pflanzlichen Nahrung nach den Gesetzen des Lebendigen ausrichten müssen, oder wir werden unweigerlich an unseren eigenen Künsten zugrunde gehen" — so Rusch in seinen Vorlesungen über die „Naturwissenschaft von morgen".
Dadurch, daß die Kulturpflanzen in der modernen Landwirtschaft den Schutz durch eine physiologische Bakterienflora des Bodens verloren haben und sich ihrer natürlichen Feinde nicht mehr erwehren, können sie nur noch durch mehr oder weniger giftige Pflanzenschutzmittel vor der Ausrottung durch die Natur gerettet werden. Wie die überfüllten Wartezimmer der Ärzte, die überbelegten Krankenhäuser und der hohe Krankenstand in den Betrieben zeigen, ist auch in der menschlichen Gesellschaft eine zunehmende Krankheitsbereitschaft, Degeneration und Abwehrschwäche zu beobachten, die die ständige Anwendung von, den Pflanzenschutzgiften entsprechenden, mehr oder weniger schädlichen Arzneimitteln und den Einsatz von gegen das Leben gerichteten bakterientötenden Wirkstoffen (Antibiotika) erforderlich macht. Die Verletzung der Gesetze des Lebendigen in der Landwirtschaft, die die üblichen Pflanzenschutzmaßnahmen nötig macht, verlangt die gleichen Maßnahmen auch in menschlichen Bereichen.
Ausgerechnet jene physiologischen Bakterienbesiedlungen des Bodens und des menschlichen Organismus, die diese wie ein gesunder Schutzwall vor allen von außen und innen kommenden Angriffen bewahren könnte, werden ständig durch eine Vielzahl bakterientötender Maßnahmen zerstört oder auf das schwerste geschädigt. So ist eine der Hauptursachen für die Dysbakterie die weitverbreitete Furcht vor den angeblich so „gefährlichen" Bakterien und das Bestreben, den menschlichen Organismus soweit wie möglich vor ihnen zu schützen. Sie hat dazu geführt, bakterizide (bakterientötende) Wirkstoffe aller Art in Nahrungsmitteln, Arzneistoffen, Zahnpasten, kosmetischen Produkten, Geschirrspülmitteln, Baumaterialien, Farbanstrichen, Holzkonservierungsmitteln, Bohnerwachs, Damenbinden, Klosettpapier und vielen anderen Dingen zu inkorporieren.

Die Zahl der bakterienfeindlichen Wirkstoffe in und aus unserer Umwelt ist kaum mehr zu überblicken. Dabei zeigt die Erfahrung, daß mit der steigenden Verwendung antiseptischer und antibiotischer Wirkstoffe die Anfälligkeit für Infekte und die Gefahr für eine bleibende Schädigung der Darmflora im Sinne einer chronischen Dysbakterie nicht ab-, sondern zunimmt.

In der freien Natur gibt es weder Schädlinge noch gefährliche Krankheitserreger. Diese haben in der Natur die biologisch wichtige Aufgabe zu erfüllen, das, was sich nicht mehr im Kreislauf des Lebendigen befindet, auszurotten und die verbliebene lebendige Substanz einer neuen, biologisch sinnvollen Verwendung zuzuführen.

Anstatt pflanzliche und höhere Organismen mit einem Schutzwall lebensfeindlicher Maßnahmen zu umgeben, wäre es sinnvoller, die Abwehr-, die Fortpflanzungs- und Regenerationsfähigkeit mit Hilfe der täglichen aktiven Auseinandersetzung mit der lebendigen Umwelt zu üben und zu kräftigen. In der Aufnahme und Verarbeitung der täglichen Nahrung kommt der Einfluß der lebenden Umwelt auf den menschlichen Organismus am stärksten zur Wirkung. Hier werden die Weichen gestellt für Gesundheit oder Krankheit.

Fehlernährung der größte Feind der Gesundheit

Nachdem Stoffwechselstörungen als die häufigste Ursache von Veränderungen des Blutes und der Säfte im Sinne der Humoralpathologie anzuschuldigen sind, ist die stoffwechselverbessernde, das Blut und die Lymphe reinigende antidyskratische Therapie der medizin-geschichtlichen Vergangenheit auch heute noch das Mittel der Wahl. Bei der Entstehung von Stoffwechselstörungen spielt die Qualität, die Quantität und die Zusammensetzung der zugeführten Nahrung erfahrungsgemäß eine entscheidende Rolle. Auch hier sollte zwischen einer den Stoffwechsel, die Verbrennung und die Ausscheidung anregenden Kostform für den Vagotoniker und einer den erhöhten Stoffwechsel des Sympathikotonikers normalisierenden Ernährung unterschieden werden, entsprechend dem Prinzip von Yin und Yang in der makrobiotischen Ernährungslehre der asiatischen Völker.

Stoffwechselaktivierend sind alle Nahrungsmittel, die leicht verbrennbar und gegenüber ihrem Naturzustand nicht durch industrielle Verarbeitung oder durch Kochen, Braten, Konservieren usw. verändert wurden. Dazu gehören Rohgemüse und Salate, Früchte, Nüsse, Samen und Getreide in der extremen Form der sogenannten Rohkost, während die übliche gemischte Kost, die vorwiegend aus gekochten, gebratenen und gebackenen Speisen besteht, den Stoffwechsel verlangsamt und durch die verbleibenden unverbrennbaren Rückstände belastet (frisches Holz facht das Feuer an, Asche bringt die Flamme zum Erlöschen).

Die Entscheidung darüber, welche Kostform der Konstitution des Kranken und seiner Reaktionsweise entspricht, ist eine für den Arzt und Behandler wichtige, aber sicher nicht immer leichte Aufgabe. Sie wird erheblich erschwert durch die Tatsache, daß kaum irgendwo so verschiedene und gegensätzliche Meinungen und Ansichten vertreten werden, als auf dem Sektor der Ernährungslehre. Einer der Gründe dafür mag sein, daß auch die Ernährungswissenschaft in den Sog der analytischen Forschung und unter den Einfluß einer macht- und profithungrigen Industrie geraten ist, die mit allen Mitteln der Propaganda versucht, dem Konsumenten klarzumachen, daß die von ihr fabrizierten

Nahrungsmittel besser und gesünder seien als das ursprüngliche Naturprodukt.
„Im Rahmen des von der Analyse bestimmten Ernährungsdenkens ist es möglich, durch Setzen falscher Akzente die Wahrheit, die immer einfach ist, zu verschleiern, um weiter Geschäfte zu machen", schreibt Mommsen in einer Arbeit „Über die Notwendigkeit einer Erweiterung unserer gültigen Ernährungslehre".

Der Versuch, durch die Anwendung des wissenschaftlichen Denkens und der analytischen Forschung die Ursache und Funktion lebendiger Vorgänge und die Wirkung einer lebendigen Nahrung zu ergründen, war erwartungsgemäß zum Scheitern verurteilt, da das Leben eben nicht ein materieller Vorgang ist, sondern in den Lebensvorgängen das Walten einer höheren Ordnung zum Ausdruck kommt.

Tote Kalorienlehre als Erfolg der analytischen Forschung

Das Forschungsergebnis war eine tote Kalorienlehre, die auch heute noch die Gemüter bewegt und mit deren Hilfe man glaubt, Gesundheit produzieren und den Wert eines Nahrungsmittels bestimmen zu können. Nachdem später auch noch auf Grund der Ergebnisse analytischer Meßmethoden auf die Bedeutung der Mineralsalze, Vitamine und Spurenelemente hingewiesen werden konnte, meinte man, alle wesentlichen Voraussetzungen für eine vollwertige Ernährung zu kennen, ein Irrtum, der mit einer Unzahl von Krankheiten und Leiden bezahlt wird. Mommsen schreibt dazu in seiner „Ganzheitskritik vom Standpunkt des Pädiaters": „Aus heutiger moderner biologischer Sicht muß man sagen, daß es eine rüpelhafte Erniedrigung des Menschen ist, diesen in der Ernährung mit einer Kalorien-Maschine zu vergleichen, die zwar sehr kompliziert ist, da vielerlei Ergänzungsstoffe zum guten Funktionieren benötigt werden; aber der ganze Ernährungsprozeß soll angeblich doch nur ein physikalisch-chemischer Vorgang sein", vergleichbar etwa mit der Versorgung einer Maschine mit Betriebsstoff.

Wenn man bedenkt, daß sicher weit über neunzig Prozent aller Krankheiten ernährungsbedingte Zivilisationsschäden sind, kann man ermessen, wie entscheidend Heilerfolge in der Krankenbehandlung von einer gesunden Nahrung abhängig sind, und daß die meisten Krankheiten ohne eine Umstellung der Ernährung nicht geheilt werden können. Hierbei kommt es nicht allein auf die Auswahl und Zubereitung der Nahrung an, sondern vor allen Dingen auch auf ihre Herkunft und die Art ihrer Erzeugung, d. h. die Pflege und Gesundheit des Bodens, aus dem die Nahrung stammt.

Unter dem Einfluß einer geschickt lancierten Industriewerbung und irritiert von den zahlreichen, sich zum Teil widersprechenden Ernährungslehren ist es für den Laien praktisch unmöglich, sich ein objektives Bild davon zu machen, wie eine die Gesundheit erhaltende und durch Aktivierung der körpereigenen Abwehr jede Krankheit verhütende Ernährung beschaffen sein sollte. Selbst der Arzt wird während seiner Hochschulausbildung nicht auf Ernährungsberatung in der Praxis oder im Rahmen einer allgemeinen Gesundheitsschulung vorbereitet.

Ernährungswissenschaft an Universitäten nicht gefragt

Schon vor vielen Jahren beklagte sich der Direktor des Ernährungswissenschaftlichen Institutes der Universität Gießen, Professor Cremer, darüber, „daß es in der Bundesrepublik nur einen Lehrstuhl für Ernährungswissenschaften gäbe und daß dieses Fach nicht zu den Pflichtfächern des Medizinstudiums zähle. Der Lehre über die menschliche Ernährung würde an den deutschen Universitäten betrüblicherweise weniger Beachtung geschenkt als der Tierernährung, die an veterinärmedizinischen Fakultäten besser vertreten sei".

Wen wundert es also, wenn von zahlreichen Ärzten eine Beziehung zwischen Krankheit und falscher Ernährung bestritten oder bagatellisiert wird und diesbezügliche Zusammenhänge nicht erkannt werden, von der fehlenden oder äußerst dürftigen Gesundheitserziehung in den Schulen, besonders im Hinblick auf die Ernährung, ganz zu schweigen. So liegt die Aufklärung der Öffentlichkeit in Ernährungsfragen vorwiegend in den Händen der Manager und Werbefachleute der Nahrungsmittelindustrie, der Geschäftsleute, die ihre Ware verkaufen wollen, oder bei den diversen Gesundheitsaposteln, die ihre sich häufig widersprechenden Lehren, Systeme oder womöglich gar Weltanschauungen

oft fanatisch als die allein seligmachenden anpreisen und gegen Andersdenkende verteidigen.
Von der auf sie einhämmernden Werbung und von den zahllosen Veröffentlichungen über „gesunde Ernährung" verwirrt, resigniert die Öffentlichkeit zumeist, und mancher gute Vorsatz zur Kostumstellung wird mangels objektiver Informationsmöglichkeiten nicht realisiert. Die Folgen sind die weitverbreiteten katastrophalen Ernährungsgewohnheiten, die Ursache sind für eine Unzahl von schmerzhaften Krankheiten und qualvollen Leiden mit oft tödlichem Ausgang. Wenn man dank besserer hygienischer Verhältnisse und einer hoch entwickelten Notfallmedizin in der Lage ist, krankes Leben zu verlängern, so sollte dies fortschrittsgläubige Gemüter nicht zu der jubelnden Feststellung veranlassen, daß es der Wissenschaft und dem technischen Fortschritt zu verdanken sei, wenn wir heute länger leben. Es gibt durchaus ernst zu nehmende Zeitgenossen, die im Hinblick auf die Lebensqualität sarkastisch behaupten, daß die Menschen nicht länger leben, sondern länger sterben, ja, daß viele bereits gestorben sind, ohne es zu wissen.
Im Hinblick auf die zwischenmenschlichen Beziehungen sind die von Kollath durchgeführten Versuche mit Ratten recht aufschlußreich: Eine mit einer artgemäßen Vollwertkost gefütterte Gruppe von Ratten lebte friedlich auf verhältnismäßig engem Raum miteinander, während die Tiere einer mit der üblichen Zivilisationskost versorgten Kontrollgruppe bissig und unverträglich wurden.
Eine gesunde Vollwertkost befreit nicht nur von Übergewicht und körperlichen Gebrechen, sie macht auch seelisch ausgeglichener, in bezug auf zwischenmenschliche Beziehungen umgänglicher und weniger aggressiv.
Um die Folgen falscher Ernährungsgewohnheiten zu vermeiden, ist es erforderlich, die Fehler abzustellen und die von den verschiedenen Ernährungsrichtungen und Ernährungsforschern als allgemein gültig anerkannten Grundsätze für eine gesunde Ernährung zu kennen.
Wie oft fälschlich angenommen wird, erfordert eine biologisch vollwertige Kost nicht den Verzicht auf die Genüsse des Lebens, sondern sie ermöglicht es erst, das Leben durch Wohlbefinden und Leistungsfähigkeit wahrhaft zu genießen. Möglicherweise wird die Umstellung von der gewohnten üblichen Mangel- und Kochkost auf eine gesunde Ernährung

im Anfang einige Schwierigkeiten bereiten und Reaktionen auslösen. Für viele, vorwiegend ältere Menschen ist das „gute" Essen zu einer Art Ersatzbefriedigung geworden für unerfüllbare Wünsche, Träume oder Sehnsüchte. Sie fürchten, auf die geliebten Gaumenfreuden verzichten zu müssen, weil sie noch keine Gelegenheit hatten, zu erfahren, daß eine gesunde, vollwertige Kost, richtig zubereitet, wesentlich schmackhafter und abwechslungsreicher ist als die übliche zerstörte, zerkochte und mit Salz, Pfeffer und Zucker mißhandelte Mangelnahrung.

Weitverbreitete, seltsame und laienhafte Vorstellungen von einer gesunden Ernährung

Auf dem Boden der Unerfahrenheit gedeihen die seltsamsten Vorstellungen. Man glaubt, nach der Umstellung auf Vollwertkost wie ein Asket in der Wüste auf alles verzichten zu müssen oder wie die Kuh auf der Wiese bzw. das Kaninchen nur noch Gras oder Grünzeug fressen zu dürfen und sich in der Gesellschaft als Außenseiter lächerlich zu machen usw.

Im übrigen ist man der Meinung, daß der Hausarzt für die Gesundheit zuständig sei, und gegen Krankheiten ist man ja versichert. Wozu also die umständliche Umstellung, die noch dazu die Gefahr in sich birgt, daß man danach womöglich noch selbst für seine Gesundheit verantwortlich ist. Anders ist das mit der Verantwortung für das eigene Auto. Hier würde es niemandem einfallen, ungeeigneten Treibstoff in den Tank zu füllen oder minderwertiges Motorenöl zu verwenden. Die Maschine würde entweder gar nicht erst laufen oder bald stehen bleiben und der Wagen zur Werkstatt abgeschleppt werden müssen. Von der im bildlichen Vergleich hierzu wesentlich komplizierteren und empfindlicheren menschlichen Maschine erwartet man jedoch, daß sie trotz Versorgung mit minderwertigstem Treibstoff ein ganzes Leben lang einwandfrei und ohne Unterbrechungen läuft. Wäre es da vergleichsweise nicht sinnvoll, nur den hochwertigsten Treibstoff zu verwenden und dem mit Hilfe von hochkomplizierten Regulationsvorgängen und Steuermechanismen arbeitenden Organismus die beste Pflege und Wartung angedeihen zu lassen?

Durch eine biologisch vollwertige Kost wird der Organismus in die Lage versetzt, seit Jahren im Körper abgelagerte Stoffwechselrückstände und Giftstoffe aus Nahrungs- und Arzneimitteln usw. zu verbrennen und auszuscheiden. Das kann mit Krisen einhergehen, die die beginnende Heilwirkung anzeigen. Sie sind erwünscht, gehen vorüber und werden nach einiger Zeit von einem bisher nicht gekannten Gefühl des Wohlbefindens, der Leistungsfähigkeit und der Lebensfreude abgelöst. Inzwischen hat man sich auch an den herzhaften und aromareichen Geschmack der unzerstörten Vitalkost gewöhnt und möchte sie nicht mehr missen. Die übliche Kochkost schmeckt nach der Umgewöhnung fade und nichtssagend.

Erstaunlich und geradezu dramatisch sind immer wieder die Heilerfolge, die mit der Umstellung auf eine biologisch vollwertige Nahrung zu erreichen sind, insbesondere wenn diese mit Bewegung in frischer Luft, Sonne und Wasser, mit einer entsprechenden Hautpflege und, falls erforderlich, mit den bewährten Methoden einer umfassenden biologischen Heilbehandlung verbunden ist.

Unheilbar scheinende Krankheiten, die bisher jeder ärztlichen Behandlung getrotzt haben, heilen dann plötzlich aus, und aus seelisch deprimierten Kranken werden wieder gesunde, lebensfrohe Menschen.

Wie in einem Ofen ist auch im menschlichen Organismus die Intensität der Verbrennung und des Stoffwechsels u. a. von der Menge des zugeführten Sauerstoffs und von der Geschwindigkeit der Zufuhr abhängig. Der bei richtiger Atmung und Bewegung in genügender Menge aufgenommene Sauerstoff wird in der Lunge an die roten Blutkörperchen gebunden und zusammen mit den durch die Darmwand ins Blut resorbierten Nahrungsbestandteilen vom Kreislauf an die arbeitende Zelle herangeführt, wo bei Anwesenheit bestimmter, den Sauerstoff übertragender Atmungsfermente, Enzyme, Katalysatoren usw. der Verbrennungsprozeß, die sogenannte innere Atmung stattfindet. Diese für den gesunden Zellstoffwechsel entscheidend wichtige innere Atmung ist also abhängig von einer ausreichenden Sauerstoffzufuhr durch richtige Atmung, von gesunden Blut- und Kreislaufverhältnissen durch ausreichende Bewegung und natürliche Lebensgestaltung, von einem intakten System der Sauerstoffübertragung und von der Anwesenheit leicht verbrennbarer Nahrungsbestandteile aus einer vollwertigen Kost.

In einer biologisch richtig zusammengesetzten und entsprechend zubereiteten Vollwertkost sollten alle für die gesunde Funktion des Organismus erforderlichen vollwertigen Nahrungsbestandteile, wie hochwertiges Eiweiß, vollwertige Fette und Kohlehydrate, Vitamine, Mineralsalze, Spurenelemente, Enzyme, Fermente usw. in optimaler und möglichst naturbelassener Form enthalten sein.

Der Säure-Basen-Haushalt des Organismus

Nur eine richtig ausgewählte Vollwertkost aus einem gesunden Boden vermag den sogenannten „Säure-Basen-Haushalt" des Organismus im Gleichgewicht zu halten. Eine Verschiebung des Säure-Basen-Gleichgewichts in Richtung Säureüberschuß bedingt erhöhte Krankheitsbereitschaft und vermehrte Neigung zu Entzündungen am Ort des geringsten Widerstandes. Je schwerwiegender die Erkrankung, desto höhere Säurewerte ergibt die Bestimmung des sogenannten Aciditätsquotienten (Verhältnis zwischen Säuren und Basen im Organismus) nach F. F. Sander. In erster Linie verursachen eine säureüberschüssige Kost und mangelhafter oxydativer (durch Verbrennung bedingter) Abbau von säurebildenden Stoffwechselrückständen eine Zunahme der Säurewerte im Säure-Basen-Haushalt des Organismus.

Mit der industriellen Manipulation der Lebensmittel wurden diese ihrer lebensnotwendigen Vitalstoffe beraubt und durch Entfernung der basischen Mineralsalze säureüberschüssig gemacht. Allgemein bekannt ist die daraus resultierende Mangelkost in Form von Brötchen mit Marmelade, Kaffee und Kuchen mit Zucker, Weißbrot mit Wurst und Schinken, Fleisch mit Nudeln oder säuernden, weil geschälten Salzkartoffeln, wenn Gemüse, dann ausgelaugt und säureüberschüssig, wenn Salat, dann mit Essig säurebildend gemacht usw.

Durch vermehrte Spaltung von Kochsalz (NaCl) in den Belegzellen der Magenschleimhaut mit Hilfe von Wasser (H_2O) und Kohlensäure (CO_2) in Salzsäure (HCl) einerseits und Natriumbikarbonat (Na H CO_3) andererseits versucht der Organismus, das gestörte Säure-Basen-Gleichgewicht wiederherzustellen und der Leber, der Bauchspeicheldrüse und den übrigen Verdauungsdrüsen das benötigte basenüberschüssige Material ($Na\ H\ CO_3$) für die Bildung ihrer basenhaltigen Sekrete zur Verfügung zu stellen.

Durch Bindung an basische Mineralsalze werden die im Bindegewebe deponierten säureüberschüssigen Ablagerungen harnfähig gemacht und können so ausgeschieden werden. Zusammen mit neurohormonalen Fehlsteuerungen führt der bei gestörtem Säure-Basen-Gleichgewicht durch vermehrte Spaltung von Kochsalz bedingte ständige Salzsäureüberschuß im Magen häufig zu chronischen Entzündungszuständen der Magenschleimhaut und des Zwölffingerdarms bzw. zum Magen- oder Zwölffingerdarmgeschwür. Früher oder später kann dieser chronische Entzündungszustand zu einer irreversiblen Schädigung der Belegzellen (nicht mehr rückgängig zu machenden), der Magenschleimhaut und damit zu einem chronischen Salzsäuremangel oder zu einem völligen Fehlen von Salzsäure im Magen (Achylie) führen. Damit wird auch die weitere Bildung von Natriumbicarbonat mehr oder weniger stark eingeschränkt, und es kommt zur krankhaften Anhäufung von harnpflichtigen säureüberschüssigen Stoffwechselschlacken im Gewebe, mit der Neigung zu rheumatischen Erkrankungen oder zur Bildung von Gallen- und Nierensteinen usw.

Im vegetativen Nervensystem bewirkt die säureüberschüssige Stoffwechsellage eine Erregung des Sympathikus mit vermehrter Neigung zu Verkrampfungen, insbesondere der Hohlorgane, der Blutgefäße und der Gallengänge. Es besteht eine erhöhte Entzündungsbereitschaft und Blutgerinnungstendenz mit Anstieg des Blutcholesterins und erhöhter Blutsenkung. Durch Gasbildung im Darm mit Zwerchfellhochstand, Druck- und Völlegefühl, Blähungen, Aufstoßen, Darmträgheit usw. macht sich die infolge von Alkalimangel (Mangel an basischen Mineralsalzen) gestörte Funktion von Leber, Galle, Bauchspeicheldrüse und der übrigen Verdauungsdrüsen unangenehm bemerkbar. Sichtbar wird der Versuch des Körpers, durch Abbau von Kalk und basischen Mineralsalzen den Basenmangel auszugleichen, in der vermehrten Kalkausscheidung mit einem erhöhten Calciumspiegel des Blutes (Calcaemie), mit Entkalkung des Knochen- und Knorpelgewebes (Bandscheibenschäden, Karies der Zähne, Knochen- und Gelenkerkrankungen, Osteoporose usw.).

Infolge der Übersäuerung des Organismus kommt es zu einer reaktiven Vermehrung des lymphatischen Gewebes als Ausdruck der erhöhten Entzündungsbereitschaft und Aktivierung der körpereigenen Abwehr, oft verbunden mit rascher Ermüdbarkeit, Schlafstörungen, gedrückter Stimmungslage usw. In vielen Fällen versucht der Organismus, säureüberschüssige Stoffwechselprodukte über die Haut auszuscheiden. Hier liegt die Ursache der meisten Hautleiden und wird der Weg zu einer erfolgreichen Heilbehandlung sichtbar.

Eine biologisch vollwertige Nahrung sollte nicht mit einer Diätkost verwechselt werden. Diät ist eine spezielle Form der Ernährung, die auf bestimmte Krankheitssymptome abgestimmt ist, gewisse Einschränkungen verlangt und meist nicht zu heilen vermag. Bei Genuß einer gesunden Vollwertkost wird eine Diät überflüssig, weil eine richtig zusammengestellte Nahrung, die die für den Organismus lebensnotwendigen Bestandteile in unzerstörter Form enthält, alle Krankheitssymptome beseitigt. Bei richtiger Zubereitung (siehe Rezeptanhang!) ist eine Vollwertkost wesentlich schmackhafter, abwechslungsreicher und bekömmlicher als die übliche tote zerkochte Kost aus Großmutters Kochbüchern. Von einer gesunden Kost muß man verlangen, daß sie alles vom Organismus benötigte Bau- und Betriebsmaterial, wie hochwertiges Eiweiß, vollwertige Fette und Kohlehydrate, Vitamine, Mineralsalze, Spurenelemente, Enzyme, Fermente usw. in optimaler und möglichst naturbelassener Form enthält. Sie unterscheidet sich von der üblichen krankmachenden Mangelkost dadurch, daß die ernährungsphysiologisch minderwertigen Nahrungsmittel durch biologisch vollwertige Lebensmittel ersetzt werden.

Die Folgen einseitiger Eiweißmast

So muß von dem allgemein üblichen übermäßigen Genuß von denaturiertem, schwer verdaulichem Eiweiß, meist tierischer Herkunft, deshalb abgeraten werden, weil bei ständigem Genuß die physiologische Bakterienflora des Darmes entartet und durch eine Eiweißfäulnisflora verdrängt wird. Bei der Eiweißfäulnis entstehen im Darm durch ihren fäkalen Geruch auffallende Stoffwechselgifte, wie Skatol, Indol, Phenol, Kresol, Putrescin, Cadaverin usw., die über den Darm resorbiert, die

Ursache für zahlreiche, insbesondere chronische Erkrankungen sind, wie Arthritis, Herz- und Kreislauferkrankungen, Thrombosen, Arteriosklerose, Diabetes, Nieren- und Blasenerkrankungen, Osteoporose, Paradentose, Schizophrenie usw.

Nach den von zahlreichen Ernährungswissenschaftlern gemachten Beobachtungen begünstigt einseitiger Fleischgenuß das vorzeitige Altern und senkt die Lebenserwartung. Infolge der durch übermäßigen Fleischgenuß bedingten Verschiebung des Säure-Basen-Haushaltes in Richtung Säureüberschuß können die Endprodukte des Eiweißstoffwechsels, Harnsäure, Purinkörper usw. nicht ausgeschieden werden, sondern werden im Gewebe abgelagert.

Als schmerzhafte Folgeerscheinungen machen sich Rheuma und Gicht bemerkbar. Unter den cancerogenen (krebserzeugenden) Substanzen sind die Nitrosamine als besonders gefährlich bekannt. In der Hauptsache entstehen sie beim Abbau von tierischem Eiweiß aus dem als Stoffwechselnebenprodukt gebildeten Ammoniak bzw. aus den dem Fleisch zugesetzten nitrithaltigen Konservierungsmitteln.

Durch Behinderung des freien Auslaufes (Stall- und Käfighaltung) und durch kalorienreiches Mastfutter mit Beigaben von Hormonen, Antibiotika, Psychopharmaka usw. kommt es bei der Tiermästung zur Ausbildung von zwar erwünschten, aber krankhaften Fettdepots und zur Retention von giftigen Stoffwechselprodukten, Hormonen, Antibiotika, Psychopharmaka usw.

Wer glaubt, auf Fleisch nicht verzichten zu können, sollte unter allen Umständen Masttierfleisch, insbesondere Schweinefleisch meiden und allenfalls 2- bis 3mal wöchentlich kleine Mengen mageren Fleisches von Kalb, Rind, Schaf, Wild, Geflügel oder Fisch genießen, soweit dieses Fleisch nicht von Masttieren stammt und die Fische in noch nicht verseuchten Gewässern gefangen wurden. Bei der Zubereitung ist darauf zu achten, daß das Fleisch nicht in Fett gebraten (siehe Fette!), sondern im eigenen Saft gegrillt oder in der Alufolie bzw. im Römertopf gegart wird. Infolge ihres Reichtums an Purinen und Harnsäure sind die üblichen Bratensoßen, Fleischbrühen, Bouillonsuppen usw. stark säurebildend und belasten den Fett- und Leberstoffwechsel.

Die allgemein verbreitete Ansicht, daß der Genuß von Fleisch und Wurst für die Erhaltung der Leistungsfähigkeit, insbesondere bei schwerer körperlicher Arbeit, unumgänglich notwendig sei, beruht auf einem fundamentalen Irrtum. Für körperliche und geistige Leistungen wird die Energie vorwiegend durch die Verbrennung von Fett und Kohlehydraten und nicht durch die Verbrennung von Eiweiß gewonnen. Im wesentlichen benötigt der Organismus das Eiweiß aus der Nahrung dazu, verbrauchte Körperzellen zu ersetzen und die Bluteiweißmengen konstant zu halten.

Mit einer Handvoll Reis bestreiten asiatische Schwerarbeiter und Rikscha-Kulis ihren Bedarf an Energie für ihre sagenhaften Tagesleistungen. Auch die Stärke und Leistungsfähigkeit muskelstrotzender Stiere oder Elefanten und die unglaubliche Ausdauer und Kraft unserer ständig kletternden und springenden Verwandten, der Affen, Schimpansen, Gorillas usw., wird nicht aus dem Verzehr von Fleisch bezogen, sondern einer rein pflanzlichen Rohkost entnommen.

Nicht von der Fleischindustrie oder der Milchwirtschaft abhängige oder bezahlte Wissenschaftler und Forscher haben übereinstimmend nachgewiesen, daß im Gegensatz zur bisherigen Meinung viele Proteine pflanzlicher Herkunft dem tierischen Eiweiß hinsichtlich ihrer biologischen Wertigkeit überlegen und nicht unterlegen sind, wie viele Fleischanbeter behaupten. Nüsse, Mandeln, Samen (wie z. B. Sesamsaat, Sonnenblumenkerne, Pinienkerne, Kürbiskerne usw.), Getreide, Hülsenfrüchte (insb. Soyabohnen), Buchweizen, Hirse, Reis und viele Arten von Gemüse und Früchten enthalten vollständiges Eiweiß, das qualitativ dem tierischen Eiweiß überlegen ist, besonders dann, wenn es lebendiges Eiweiß enthält und aus biologisch geführten Anbaugebieten stammt. Diese aufschlußreiche Information ist keineswegs nur eine leere Behauptung, sondern wurde veröffentlicht von der zuverlässigsten und angesehensten Gesellschaft für Ernährungsforschung in der Welt, dem Max-Planck-Institut für Ernährungsforschung in Deutschland.

So wichtig und unentbehrlich das Eiweiß für die tägliche Ernährung ist, so kann es doch schwere gesundheitliche Schäden verursachen, wenn es in denaturierter Form und einseitig als tierisches Eiweiß im Übermaß genossen wird.

Wie ohne Vermehrung der Nahrungserzeugung, sondern allein durch richtige Kombination der verfügbaren pflanzlichen Eiweißträger die gesamte Weltbevölkerung vollwertig und ausreichend mit Eiweiß versorgt werden kann, weist Frédéric Stahl nach in seiner lesenswerten Broschüre „Die Erde hat Eiweiß für alle". Gleichzeitig eröffnet dieses Buch den Familien in den hochzivilisierten Ländern eine Möglichkeit, sich unabhängig vom immer teurer werdenden Fleisch zu machen und ihre vollwertige Eiweißversorgung mit den billigeren und gleichzeitig gesünderen pflanzlichen Eiweißträgern zu sichern. Eine Kombination von Milcheiweiß mit den genannten pflanzlichen Eiweißstoffen und dem Eiweiß der pflanzlichen Rohkost scheint nach den bisherigen Beobachtungen die ideale Eiweißversorgung in der menschlichen Ernährung zu sein, wobei zu beachten ist, daß Lymphatiker auf Milcheiweiß allergisch reagieren können. Schon bei Säuglingen kann sich diese Allergieneigung zeigen in Form des bekannten Milchschorfes, unter dem sie bei Flaschenernährung mit Kuhmilch leiden.
Im allgemeinen werden gesäuerte Milch aus biologischer Milchwirtschaft und die daraus bereiteten Produkte, wie Weißkäse, Kefirmilch und die Joghurtmilch mit dem im Darm heimischen Lactobacillus acidophilus (Acidophilusmilch) deswegen besser vertragen, weil sie gewissermaßen vorverdaut sind und regenerierend auf die physiologische Bakterienflora des Darmes einzuwirken vermögen. Unter Milch aus biologischer Milchwirtschaft ist rohe Milch bester Qualität von gesunden Kühen zu verstehen, die nach biologischen Richtlinien gefüttert und auf nicht chemisch gedüngten oder behandelten Flächen geweidet werden. Die üblicherweise pasteurisierte, sterilisierte, homogenisierte, uperisierte oder anderweitig behandelte Milch enthält soviel Rückstände von Chemikalien, Drogen, Hormonen, Antibiotika, Pestizide, Herbizide, Insektizide, Detergentien usw., daß sie für den menschlichen Genuß nicht empfohlen werden kann.
Die Ursache für die von Wendt beschriebenen „Krankheiten verminderter Kapillarmembranpermeabilität" ist die Eiweißmast, das heißt der übermäßige Genuß von denaturiertem Eiweiß, vorwiegend tierischer Herkunft. Das überschüssige, nicht sogleich verwendbare Eiweiß wird auf der Kapillarmembran abgelagert und führt bei anhaltender Eiweißmast zu einer zunehmenden Verminderung der Durchlässigkeit der Ka-

pillarwand. Kreislauf- und Durchblutungsstörungen, Arteriosklerose, Bluthochdruck, Altersdiabetes, Rheuma, Gicht usw. sind die Folge.

Wenn man bedenkt, daß der Prozeß des Alterns abhängig ist von der Durchblutung der Körpergewebe und Organe, und daß es bei schlechter Durchblutung zu Versorgungsstörungen der Zellen und Gewebe, zu Ablagerungen und degenerativen Veränderungen der Organe kommen muß, kann man ermessen, welche Bedeutung hierbei dem Eiweißstoffwechsel zukommt, hinsichtlich Menge und Qualität des zugeführten Nahrungseiweißes. Nicht zuletzt ist dies die Erklärung dafür, daß Volksstämme, die traditionell eine eiweiß- und fettarme Kost bevorzugen, wie die Bulgaren, die Hunzas, die Bewohner des Kaukasus usw., die höchste Lebenserwartung haben und im Durchschnitt zwischen 90 und 100 Jahre alt werden, während Völker, die als starke Fleischesser bekannt sind, wie die Eskimos, die Grönländer, die Lappländer, die Kirgisen usw., nur eine Lebenserwartung von 30—40 Jahren aufweisen.

In Anbetracht der maßlosen Überbewertung des tierischen Eiweißes und im Hinblick auf die allgemein übliche Eiweißmast durch übertriebenen Fleischgenuß muß immer wieder darauf hingewiesen werden, daß die in aller Welt gemachten Erfahrungen und die neuesten wissenschaftlichen Untersuchungen überzeugend bewiesen haben, daß unsere bisherigen Angaben über die täglich benötigte Eiweißmenge falsch und überholt sind, und daß der tatsächliche tägliche Eiweißbedarf weit unter dem liegt, was bisher für erforderlich gehalten wurde. Unabhängig arbeitende Wissenschaftler, u. a. auch ein von der Welternährungsorganisation (FAO) und der Weltgesundheitsorganisation (WHO) beauftragter internationaler Ausschuß von Ernährungswissenschaftlern, kamen nach Überprüfung der bisherigen Daten weltweit zu dem Ergebnis, daß der tägliche Eiweißbedarf tatsächlich nur bei 25 bis 35 Gramm liegt. Sind lebendige, nicht denaturierte Eiweißbausteine im täglichen Speiseplan vorherrschend, kann der tägliche Bedarf noch darunter liegen.

Wie schon bei der Beschreibung der verschiedenen Konstitutionstypen betont wurde, ist beim Vagotoniker infolge seiner trägen Stoffwechsellage auch die Leistungsbreite seiner Eiweißabbaufunktionen eingeschränkt, so daß er vermehrt und schneller zu den von Wendt beschriebenen Kapillarmembranverdickungen mit den daraus resultierenden Erkrankungen wie Arteriosklerose, Bluthochdruck, Diabetes, Rheuma, Gicht usw. neigt, als der Sympathikotoniker.

Im Vergleich zum Sympathikotoniker sollte der Vagotoniker besonderen Wert auf die Erschließung von pflanzlichen Eiweißquellen legen, die ihm eine lebendige nicht denaturierte und deshalb leichter abbaubare Eiweißnahrung liefern. Im Gegensatz hierzu kann man die erstaunliche Beobachtung machen, daß der Sympathikotoniker dank seines beschleunigten Stoffwechsels verhältnismäßig große und häufig genossene Eiweißmengen mit einem hohen Anteil an tierischem Eiweiß auffallend gut verträgt und offensichtlich auch verdaut, ohne daß es zu den oben beschriebenen Folgeerscheinungen einer Kapillarmembranverdickung kommt oder diese zumindest erst wesentlich später auftritt als beim Vagotoniker.

Fett und üppig, aber trotzdem gesund

Genauso bedeutungsvoll wie für den Eiweißstoffwechsel die Zufuhr von lebendem, nicht denaturiertem Eiweiß vorwiegend pflanzlicher Herkunft ist, so sind auch für den Fettstoffwechsel die lebenden, nicht denaturierten, ungesättigten Fette eminent wichtig, da sie infolge ihrer labilen, leicht veränderlichen biochemischen Struktur außerordentlich reaktionsfähig sind und mit anderen im Organismus wirksamen physiologischen Substanzen oder Bau- und Betriebsstoffen aus der Nahrung, insbesondere dem Eiweiß in der Lage sind, Verbindungen einzugehen. Für die Energiegewinnung, die Aktivierung des Stoffwechsels und der Verbrennungsvorgänge, für die Sauerstoffverwertung und die sogenannte innere Atmung, d. h. die Übertragung des Sauerstoffs auf die atmende Zelle, sind die aus nicht erhitzten Ölfrüchten durch kalte Pressung gewonnenen ungesättigten Fette von größter Bedeutung. Die in ihnen enthaltenen ungesättigten Fettsäuren sind licht- und wärmeempfindlich und sollten, vor Licht und Wärme geschützt, kühl aufbewahrt werden. Durch das leider in der Küche übliche Erhitzen (Braten, Backen, Kochen) der wertvollen ungesättigten Fette werden die ungesättigten Fettsäuren zerstört und ihre positiven Eigenschaften in das Gegenteil verkehrt. Pflanzliche Fette mit ungesättigten Fettsäuren lebendiger Herkunft sind im Gegensatz zu tierischen oder chemisch abgesättigten Fet-

ten leicht verdaulich, regen den Fett- und Leberstoffwechsel an und vermögen gesättigte Fette zu verbrennen und abzubauen.
Minderwertige industriell zubereitete Hartfette, wie sie heute in großem Umfang als Nahrungsfett angeboten und angepriesen werden, können geradezu wie lebensgefährliche Gifte zerstörend auf alle Organ- und Körperfunktionen wirken, die Blutbildung und die roten Blutkörperchen schädigen und sind zusammen mit der Eiweißmast häufig die Ursache für viele chronisch degenerative Erkrankungen, wie Diabetes, Arteriosklerose, Leberzirrhose, Nephrosklerose, Thrombose, Embolie, Herzinfarkt, Krebs usw.
Infolge der Umweltverseuchung sind in vielen gesättigten, insbesondere tierischen Fetten hochgiftige lipoidlösliche Chemikalien, wie z. B. das DDT, Insektizide, Herbizide, Detergentien usw. enthalten. Während die ungesättigten Fette infolge ihrer lebhaften Reaktionsfähigkeit bei Aufbau und Funktion der Atmungsfermente und zusammen mit einer noch lebendigen, atmenden Nahrung beim oxydativen Abbau (Verbrennung) der Fette und der übrigen Nahrungsbestandteile eine die Sauerstoffverwertung und damit die innere Atmung aktivierende Rolle spielen, schädigen die denaturierten Fette und die als Nahrungsfett gehandelten synthetischen Fette die für einen gesunden Stoffwechsel entscheidend wichtige Sauerstoffversorgung und die Atmungsvorgänge auf das schwerste. Bekanntlich ist die als Folgeerscheinung auftretende sogenannte Sauerstoffnot des Organismus die tiefere Ursache für ein Heer von Krankheiten und nicht zuletzt auch für die Erkrankung an Krebs.
Nur durch den vorwiegenden Genuß von gegenüber ihrem Naturzustand nicht bereits chemisch oder mechanisch veränderten, oxydierten oder konservierten Lebensmitteln können die für die Gesunderhaltung so nötigen Verbrennungs- und Stoffwechselvorgänge gefördert werden. So verhindern Konservierungsmittel wie z. B. die der Wurst zum Zwecke der Haltbarmachung zugesetzten Nitrite nicht nur außerhalb des Körpers die Einwirkung von Sauerstoff, sondern verhalten sich im Organismus sauerstoffeindlich, indem sie die Sauerstoffaufnahme, die Verbrennung und den Abbau der Nahrung verhindern oder zumindest sehr erschweren.
Wie weit verbreitet die Störungen im Abbau von Nahrungsmitteln, insbesondere der Nahrungsfette sind, kann an der Unzahl der an Fettsucht

leidenden dickbäuchigen Vertreter beiderlei Geschlechts beobachtet werden, die körperlich und seelisch unter ihren lästigen und häßlichen Bäuchen und Depotfetten leiden und diese völlig unnötig mit sich herumschleppen. Hier hilft weder das bekannte Sprichwort FdH (Friß die Hälfte) noch die modernen und gefährlich einseitigen Schlankheitsdiäten, sondern nur eine radikale Umstellung auf eine vollwertige Kost unter Verwendung der hochungesättigten Fette, die sich als Aktivatoren des Fettstoffwechsels bewährt haben.

Infolge seiner konstitutionsbedingten schlechten Sauerstoffversorgung und Fettverbrennung bei erniedrigtem Grundumsatz neigt der Vagotoniker wesentlich schneller zur Ausbildung von Fettdepots, insbesondere bei falscher Ernährung, als der Sympathikotoniker mit seiner gesteigerten Fettverbrennung und erhöhtem Grundumsatz. Der Volksmund behauptet, daß man den Sympathikotoniker in den Fettnapf setzen könne, und er nähme doch nicht an Gewicht zu, während der Vagotoniker nur ein Glas Wasser trinken oder das fett Gedruckte in der Zeitung lesen müsse, um schon wieder zwei Kilo an Gewicht zuzunehmen. Durch die Entwicklung neuer Untersuchungsmethoden konnte Budwig nachweisen, daß auch die Erkrankung an Krebs u. a. eng mit dem Fettstoffwechsel und der bei Verwendung minderwertiger, hocherhitzter und chemisch veränderter Fette geschädigten und gestörten Zellatmung zusammenhängt.

Nach Ausschaltung der chemisch behandelten künstlichen Nahrungsfette und der als Atemgift auf die innere Atmung wirkenden Konservierungsmittel konnte bei Anwendung der von Johanna Budwig empfohlenen Öl-Eiweißkost (Quark mit Leinöl — siehe Rezeptanhang!) eine schnell einsetzende Besserung des desolaten Blutbildes beobachtet werden. Empfohlen wird die Verwendung von kaltgepreßtem Leinöl, Sonnenblumenöl, Mohnöl, Walnußöl, Sojaöl, Maisöl und die daraus bereiteten nicht gehärteten Pflanzenmargarinen.

Interessant ist in diesem Zusammenhang die Arbeit von Budwig über die kosmischen Kräfte gegen Krebs im Rahmen der Elektronen-Biologie. Sie weist hier darauf hin, daß die elektronenreichen hochungesättigten Fette als „heliophile (die Sonne liebenden) Substanzen“ in der Lage sind, die Sonnenenergie aufzunehmen, im Organismus zu speichern und als „biologische Strahlentherapie“ mit den Elektronen der Sonne für den Kranken nutzbar zu machen.

Süß, aber gefährlich – die isolierten Kohlehydrate

Neben den Fetten sind vor allen Dingen die Kohlehydrate an der Energiegewinnung maßgeblich beteiligt. Entscheidend hängt diese davon ab, ob die Kohlehydrate vollwertig sind und alle Bestandteile enthalten, die für ihre restlose Verbrennung vorhanden sein müssen. Vorsorglich hat die Natur den unter ihrer Obhut gereiften, Kohlehydrate enthaltenden Pflanzen, Samen und Früchten genau die Mengen an Mineralsalzen, Vitaminen, Spurenelementen, Enzymen, Fermenten usw. mitgegeben, die die Kohlehydrate zu ihrem Abbau und zur Ausscheidung der Stoffwechselendprodukte benötigen.

Einer geschäftstüchtigen Industrie blieb es vorbehalten, aus einer lebendigen biologischen Einheit, aus dem Getreide und aus den zuckerhaltigen Pflanzen, Früchten und Wurzeln die für die Erhaltung der Gesundheit und für einen gesunden Stoffwechsel so eminent wichtigen Vitalstoffe restlos zu entfernen, um dann die verbleibenden biologisch höchst minderwertigen Rückstände, wie die durch chemische Zusätze noch konservierte und gebleichte Stärke (das übliche Weißmehl) und den ebenfalls mit maschinellen und chemischen Verfahren gewonnenen Industriezucker mit geschickter Werbung dem ahnungslosen Konsumenten als das begehrenswerte und wohlschmeckende Ergebnis unseres technischen Fortschritts anzubieten.

Wollte man alle geradezu mörderischen gesundheitlichen und sonstigen Folgen beschreiben, die sich aus dem Massenkonsum des Industriezuckers und des Feinmehls ergeben, so würde dies mehrere Bände füllen. Es können deshalb hier nur kurz die wichtigsten Zusammenhänge und Beobachtungen mitgeteilt werden in bezug auf die durch Vitalstoffmangel bedingten Krankheiten, degenerativen Veränderungen und Zivilisationsschäden.

Was der Genuß von Zucker und Feinmehl hinsichtlich der Erhaltung der Gesundheit und Leistungsfähigkeit auf die Dauer so gefährlich macht, ist die Tatsache, daß diesen isolierten Kohlehydraten nicht nur die lebensnotwendigen Mineralsalze, Vitamine, Spurenelemente, Enzyme, Fermente usw. fehlen, sondern daß für ihren Abbau große Mengen der fehlenden Vitalstoffe benötigt werden, die der Organismus seinen Reserven entnehmen muß. Hinzu kommt, daß die übliche Zivilisationskost sowieso arm an Vitalstoffen ist, so daß früher oder später Mangelerscheinungen auftreten müssen. So führt die Verarmung an basenüberschüssigen Mineralsalzen zu einer Verschiebung im Säure-Basen-Gleichgewicht in Richtung Säureüberschuß mit den bereits beschriebenen Folgeerscheinungen, wie erhöhter Entzündungsbereitschaft, chronischen Katarrhen der Schleimhäute (Nase, Rachen, Magen, Darm, Blase, Unterleibsorgane usw.), rheumatischen Erkrankungen, Erkrankungen von Leber, Galle, Bauchspeicheldrüse, der Nieren usw., Entgleisung des Fettstoffwechsels (Fettsucht, Diabetes, Arteriosklerose usw.), Störung des Kalkstoffwechsels, Erkrankungen der Knochen, der Gelenke, der Bandscheiben usw., Zahnkaries, krankhafte Vermehrung des lymphatischen Gewebes, Hautkrankheiten, Gefäßerkrankungen, Herz- und Kreislaufstörungen etc.

Grundsätzlich sind der Industriezucker und alle damit bereiteten Speisen, Genußmittel und Getränke, wie Süßigkeiten, Schokolade, Bonbons, Marmelade, Kompott, gesüßte Säfte, Limonaden usw., sowie alle Misch- und Feinmehlprodukte, wie Kuchen, Brötchen, Grau- und Weißbrot, Grieß, Nudeln etc. als gefährliche Vitamin- und Mineralsalzräuber zu betrachten. Die Vitaminverarmung, insbesondere der Mangel an Vitamin-B-Komplex, bedingt nicht nur schwere Störungen im Kohlehydratstoffwechsel, sondern auch im Eiweiß-, Fett- und Mineralsalzhaushalt.

Im Stoffwechselgeschehen und bei der Sauerstoffverwertung spielt das Vitamin B eine wichtige Rolle. Unter anderem führt die mangelhafte Verbrennung der Kohlehydrate zu Gärungsstoffwechsel mit Anhäufung toxischer Milchsäuremengen im Gewebe, eine der Voraussetzungen für die Entstehung bösartig wuchernder Zellen. Überschüssige, nicht verbrennbare, isolierte Kohlehydrate werden von der Leber zu Fett umgebaut und dieses an den bekannten Stellen (Leib, Hüften, Kinn usw.) deponiert.

In vielen Fällen führt ein Vitalstoffmangel, insbesondere an Vitamin B, zu nervösen Störungen aller Art. Durch den Genuß von isoliertem Zucker und Feinmehl wird die physiologische Bakterienflora des Darmes geschädigt, Gärungsvorgänge begünstigt und die bei Erkrankung der Verdauungsorgane so dringend benötigte Vollwertkost schlecht vertragen. Daher die vielfach gemachte Beobachtung, daß bei Erkrankungen, insbesondere der Verdauungsorgane, Rohkost, rohes Obst und Vollkornspeisen nicht vertragen werden, ausgerechnet jene Lebensmittel mit vollwertigen Vitalstoffen, die einzig und allein die Schäden beheben könnten, die durch jahrelangen Genuß der allgemein üblichen Mangelkost entstanden sind.

Eine Diät, die nur aus gekochtem Gemüse, Kompott, Mehlsuppen, Grießbrei, Weißbrot und dergleichen besteht, kann auf die Dauer keine Krankheiten heilen. Von einer so einseitigen Diät, die seine Krankheit chronisch macht, kommt der Kranke nicht mehr los. Weil er krank ist, muß er angeblich „diät" leben, und weil er „diät" lebt, kann er nicht gesund werden.

Bei der gesundheitlich dringend gebotenen Ausrichtung auf eine natürliche Vollwerternährung ist zu bedenken, daß um so mehr Zeit für eine allmähliche Umstellung erforderlich ist, je länger der krankhafte Zustand bestanden hat. Die zumeist beobachtete chronische Dysbakterie mit einer Fäulnis- oder Gärungsflora erfordert zunächst eine gründliche Reinigung, ohne die der Übergang auf Vollwertkost meist nicht gelingt. Würde man in einem Topf mit verdorbenen Speiseresten diese mit einer frischen biologisch vollwertigen vitalstoffreichen Mahlzeit vermischen, so würde daraus ein unverträglicher faulender oder gärender Brei entstehen. Für die Reinigung des Darmes, die Regeneration und den Wiederaufbau einer physiologischen Bakterienflora ist nichts so geeignet und sicher wirksam wie eine zeitweise völlige Nahrungsenthaltung und Ruhigstellung der Verdauungsvorgänge mit Hilfe einer Fastenkur mit ihren den jeweiligen Gegebenheiten anzupassenden Variationsmöglichkeiten, auf die noch näher einzugehen ist.

Gebißverfall nicht nur eine Mundkrankheit

Daß zwischen Zahnkaries und dem Genuß von isolierten Kohlehydraten ursächliche Zusammenhänge bestehen, dürfte heute kaum mehr bestritten werden. Verschieden sind lediglich die Auffassungen über den Entstehungsmechanismus der Karies. Während die zahnmedizinische

Wissenschaft, möglicherweise unter dem Einfluß einer umsatzhungrigen Zahnbürsten- und Zahnpastenindustrie, immer noch gebannt auf das Symptom, das örtliche Geschehen in der Mundhöhle und am Zahn starrt, auf die veränderte Mundflora oder den säureüberschüssig gewordenen Speichel und der Klebrigkeit und Haftfähigkeit der Süßigkeiten und Weißmehlprodukte größte Bedeutung beimißt, vermag derjenige, der in ursächlichen Relationen zu denken gelernt hat, die durch den einseitigen Verzehr von isolierten Kohlehydraten verursachte Gesamtstoffwechselstörung zu erkennen. Zwar sind am Gebißverfall, an den Kiefermißbildungen, an der Parodontose und an den sonstigen Veränderungen im Bereich der Mundhöhle die Gesamtstoffwechselstörung und die Verschiebung im Säure-Basen-Haushalt sowie die degenerativen Veränderungen am augenfälligsten zu erkennen, sie beschränken sich aber keineswegs allein auf die Krankheitserscheinungen in der Mundhöhle, sondern betreffen immer den gesamten Organismus.

In dieser Hinsicht ist die Zahnkaries auch nur als Ausdruck und Folge der Gesamterkrankung und des gestörten Säure-Basen-Haushaltes zu sehen, mit seinen bereits geschilderten Folgeerscheinungen. An anderer Stelle wird darüber noch eingehend zu referieren sein. Es soll hier nicht versäumt werden, auf die von Weston A. Price, einem amerikanischen Zahnarzt, auf seiner Reise durch die ganze Welt gemachten Beobachtungen und berichteten Erfahrungen über die ursächliche Bedeutung der Ernährung für den Gebißverfall und die degenerativen Veränderungen des Organismus hinzuweisen, die einen eindeutigen Beweis für die geschilderten Zusammenhänge erbringen. In einer großartigen Gesamtschau werden die von Weston A. Price erzielten Untersuchungsergebnisse von Albert von Haller in seinem Buch „Gefährdete Menschheit“ dem Leser nahegebracht. Hier kommt klar zum Ausdruck, wie überall in der Welt bei Umstellung von einer ursprünglich gesunden Primitivkost auf die übliche Zivilisationsnahrung mit Zucker, Feinmehl, Teigwaren und Konserven der Gebißverfall zusammen mit verschiedenen Krankheitserscheinungen und degenerativen Veränderungen zu beobachten ist.

Price stellt fest, daß eine naturbelassene, vollwertige bodenständige Ernährung immer auch in Zusammenhang steht mit einer bodenständigen Kultur, die in überlieferten Sitten und Bräuchen und in einer naturverbundenen Lebensweise sichtbar wird. Es zeigt sich, daß die in einem schadlosen Gebiß und harmonischem Körperbau zum Ausdruck kommende vollkommene Gesundheit innere Ruhe und Ausgeglichenheit begünstigt, soziales Verhalten fördert und Treue und Hilfsbereitschaft gedeihen läßt. Ganz klar erkennt Price auch die Auswirkung der mit dem Gebißverfall einhergehenden krankhaften und degenerativen Veränderungen auf das seelisch-geistige Verhalten, wenn er schreibt: „Wie verschieden ist doch der Gesichtskreis und die sittliche Grundlage dieser Menschen von jenen vielen in einer sogenannten zivilisierten Welt, die sich zu einem Leben erniedrigt haben, das nur einen Wert, den des Geldes kennt und in dem nur der Gelderwerb gilt, gleichgültig ob der Mensch dabei verkümmert oder ausgelöscht wird. Ich frage mich, ob in den lebenspendenden Vitaminen und Mineralien nicht auch etwas enthalten ist, was nicht nur die schöne menschliche Gestalt bildet, sondern auch auf Gemüt und Geist einwirkt und eine höhere Menschlichkeit möglich macht, eine Welt, in der die materiellen Güter erst an zweiter Stelle stehen."

In von Proell durchgeführten Versuchen konnte nachgewiesen werden, daß schon die Beigabe von fünf Gramm Zucker täglich zum üblichen Futter in der Lage war, bei Ratten eine gesunde Zahnbildung unmöglich zu machen. In seinen Veröffentlichungen über den „Einfluß der Ernährung auf die Konstitution des Organismus" beschreibt der Direktor des Pathologischen Institutes der Medizinischen Akademie von Osaka, Katase, die Wirkung des Industriezuckers auf den jugendlichen, im Wachstum begriffenen Organismus.

— Eine Zuckerzulage von 2—4 g pro kg Körpergewicht führte bei jungen Kaninchen zu so schweren krankhaften Erweichungen der Knochen infolge der entkalkenden Wirkung des Zuckers, daß diese mit dem Messer leicht zu schneiden waren. Gleichzeitig kam es zu einer auffallenden Verlängerung der Röhrenknochen, die an die Neigung zu gesteigertem Größenwachstum erinnert, das verbreitet bei der heutigen Jugend beobachtet wird und womöglich auf die gleichen Ursachen zurückzuführen ist. Infolge des Fehlens von Vitamin B und Mineralsalzen werden Kinder und Jugendliche bei Genuß von Zucker- und Weißmehlprodukten nervös, blaß und appetitlos. Sie klagen über Bauchweh, haben vergrößerte, entzündlich gerötete Gaumenmandeln, leiden an Kiefermißbildungen und Zahnkaries und sind anfällig und leicht erkältet. Wenn man bedenkt, daß häufig schon Zucker der Flaschenmilch für Säuglinge zugefügt wird, kann man ermessen, in welchem Ausmaß unsere „fortschrittliche Zivilisation“ bereits die Säuglinge und Kinder krank macht, die Gesundheit der heranwachsenden Jugend zerstört und damit die Zukunft kommender Generationen in Frage stellt. Besonders heimtückisch ist hierbei, daß die schweren bleibenden Schäden und degenerativen Veränderungen, wie die Arthrosen, Nephrosen, Leberzirrhosen, Diabetes, Arteriosklerose, die chronischen Magen- und Darmerkrankungen, Krebs usw., verursacht durch die von der Jugend in den zivilisierten Ländern verbreitet und in großen Mengen genossenen Zucker- und Feinmehlprodukte, häufig erst nach Jahrzehnten sichtbar werden.

Zucker macht süchtig

Während der Abbau der natürlich vorkommenden Kohlehydrate mit Hilfe der in diesen vorhandenen Vitalstoffe in einem gesunden Organismus normal und ohne krankhafte Abweichung abläuft, kommt es bei Genuß der wie ein Konzentrat wirkenden isolierten Kohlehydrate, insbesondere des chemisch reinen Industriezuckers, zu einem plötzlichen steilen Anstieg des Blutzuckerspiegels, einer Hyperglykaemie, die die Bauchspeicheldrüse zwingt, als Gegenregulation große Mengen von Insulin auszuschütten. Infolge der überschießenden Gegenregulation sinkt der Blutzuckerspiegel weit unter die Norm ab. Der dadurch bedingte Mangel an Blutzucker, die sogenannte Hypoglykaemie, erzwingt gebieterisch die erneute Zufuhr von Zucker, ein Circulus vitiosus, der nicht nur bei Kindern zu einem unstillbaren Verlangen nach Süßigkeiten und zuckerhaltigen Naschereien, zur Naschsucht führt.
Darüber hinaus kann eine anhaltende Hypoglykaemie zum sogenannten hypoglykaemischen Schock führen, d. h. zu plötzlich auftretenden Schwächezuständen mit Schwindel, Ohnmacht und dem Bilde eines Kreislaufkollapses. Unter den Sympathikotonikern mit der Neigung zu beschleunigten und verstärkten Stoffwechselreaktionen werden die meisten an Hypoglykaemie leidenden Kranken angetroffen, ganz abgesehen davon, daß der Sympathikotoniker als Yin-Typ auf extrem yinhaltige

Nahrungsmittel, wie z. B. Zucker, mit besonders lebhaften negativen Raktionen antwortet.

Zahlreiche Beobachtungen z. B. von B. Sandler, der ein seinem Buch „Sonderernährung verhütet Kinderlähmung" auf die Beziehungen zwischen Zuckergenuß und Kinderlähmung aufmerksam macht, zeigen deutlich, daß der Genuß isolierter Kohlehydrate die körpereigene Abwehrkraft signifikant herabsetzt. Das gilt nicht nur für die Erkrankung an Kinderlähmung, sondern allgemein für alle Infektionskrankheiten.

Nachdem alle Getreidespeisen aus Weizen, Roggen, Hafer, Gerste, Reis, Hirse, Buchweizen, Mais usw. säureüberschüssig sind, sollten bei saurer Stoffwechsellage im Säure-Basen-Haushalt des Organismus Getreidespeisen zunächst gemieden werden, insbesondere wenn sie durch Erhitzen oder Backen zubereitet oder womöglich in Form von Mehl verwandt wurden. In diesem Falle ist es zu empfehlen, den Bedarf an Kohlehydraten zunächst durch den Genuß von süßen Früchten, Kartoffeln, Gemüsen und Salaten zu decken und nach Ausgleich des Säure-Basen-Gleichgewichtes eines der im Rezeptanhang empfohlenen Vollkorngerichte einmal täglich zu genießen. Es gelingt meist nicht, einen Kranken zur Umstellung auf eine vitalstoffreiche, lebendige Vollwertkost zu überreden, wenn man ihm gleich zu Anfang ein schwer verdauliches, womöglich noch künstlich gesäuertes Roggenschrotbrot empfiehlt, das er dann nicht verträgt. Besser ist in diesem Falle die Umstellung von dem üblichen Grau- oder Weißbrot auf ein leicht verdauliches Weizenschrot- oder Grahambrot, Knäckebrot oder auf Vollkornzwieback. Falsche Empfehlungen und daraus resultierende schlechte Erfahrungen haben leider schon häufig die lebensrettende Umstellung auf eine biologisch vollwertige Kost verhindert.

Letztere enthält soviel Kohlehydrate, Fruchtzucker und natürliche komplexe Zuckerverbindungen, daß sich das Süßen mit isoliertem Industriezucker völlig erübrigt. Erst der Genuß gesundheitsschädlicher stark sauer oder fade schmeckender Nahrung (Kochkost, unreifes Obst, grüne Stachelbeeren, Rhabarber, Zitronen, Kompott, Marmelade, Pudding usw.) verführt dazu. Falls etwas gesüßt werden soll, verwende man Bienenhonig, Rübensirup oder Sirup von Zuckerrohr aus biologischem Anbau.

Das ganze Getreidekorn ist eine natürliche Konserve und bei trockener Lagerung jahrzehntelang ohne Wertverlust haltbar. Weil es unmittelbar nach dem Mahlen oxydiert und das im Getreidekeim enthaltene Keimöl ranzig wird, ist Vollkornmehl oder -schrot nicht lagerfähig. Grundsätzlich sollte es deshalb erst kurz vor der Verarbeitung mit Hilfe einer der im Handel erhältlichen Haushaltsgetreidemühlen mit Mahlsteinen für Hand- oder Elektrobetrieb gemahlen werden.

Rohkost — Heil- oder Dauernahrung?

Eine entscheidende Rolle in einer richtig zusammengestellten Vollwertkost spielen Gemüse, Salate und Früchte deshalb, weil sie neben den vollwertigen Kohlehydraten die wichtigste Quelle für die Zufuhr der lebensnotwendigen basenüberschüssigen Mineralsalze, Vitamine, Spurenelemente, Enzyme und Fermente, d. h. der Vitalstoffe darstellen. Voraussetzung dafür ist, daß sie auf einem gesunden Boden nach biologischen Grundsätzen angebaut und nicht durch industrielle Verarbeitung, Kochen, Braten, Backen, Konservieren usw. denaturiert werden. Nur nach biologischen Richtlinien, ohne künstliche Düngesalze, auf einem gesunden Boden angebaute Pflanzen vermögen durch Vermittlung der im Humus lebenden gesunden Bakterienflora die für höhere Organismen lebensnotwendigen Vitalstoffe aufzunehmen und mit Hilfe der Sonnenenergie die benötigten lebendigen Proteine, Fette, Kohlehydrate usw. aufzubauen.

Zu beachten ist hierbei, daß die im Gemüse und Obst enthaltenen Mineralsalze und Spurenelemente durch Erhitzen ausgefällt, die Vitamine weitgehend unwirksam und die Enzyme, Fermente, das lebende Eiweiß, die ungesättigten Fette, die energiereichen Kohlehydrate, die Vital- und Aromastoffe bei Temperaturen über 42° Celsius zerstört oder denaturiert werden. Hinzu kommt, daß üblicherweise die durch Erhitzen ausgefällten und in das Kochwasser übergegangenen basischen Mineralsalze und Spurenelemente weggegossen werden, wodurch die gekochte Nahrung säureüberschüssig wird und den Stoffwechsel und die Ausscheidungsorgane mit unverwertbaren Rückständen belastet.

Grundsätzlich sollten deshalb etwa zwei Drittel der erwähnten Nahrungsbestandteile roh und etwa ein Drittel mit wenig Wasser gedämpft oder gedünstet zubereitet werden, wobei anschließend etwas kaltgepreßtes Öl hinzugegeben und mit Meersalz, natürlichen Gewürzen, Kräutern, Knoblauch, Zwiebeln, Hefeextrakt, Sojasauce bzw. -pasten usw. abgeschmeckt werden kann. Trotz des unstreitigen Wertes der Rohkost als der ursprünglichen, natürlichen Form der Ernährung darf die Tatsache nicht übersehen werden, daß oft Rohgemüse, Salate und rohe Früchte nicht vertragen werden. Eine der häufigsten Ursachen mögen die im Laufe der Jahrtausende erfolgten degenerativen Veränderungen der Verdauungsorgane und der intestinalen Bakterienflora durch die üblicherweise genossene Kochkost bzw. die erhitzte Nahrung sein. Von verschiedenen Ernährungswissenschaftlern wird der Standpunkt vertreten, daß der ausschließliche Genuß von Rohkost als Heilnahrung vorübergehend angebracht sein kann, daß der menschliche Organismus aber über ganz andere Verdauungssäfte verfügen müsse, wenn er sich, wie das Tier, ausnahmslos von roher Nahrung ernähren wollte. Im Hinblick auf konstitutionelle Gegebenheiten ist es interessant zu beobachten, daß trotzdem viele Rohköstler offensichtlich alle Voraussetzungen für eine gute Bekömmlichkeit der Rohnahrung mitbringen und sich in jeder Beziehung gesund und leistungsfähig fühlen.

Durch Aktivierung der Verbrennungsvorgänge wird die rohe Frischkost für den zu einem trägen Stoffwechsel neigenden, mit beiden Beinen fest auf der Erde stehenden Vagotoniker außerordentlich wichtig und hilfreich sein und ihm sein erdenschweres Dasein wesentlich erleichtern können. Nicht immer wird es dagegen leicht sein, ihn zu einer rohkostreichen, gemischten Vollwertkost zu überreden.

Beim verträumten, erdabgewandten, sensiblen Sympathikotoniker dagegen würde die reine Rohkost diesen u. U. noch weiter davon entfernen, die irdischen Realitäten zu erkennen und zu beachten. Je nach Ausprägung der typischen konstitutionellen Eigenarten sollte hier neben einer nicht erhitzten Frischkost ein verhältnismäßig höherer Anteil an gedünstetem oder gedämpftem Gemüse empfohlen werden, neben Vollreis, Getreidevollkornspeisen, Mais, Hirse, Buchweizen, Hülsenfrüchten, Nüssen, Milchprodukten, Käse und eventuell etwas Fleisch von nicht gemästeten, gesunden Tieren und Fisch aus nicht verseuchten Gewässern.

Um die Assimilation einer rohen Frischkost in einem der Konstitution bzw. der Verträglichkeit entsprechenden Mengenverhältnis zur übrigen Vollwertkost zu erleichtern und die durch die übliche Zivilisationskost degenerierten Verdauungsorgane und Bakterienbesiedlungen des Darmes daran zu gewöhnen, mit der rohfaserhaltigen Frischkost fertig zu werden, sind verschiedene grundsätzlich wichtige Voraussetzungen und Möglichkeiten zu beachten.
Wie bereits betont, ist um so mehr Zeit für eine allmähliche Umstellung erforderlich, je länger die übliche Mangelkost vorher genossen wurde. Um die häufigste Ursache für die Unverträglichkeit einer rohen Frischkost, die zumeist bestehende pathologische Fäulnis- oder Gärungsflora im Darm zu beseitigen, sollte aus den auf Seite 102 ff. genannten Gründen vor der Umstellung eine Reinigung der Verdauungsorgane zwecks Regeneration und Wiederaufbau einer gesunden Bakterienflora mit Hilfe einer Fastenkur durchgeführt werden. Rohkost wird nur dann vertragen, wenn im Magen und Darm wieder die für eine normale Verdauung erforderlichen Verdauungssäfte und die von einer gesunden Bakterienflora bereitgestellten Enzyme, Fermente, Vitamine usw. vorhanden sind. Dazu müssen mit Hilfe der o. a. Maßnahmen die durch Eiweißmast, erhitzte Fette und durch den Genuß von Weißmehl und Zucker verursachten Schäden zunächst beseitigt und nach der Umstellung die übliche Mangelkost, insbesondere Zucker, neben der rohen Frischkost unter allen Umständen für immer gemieden werden. Der gleichzeitige Genuß kleinster Mengen von Zucker oder zuckerhaltigen Nahrungsmitteln bzw. gezuckerter Getränke macht eine rohe Nahrung sofort für lange Zeit unverträglich.
Eine weitere wirksame Hilfe bei der Kostumstellung ist die Art der Zubereitung und der Verwendung von Rohgemüse und Salaten. Mit Blähungen, Völlegefühl und anderen Unverträglichkeitserscheinungen reagiert der Organismus insbesondere dann, wenn der Basenüberschuß der rohen Gemüse oder Salate durch Zugabe von Salatsoßen mit unphysiologischen Säuren wie Essig, Zitronensaft oder dem stark säurebildenden Zucker zerstört wird. Zweckmäßigerweise sollte das Gemüse fein gerieben oder mit einer Küchenmaschine zerkleinert bzw. bei Gebißschäden im Mixer püriert werden. Eine erhebliche Verbesserung der Bekömmlichkeit wird erreicht durch die Zubereitung mit Hilfe einer der

im Rezeptanhang angegebenen Salatsoßen. Wesentlich ist hierbei die Verwendung von natürlicher Milchsäure in Form von Kefir, Acidophilusjoghurt, Sauermilch, Molke, Buttermilch, Sauerkrautsaft usw. deshalb, weil die gesunde Bakterienflora des Darmes im wesentlichen als eine Milchsäuregärungsflora anzusehen ist und bei regelmäßiger Zufuhr von biologisch hochwertigen Milchsäuregärungsprodukten am besten gedeiht und vor Schäden bewahrt werden kann. Das erklärt u. a. auch die Tatsache, daß Erzeugnisse der Milchsäuregärung wie z. B. Sauerkraut und andere milchsauer vergorene Gemüse und Lebensmittel auffallend bekömmlich sind und ausnahmslos gut vertragen werden.
Für die Zubereitung von Salatsoßen zwecks besserer Verträglichkeit von Rohkost hat sich weiterhin die innige Mischung der Milchsäuregärungsprodukte mit kaltgeschlagenem Öl, einem Hefe- oder Sojaextrakt und das Abschmecken mit Kräutern oder Meersalz bewährt. Eine weitere Möglichkeit zur Gewöhnung an die vitalstoffreiche Frischkost besteht darin, in das zur Hälfte gedünstete Gemüse etwa die gleiche Menge oder weniger an fein zerkleinertem oder püriertem Rohgemüse hineinzurühren. Je nach Verträglichkeit muß u. U. mit kleinsten Mengen begonnen und diese nach und nach gesteigert werden.
Um den Verlust der basischen Bestandteile beim Kochen von Gemüse in Wasser zu verhüten, sollte man dieses entweder nur im Wasserdampf dämpfen oder dünsten oder notfalls nur mit soviel Wasser kochen, daß dieses bei Beendigung des Kochprozesses restlos verdampft ist. Falls gewünscht, können nach dem Kochen einige Teelöffel kaltgepreßtes Öl, Butter oder gute Reformmargarine zugefügt werden.
Die Kartoffel aus biologischem Anbau ist nicht nur ungewöhnlich basenreich, sondern enthält außerdem ein physiologisch hochwertiges Eiweiß. Sie sollte möglichst als Pellkartoffel mit der Schale, allenfalls frisch gepellt, aber nicht als Salzkartoffel genossen werden. Mit dem Schälen gehen die wertvollen basischen Mineralsalze, die sich unmittelbar unter der Schale befinden, verloren. Das Kartoffelwasser enthält ebenso wie die bereits erwähnte Gemüsebrühe diese basenüberschüssigen Mineralsalze in großer Menge. Eine Mischung von Kartoffelwasser und Gemüsebrühe, evtl. versetzt mit ein bis zwei Eßlöffeln frisch geschrotetem Leinsamen (vortags eingeweicht und über Nacht quellen lassen), ist, abgeschmeckt mit einem Hefeextrakt, einer Sojasoße oder mit

Kräutermeersalz, ein wohlschmeckendes Getränk und hervorragendes Heilmittel bei allen durch Säureüberschuß entstandenen Krankheiten. Es bindet, als Morgengetränk genossen, die säureüberschüssigen Stoffwechselschlacken, die sich während der Nachtruhe angesammelt haben.
Immer wieder wird von Ernährungsphysiologen behauptet, daß auch sauer schmeckende Früchte grundsätzlich basenüberschüssig seien, weil die in ihnen enthaltenen organischen Säuren im Organismus zu Kohlensäure und Wasser verbrannt werden. Wie die praktische Erfahrung zeigt, werden saure Früchte vielfach deshalb schlecht vertragen, weil sie zwecks besserer Transport- und Lagerfähigkeit unreif geerntet werden. Baumreif geerntetes Obst schmeckt deshalb süß, weil durch Einwirkung von Sonnenenergie und Wärme u. a. die Fruchtsäuren weitgehend in Fruchtzucker umgebaut werden. Wird dieser Reifungsprozeß vorzeitig unterbrochen, so belasten die unphysiologischen Fruchtsäuremengen den menschlichen Organismus um so stärker, je mehr dieser bereits zu einer sauren Stoffwechsellage neigt und seine Fähigkeit, die überschüssigen Fruchtsäuren restlos zu verbrennen, eingeschränkt ist. Das ist mehr oder weniger bei allen chronischen Zivilisationskrankheiten der Fall und erklärt, warum z. B. Kranke mit chronischer Gastritis, Leber- und Galleleiden, Rheumatiker usw. die meisten im Handel befindlichen, unreif geernteten Früchte nicht vertragen. Selbstverständlich sollten auch die Früchte aus biologischem Anbau stammen und nicht gespritzt sein.
Durch das Kochen von Früchten bereitete Speisen oder Säfte, wie z. B. Marmelade, Kompott, Süßmoste usw., sind durch Ausfällung der basischen Mineralsalze stark säureüberschüssig. Der häufig zur Geschmacksverbesserung beigefügte Zucker erhöht den Säureüberschuß erheblich und macht die so gesund erscheinenden Obstgerichte und Fruchtsäfte zu einem besonders bedenklichen Genußmittel.
Zusätzlich zu frischen Früchten, oder wenn diese nicht erhältlich sind, können Trockenfrüchte den Speisezettel vorteilhaft bereichern, vorausgesetzt, daß sie biologisch vollwertig sind und nicht geschwefelt oder anderweitig chemisch behandelt wurden.
Mit Kohlehydraten können Trockenfrüchte z. B. in Form eines Müslis (siehe Rezeptanhang) vielfältig kombiniert werden. Im Gegensatz dazu sollten frische Früchte nie zusammen mit Kohlehydraten genossen wer-

den, um krankhafte Gärungsvorgänge im Bereich von Magen und Darm zu vermeiden, die erhebliche Beschwerden, wie Magendruck, Völlegefühl, Blähungen, Aufstoßen, Sodbrennen usw. verursachen können.
Dasselbe gilt für den gleichzeitigen Verzehr von Früchten zusammen mit Gemüse bzw. Salaten.
Wie aus dem Rezeptanhang ersichtlich, ergeben sich zahlreiche Möglichkeiten einer ebenso bekömmlichen wie schmackhaften Zubereitung von Früchten zusammen mit Nüssen, Samen, Milcheiweiß, Sojaeiweiß bzw. anderen hochwertigen Proteinen und mit naturbelassenen pflanzlichen Fetten und Ölen.

Das Meer enthält nicht nur Kochsalz

In bezug auf das Salzen und Würzen der Speisen gelten die bereits für den Genuß von Zucker und Weißmehl erörterten Grundsätze. Genauso wie der Industriezucker ist auch das Kochsalz ein aus dem natürlichen Ganzen isolierter einzelner Bestandteil mit allen durch seine Verwendung bedingten gesundheitlichen Folgen.
Im Gegensatz hierzu enthält das Meersalz alle für die gesunde Funktion des Organismus erforderlichen Mineralsalze und Spurenelemente in den erforderlichen biologischen Relationen. Auffallend ist die Tatsache, daß das menschliche Blutserum in seiner Zusammensetzung einer Meersalzlösung entspricht, als Reminiszenz an die entwicklungsgeschichtliche Wanderung höheren Lebens vom Meer auf das Festland. Geologisch entstand Kochsalz aus ehemaligen Verlandungen von Meeren dadurch, daß sich die einzelnen Mineralsalze, entsprechend ihrem spezifischen Gewicht, voneinander trennten und in Schichten verschiedener Stärke ablagerten. Bei der Gewinnung und Aufbereitung des reinen Kochsalzes werden die beigelagerten lebenswichtigen Mineralsalze und Spurenelemente als Abraumsalze abgetrennt und anderweitig verwandt. Sie sind in einer Vollwertkost nicht zu entbehren.

Vollwertige Getränke sind keine aufpeitschenden Genußmittel

Ebenso wie die Nahrung sollten auch die täglich genossenen Getränke vollwertig sein und den dargelegten Grundsätzen entsprechen.

Zu empfehlen sind frisch gepreßte, nicht konservierte Frucht- und Gemüsesäfte. Da diese hochkonzentriert sind, wird von vielen Ernährungsfachleuten empfohlen, die Säfte mit einem guten Quell- oder Mineralwasser (ohne Kohlensäure) zu verdünnen, gut einzuspeicheln und nur langsam, schluckweise zu trinken. Sie sollten nicht zu, sondern zwischen den Mahlzeiten genossen werden.

Geschickt kombinierte Kräutertees mit oder ohne therapeutische Zielrichtung können außergewöhnlich wohlschmeckend sein oder durch natürliche Zusätze, wie z. B. Süßholz, etwas Zitronensaft, Honig oder Rüben- bzw. Zuckerrohrsirup schmackhaft gemacht werden (siehe Rezeptanhang).

Gut durststillend und deshalb in der heißen Jahreszeit besonders beliebt sind gekühlte Mineralwässer mit oder ohne Kohlensäurezusatz. Bei Neigung zu Gärung und Gasbildung im Darm sollten kohlensäurehaltige Getränke gemieden werden, insbesondere wenn sie mit Zucker gesüßte Fruchtsäfte oder gezuckerte Zusätze enthalten (siehe Zucker und seine gesundheitsschädigende Wirkung!).

Mit Milch, Molke, Buttermilch und Sauermilchprodukten lassen sich, soweit Milch aus biologischer Milchwirtschaft zur Verfügung steht, zusammen mit Früchten, Nüssen, Honig, Gewürzen usw. wohlschmeckende und gehaltvolle Getränke bereiten (siehe Rezeptanhang).

Infolge der Behandlung mit Spritzgiften und der Zusätze von Zucker und Chemikalien kann der üblicherweise gehandelte Wein und Sekt nicht empfohlen werden. Weine und Sekt aus biologisch geführten Weinbaugebieten können mit Wasser verdünnt (gespritzt) ein gelegentliches Genußmittel bei festlichen Anlässen sein. Regelmäßig genossen bewirkt die im Wein und Sekt enthaltene Säure eine bedenkliche Verschiebung im Säure-Basen-Gleichgewicht mit allen geschilderten Folgen.

Wegen ihrer anregenden Wirkung auf die körperlichen und geistigen Leistungsreserven und ihrer Bedeutung für das gesellschaftliche Leben und die zwischenmenschlichen Beziehungen wird der Genuß von Kaffee, Tee und alkoholischen Getränken hoch geschätzt und erfreut sich weitester Verbreitung. Nebenbei haben diese Genußmittel, die strenggenommen nicht zu den im Rahmen einer vollwertigen Kost zu empfehlenden Getränken gehören, die erfreuliche Eigenschaft, daß sie die als Folge der falschen Ernährungsgewohnheiten auftretende chronische Müdigkeit, Erschöpfung und Leistungsschwäche zumindest vorübergehend beheben. Hierbei sollte man jedoch bedenken, daß diese offensichtlich allgemein begrüßte Aktivierung den in den Genußmitteln enthaltenen, im Sinne von Arzneimitteln stark wirkenden Inhaltsstoffen zuzuschreiben ist, die eigentlich in die Hand eines erfahrenen Behandlers gehören. Das Koffein und die aromatischen Bitterstoffe des gerösteten Kaffees können, unter Kontrolle maßvoll und zeitlich begrenzt angewandt, ein gutes Stomachicum für den dyspeptischen Magen und ein wirksames Tonikum bei verschiedenen Schwächezuständen sein.

Entsprechendes gilt für den Tee und die alkoholischen Getränke. Unkontrollierte Anwendung und ständiger Genuß ohne Beherrschung führen unweigerlich zu Gewöhnung und Abhängigkeit, d. h. Kaffee, Tee und Alkohol haben zwar unmittelbar nach dem Genuß immer noch eine mehr oder weniger kurzfristig anregende Wirkung, machen aber auf die Dauer noch müder als zuvor. Hinzu kommen bleibende Schäden wie Kreislauf- und Durchblutungsstörungen, arteriosklerotische Gefäßveränderungen, chronisch degenerative Erkrankungen der Leber, der Bauchspeicheldrüse und anderer innerer Organe, Herzinsuffizienz usw.

Bei der Fabrikation von Kakao und Schokolade wird nach Extrahierung der wertvollen Bestandteile aus dem Naturprodukt der zurückbleibende biologisch wertlose Kakaoschlamm mit Industriezucker, Kakaofett und Geschmackskorrigenzien versetzt und bildet so die Grundlage für die diversen Kakao- und Schokoladenerzeugnisse. Sie enthalten die Nerven- und Kreislaufgifte Theobromin und Koffein. Durch ihren Gehalt an Zucker und Kakaofett belasten der Kakao und die daraus bereiteten Produkte die Leber und den Fettstoffwechsel erheblich. Regelmäßiger Genuß von Kakao und Schokolade führt zu einer drastischen Erhöhung der Blutfettwerte und zu chronischer Stuhlträgheit.

Raucherbein und Lungenkrebs können doch einen Raucher nicht erschrecken

Entsprechend, aber wesentlich bedrohlicher sind die zu erwartenden chronisch degenerativen Veränderungen, mit denen der Gewohnheitsraucher früher oder später konfrontiert wird. Der Herzinfarkt, das Raucherbein und der Lungenkrebs sind nur drei markante Beispiele. Von den rund 500 verschiedenen Substanzen, die im Zigarettenrauch enthalten sind, sind das Nikotin, die Ammoniakverbindungen, das Kohlenmonoxyd und der Tabakteer für den Raucher am bedrohlichsten. Nikotin ist, wie die Blausäure, ein besonders schnell und heftig wirkendes Gift. Schon ein Tropfen davon genügt, um in wenigen Sekunden durch Atemlähmung den Tod herbeizuführen. Wenn beim Rauchen zwar nur Spuren von Nikotin resorbiert werden, so führt der ständige Genuß doch zu einer chronischen Nikotinvergiftung. Über das vegetative Nervensystem wirkt Nikotin als Gift, das den Sympathikus lähmt, verengend auf die peripheren Blutgefäße und auf die den Herzmuskel versorgenden Herzkranzgefäße. Es schädigt die Leber, erhöht die Darmperistaltik, führt zu Schwindel, Schweißausbrüchen, Sehstörungen, Koliken und Krämpfen.

Im Zigarettenrauch ist Kohlenmonoxyd in verhältnismäßig hohen Konzentrationen vorhanden. Kohlenmonoxyd hat die heimtückische Eigenschaft, eine unlösliche und festere Verbindung mit dem roten Blutfarbstoff einzugehen als der Sauerstoff. Nach den Angaben von Wendt fällt jedoch nicht nur der mit dem Kohlenmonoxyd unlöslich verbundene Anteil des Blutfarbstoffes für den Sauerstofftransport aus, wodurch es zu den Symptomen der schleichenden Kohlenmonoxydvergiftung kommt, sondern bilden die zerfallenen, für den Sauerstofftransport nicht mehr brauchbaren roten Blutkörperchen ein Fremdeiweiß, das sich beim Gewohnheitsraucher im Laufe der Jahre in den Kapillarwänden ablagert und zu den bereits bei der Eiweißmast geschilderten Folgen wie Kreislauf- und Durchblutungsstörungen, Arteriosklerose, Coronarsklerose, Bluthochdruck, Raucherbein, Altersdiabetes usw. führt.

Unter den zahlreichen cancerogenen (krebserzeugenden) Substanzen spielt der im Tabakrauch enthaltene Tabakteer für die Entstehung von Krebs im Bereiche der sogenannten Rauchstraße (obere Luftwege, Bronchien und Lungen) offensichtlich eine entscheidende Rolle.

Neben den auch im Tabakteer enthaltenen schleimhautreizenden Bestandteilen werden von den meisten Untersuchern die Ammoniakverbindungen als die Hauptursache für die chronische Entzündung der

Schleimhäute der Augen, der Mundhöhle, des Rachens und der Bronchien angesehen. Allgemein bekannt sind der sogenannte Raucherkatarrh und die chronische Raucherbronchitis.
Um Mißverständnissen vorzubeugen, muß ausdrücklich betont werden, daß mit den oben gegebenen Hinweisen nicht gegen das Rauchen polemisiert werden soll. Nachdem die praktische Erfahrung gezeigt hat, daß Gewohnheitsraucher nicht nur abhängig vom Tabak und der Werbung der Tabakindustrie, sondern auch uneinsichtig und in bezug auf ihre Umwelt rücksichtslos sind, gebe man sich nicht der Illusion hin, durch Aufklärung Raucherentwöhnung betreiben zu können. Dafür sind offensichtlich gezielte Behandlungsmethoden, wie z. B. die Ohrakupunktur, oder spezifisch wirksame Injektionen mit natürlichen Wirkstoffen, die umstimmend in übergeordnete Regulationsvorgänge in den sogenannten Suchtzentren des Zwischenhirns eingreifen, besser geeignet.

Grundsätzliches zur Vollwertkost

Im Hinblick auf die entscheidende Bedeutung der Lebensweise und insbesondere der Ernährung für die Erhaltung der Gesundheit erscheint es angebracht, abschließend nochmals auf die wichtigsten Kriterien für eine vollwertige Kost hinzuweisen:

1. Die Nahrungsmittel sollten möglichst naturbelassen sein, aus biologischem Anbau stammen und nicht durch industrielle Verarbeitung oder falsche Zubereitung chemisch oder mechanisch verändert, durch chemische Zusätze haltbar gemacht, konserviert oder denaturiert sein.

2. Durch gekonnte Zubereitung und geschickte Kombination der einzelnen Nahrungsbestandteile (siehe Rezeptanhang) ist anzustreben, daß die einzelnen Mahlzeiten gut bekömmlich sind und keine Unverträglichkeitserscheinungen auftreten. Hierbei ist insbesondere auch auf die Erhaltung des Säure-Basen-Gleichgewichtes zu achten.

3. Treten bei der Umstellung auf eine vollwertige Kost Unverträglichkeitserscheinungen auf, so ist mit Hilfe einer Fastenkur und einer ge-

nerellen Darmreinigung der Abbau von Giftstoffen und der pathologischen Bakterienflora erforderlich, um eine Regeneration und den Wiederaufbau einer physiologischen Bakterienflora im Darm und im Organismus zu ermöglichen.

4. Für die Erhaltung von Gesundheit und Leistungsfähigkeit werden in der täglich zugeführten Nahrung neben hochwertigem Eiweiß, Fetten und Kohlehydraten alle lebensnotwendigen Vitalstoffe, wie Mineralsalze, Vitamine, Spurenelemente, Enzyme, Fermente usw. benötigt.

5. Im Gegensatz zu üblicherweise falschen Vorstellungen ist eine richtig zubereitete und zusammengestellte Vollwertkost wesentlich schmackhafter und abwechslungsreicher als die monotone zerkochte Mangelnahrung.

6. Interessant ist, daß bei der Umstellung auf Vollwertkost die mit einer toten Mangelnahrung erstorbenen Instinkte wieder erwachen. Verbunden mit einem gesunden Appetit melden sie das Verlangen nach den jeweils vom Organismus benötigten Nahrungsmitteln. So lernt man wieder, zur richtigen Zeit die richtige Nahrung und ein wohliges Hungergefühl zu genießen, als Voraussetzung für die Bekömmlichkeit der genossenen Mahlzeit. Nicht die Uhrzeit, sondern der gesunde Hunger und Durst sollten der Anlaß sein, dem Organismus die benötigten Betriebsstoffe und Energiespender in der jeweils benötigten Menge zuzuführen.
„Das Schönste am Essen ist der Hunger", schreibt Brecht. „Der, der immer ißt, der immer schlingt, der sich nie hungrig werden läßt, kennt die wahren, die echten, die positiven, die schöpferischen Lustgefühle eines geordneten Eßvorganges nicht."

7. Bei der Umstellung werden die minderwertigen, denaturierten Bestandteile der Nahrung ersetzt durch biologisch vollwertige Lebensmittel, d. h. es werden ausgetauscht:

   a) Die einseitige Eiweißmast mit minderwertigem tierischem Eiweiß von gemästeten Tieren gegen

den Genuß von hochwertigem Eiweiß vielfältiger Herkunft aus Getreide, Hülsenfrüchten (insbes. Sojabohnen), Nüssen, Samen, Hefe, aus den Erzeugnissen der biologischen Milchwirtschaft und in begrenztem Umfang von gesunden, nicht gemästeten Tieren und Fischen aus unverseuchten Gewässern.

b) die erhitzten minderwertigen, insbesondere tierischen Fette

gegen

die kaltgepreßten pflanzlichen Öle und die daraus bereiteten Streichfette mit den lebensnotwendigen ungesättigten Fettsäuren, Durch falsche Zubereitung (Braten, Backen, Kochen) werden die ungesättigten Fettsäuren zerstört.

c) die aus ihrem natürlichen Zusammenhang herausgerissenen isolierten Kohlehydrate, wie z. B. der Industriezucker, das weiße Mehl und die damit zubereiteten Backwaren, Speisen und Getränke

gegen

Vollkornprodukte, Vollreis, Hirse, Buchweizen, Honig, Sirup aus süßen Früchten, aus Zuckerrohr oder aus Zuckerrüben aus biologischem Anbau, süße Trockenfrüchte wie Feigen, Datteln, sonnengetrocknete Weinbeeren usw.

d) die aus kranken Böden stammenden mit künstlichen Düngesalzen genährten und mit Spritzgiften behandelten Pflanzen, Gemüse und Früchte sowie die durch industrielle Verarbeitung oder chemische Zusätze haltbar gemachten Konserven, mit Zucker versetzten Süßmoste und das unreif geerntete Obst

gegen

Gemüse, Salate und reife Früchte aus biologischem Anbau, wobei darauf zu achten ist, daß bei der Zubereitung die lebensnotwendigen Vitalstoffe weitgehend erhalten bleiben.

e) die üblicherweise zu häufig und einseitig genossenen Getränke, wie Bohnenkaffee, Tee, Kakao, Wein, Alkohol, Colagetränke, Limonaden, gesüßte Getränke aller Art usw.

gegen

schmackhaft zubereitete und zusammengesetzte Kräutertees, frisch gepreßte Frucht- und Gemüsesäfte, Gemüsebrühen, Milchprodukte aus biologischer Milchwirtschaft, wie rohe Milch, Sauermilch, Buttermilch, Schwedenmilch, Yoghurt, Kefir, Milchmixgetränke, Mineralwässer usw. (siehe Rezeptanhang).

Das Schönste am Essen ist der Hunger, Neugeboren und verjüngt durch Fasten

Geleitet durch einen untrüglichen Instinkt nimmt ein Tier keine Nahrung mehr zu sich, wenn es sich nicht wohl fühlt und beginnt erst wieder zu fressen, wenn es gesund ist. Bei seinen heilenden Maßnahmen wünscht der in allen lebenden Organismen wirkende innere Arzt nicht gestört zu werden durch Nahrungsaufnahme und belastende Stoffwechselvorgänge. Der Zeitpunkt der heilenden Reinigung, des Abbaues, der Verbrennung und Ausscheidung von Ablagerungen, Giftstoffen und belastenden Stoffwechselrückständen ist gekommen; doch nur wenige hören die innere Stimme. Irgendwann hat man ihnen suggeriert, daß man essen muß, wenn man nicht von Kräften kommen und verhungern will. Womöglich mehrere Tage oder gar Wochen nichts essen, das muß ein geradezu selbstmörderisches Unternehmen sein.
Wie die Geschichte der Medizin, der Völker und Religionen lehrt, ist die zeitweise Nahrungsenthaltung schon seit Jahrtausenden als die wirksamste Maßnahme bekannt, nicht nur für die körperliche Reinigung und Regeneration, sondern auch für die Befreiung aus seelischen Nöten und Ängsten sowie als Voraussetzung für die Erkenntnis höherer geistiger Zusammenhänge und Ordnungsgesetze. Für die Begründer der großen Religionen war das Fasten die selbstverständliche Voraussetzung für Gesundheit und Höchstleistung, für den Zugang zu kosmischen Weisheiten und für die Vorbereitung auf die ihnen übertragenen Aufgaben.

In Verbindung mit geeigneten Bewegungs- und Entspannungsübungen ist der freiwillige Nahrungsentzug einer der erfolgreichsten Anwendungen im Rahmen der naturgemäßen Heilmethoden. Bei allen fieberhaften Erkrankungen ist z. B. das Fasten von unschätzbarem Wert und eine instinktive Selbsthilfe der Natur.

Fasten und Fieber sind die Voraussetzung für das gute Funktionieren der körpereigenen Abwehr bei Infektionen, für die Vernichtung von Bakterien und Viren und für die Ausscheidung von Giften und Krankheitsstoffen.

Wie die praktische Erfahrung zeigt, ist es durchaus nicht erforderlich, während der gesamten Fastenzeit nur zu ruhen, wie allgemein angenommen wird. Während der Fastenzeit ist es im Gegenteil durchaus möglich, körperliche und geistige Leistungen zu vollbringen, die unter normalen Verhältnissen nicht möglich gewesen wären. Trotzdem ist es ratsam, sich während des Fastens von der Hetze und dem Trubel des Alltags zu lösen und die Fastenzeit in entspannter Atmosphäre zu absolvieren, frei von Verpflichtung und Zwang, von Lärm und Gestank. Bewährt hat es sich, das geplante Fasten in die Urlaubszeit zu verlegen, wo die besten Voraussetzungen dafür gegeben sind.

Wer sich dazu entschlossen hat, selbständig zu fasten, sollte es nicht versäumen, sich anhand eines der vielen im Buchhandel erhältlichen Fastenführer über die zu treffenden Vorbereitungen und Grundregeln des Fastens zu informieren. Ein guter Ratgeber ist der von H. Lützner verfaßte ärztliche Führer zum selbständigen Fasten mit dem Titel „Wie neugeboren durch Fasten“, erschienen im Gräfe und Unzer Verlag — München.

Um aus den bereits genannten Gründen Unverträglichkeitserscheinungen bei der Umstellung auf eine gesunde Vollwertkost zu vermeiden, um die Notwendigkeit einer Nahrungsumstellung klar zu erkennen und um den verlorenen Instinkt für eine gesunde Kost wiederzugewinnen, ist Fasten in den meisten Fällen dringend zu empfehlen. Während der freiwilligen Nahrungsenthaltung baut der Organismus die ihn belastenden und krankmachenden Ablagerungen und Stoffwechselrückstände sowie die Zellen und Gewebe ab, die krank, zerstört, degeneriert, alt oder tot sind, während der Aufbau von neuen, gesunden Zellen in dieser Zeit besonders lebhaft vonstatten geht.

Die lebensnotwendigen Gewebe und Organe, die Drüsen, das Nervensystem, das Gehirn usw. werden nicht geschädigt oder angegriffen. Auf alle lebensnotwendigen physiologischen, nervlichen und geistigen Funktionen hat das Fasten einen normalisierenden, stabilisierenden und verjüngenden Effekt. Das Nervensystem wird regeneriert, die geistigen Kräfte werden gestärkt, die Drüsenfunktionen und hormonalen Sekretionen werden angeregt und gekräftigt, das biochemische Gleichgewicht im Mineralsalzhaushalt und im Gewebe des Organismus wird wiederhergestellt.

Während des Fastens verbrennt der Körper große Mengen von angehäuften Stoffwechselschlacken und scheidet sie aus. Dieser Reinigungsprozeß kann unterstützt werden durch das Trinken basenüberschüssiger Frucht- und Gemüsesäfte, von Gemüseabkochungen (Gemüsebrühen — siehe Rezeptanhang) und geeigneter Kräutertees. Der Genuß dieser Säfte, Gemüsebrühen und Kräutertees während des Fastens erhöht die Heilwirkung der Fastenkur dadurch, daß säureüberschüssige Stoffwechselrückstände, wie z. B. die Harnsäure, schneller abgebunden und ausgeschieden werden können und die in den ersten Fastentagen noch gebildeten Verdauungssäfte, insbesondere die freie Magensäure neutralisiert werden, so daß sich kein quälendes Hungergefühl mehr bemerkbar macht.

Alle Säfte sollten unmittelbar vor dem Trinken frisch zubereitet werden. Dosensäfte und gefrorene Säfte sind zum Saftfasten ungeeignet. Aus Gründen der besseren Bekömmlichkeit sollten die frisch gepreßten Frucht- und Gemüsesäfte mit Wasser verdünnt werden, je nach Geschmack etwa im Verhältnis von zwei oder drei Teilen Saft zu einem Teil Wasser. Das reine Wasserfasten sollte besser nur erfahrenen Fastenden vorbehalten bleiben bzw. unter Aufsicht und Leitung eines Fastenarztes oder Fastenspezialisten durchgeführt werden.

Es ist ratsam, sich für das Fasten durch eine kurze, reinigende Diät vorzubereiten. Für die Dauer von ein bis zwei Tagen sollte man nichts als rohe Früchte, Gemüse und Salate essen, eine Mahlzeit täglich von allen verfügbaren Früchten morgens als Obstsalat mit Nüssen oder Mandeln, Sonnenblumen- oder Pinienkernen, ein bis zwei Eßlöffel frisch geschrotetem Leinsamen und etwas Joghurt, die anderen Mahlzeiten mittags und abends in Form einer Rohkostplatte, bestehend aus Salaten, fein geriebenem Gemüse aller Art und Sauerkraut, angemacht mit einer der im Rezeptanhang beschriebenen Salatsoßen.

Die Fastenkur beginnt jeweils mit einer gründlichen Reinigung des Darmes unter Mithilfe eines Abführmittels wie z. B. Glaubersalz (zwei Eßlöffel Glaubersalz in einem Glas warmem Wasser am Morgen des ersten Fastentages). Da das Glaubersalzgetränk nicht besonders schmackhaft ist, wird empfohlen, ein Glas Fruchtsaft hinterher zu trinken. Wenn die abführende Wirkung des Glaubersalzes zu heftig erscheint, kann statt dessen ein Einlauf gemacht werden. Während des Fastens wird eine große Menge von Stoffwechselschlacken, toten Zellen und krankem Gewebe verbrannt. Diese Stoffe, die sich im Laufe der Jahre angesammelt und Krankheiten und vorzeitiges Altern hervorgerufen haben, werden gelöst und ausscheidungsfähig gemacht. Sie werden durch die Nieren, den Darm, die Haut, die Schleimhäute und die Lungen ausgeschieden. Aber der Verdauungskanal, der Darm ist der Hauptweg, auf dem diese Stoffwechselschlacken aus dem Körper entfernt werden. Da während des Fastens die normalen Darmfunktionen meist aufhören, können die anfallenden Stoffwechselgifte nur mit Hilfe von Einläufen ausgeschwemmt werden. Wenn man ohne Einläufe fastet, verbleiben diese Giftstoffe im Darm, werden dort resorbiert und vergiften den ganzen Organismus. Aus diesem Grunde sind Einläufe während des Fastens unbedingt erforderlich. Sie helfen dem Organismus in seinem Reinigungs- und Entgiftungsbestreben, indem sie alle Stoffwechselgifte aus dem Verdauungskanal herausspülen. Einläufe sollten wenigstens einmal am Tage verabfolgt werden.

In der Regel ist das Einnehmen von Medikamenten während des Fastens zu unterlassen. Ausnahmen sind unentbehrliche Medikamente, z. B. bei Herzerkrankungen, Diabetes usw., wenn diese Drogen bereits über eine längere Zeitperiode vorher eingenommen wurden. Patienten, die irgendwelche Medikamente einnehmen, tun klug daran, ihre Fastenkur von einem erfahrenen Arzt oder Praktiker überwachen zu lassen. Während des Fastens sollten im allgemeinen keinerlei Vitamine oder Ergänzungsstoffe zusätzlich eingenommen und selbstverständlich der Genuß von Tabak, Alkohol, Kaffee, Kakao und schwarzem Tee unbedingt gemieden werden. Im übrigen ist eine Fastenkur der beste Weg zur Raucherentwöhnung und zur Entwöhnung von anderen Genußgif-

ten. Nach ungefähr zwei Wochen Fastenkur hat man keine Lust mehr zu rauchen oder Alkohol zu trinken, wie Hunderte von Patienten, die gefastet haben, bestätigen können.
Zur Unterstützung der Fastenkur benötigt der Organismus viel frische Luft, Bewegung und Übungen, wie Gymnastik, Schwimmen, Wandern, Rudern, Radfahren usw., um eine gründliche Reinigung des Blutes und der Gewebe zu erreichen und um alle Funktionen des Körpers zu regenerieren und neu zu beleben. Wer die Fastenzeit, sich selbst bemitleidend, vorwiegend im Bett verbringt, darf sich nicht wundern, wenn er während des Fastens seine Kraft und Leistungsfähigkeit verliert.
Es ist wichtig, den Organismus in seinen Ausscheidungsbestrebungen soweit als möglich zu unterstützen. Deshalb ist es u. a. erforderlich, die Hautporen offen zu halten und die Ausscheidungen über die Haut soweit als möglich zu aktivieren. Diesbezüglich besonders wirksam und zu empfehlen sind tägliche Wechselduschen und heiße Bäder in Verbindung mit Trocken-Bürstenmassagen, Sonnenbädern, Kneipp-Anwendungen, Massagen, Saunabädern usw.
Bewährt haben sich u. a. auch die feucht-heiße Leibauflage, die sogenannte Leberpackung während der Mittagsruhe, der feucht-kühle Leibwickel oder die kalte Abwaschung bei Schlafstörungen während der Nachtruhe und die Wärmflasche oder das warme bzw. ansteigende heiße Fußbad bei kalten Füßen oder Wärmebedürfnis.
Nach Beginn der Fastenkur sollte in etwa folgendes Tagesprogramm eingehalten werden:

Morgens:

Noch im Bett recken und strecken, die Glieder und Gelenke lockern.
Erst im Bett sitzen, dann langsam aufstehen.
Von oben bis unten kalt abwaschen oder kurz kalt duschen, danach unabgetrocknet für kurze Zeit ins Bett zurück, um warm zu werden.
Einige Minuten leichte Morgengymnastik oder kurzer Lauf zur Anregung des Kreislaufs.
Luftbad mit Trockenbürstenmassage und nachfolgender heißer und kalter Dusche (Wechseldusche).
Einlauf (morgens oder abends).

Ein bis zwei Tassen Kräutertee (am besten gemischt — siehe Rezeptanhang), eventuell mit einem Teelöffel Honig.

Vormittags:

Ein Glas frisch gepreßter Frucht- oder Gemüsesaft mit Wasser verdünnt. Anschließend Spaziergang, Schwimmen oder andere leichte sportliche Übungen, therapeutische Bäder, Sonnenbäder, andere Behandlungen. Ausruhen und Entspannen.

Mittags:

Ein Glas frisch gepreßter Gemüsesaft, angewärmt und mit Wasser verdünnt oder eine Tasse heiße Gemüsebrühe (siehe Rezeptanhang). Anschließend Bettruhe mit feucht-heißer Leibauflage.

Nachmittags:

Ein bis zwei Tassen Kräutertee evtl. mit einem Teelöffel Honig. Danach Spaziergang, therapeutische Bäder, Übungen oder andere Behandlungen. Ausruhen und Entspannen.

Abends:

Ein Glas frisch gepreßter Gemüse- oder Fruchtsaft mit Wasser verdünnt.

Vor dem Schlafen:

kann bei Bedarf oder wenn gewünscht, nochmals eine Tasse heiße Gemüsebrühe genommen werden.
Die Säfte und Gemüsebrühen sollten langsam schluckweise getrunken werden und dabei im Mund sorgfältig eingespeichelt, das heißt gewissermaßen gekaut werden. Bei Durst kann jederzeit zwischendurch gutes Quell- bzw. Mineralwasser oder Kräutertee getrunken werden.
Obgleich nach dem vorgeschlagenen Tagesprogramm der gesamte Flüssigkeitsbedarf bei etwa sechs bis acht Gläsern oder Tassen liegen würde, zögere man nicht, mehr zu trinken, wenn man durstig ist.

Für die während des Fastens ablaufenden Ausscheidungs- und Regenerationsvorgänge ist eine ausreichende Nachtruhe von größter Wichtigkeit. Deshalb zeitig zu Bett und früh aus den Federn! Ob eine Fastenkur ein Erfolg oder Mißerfolg wird, hängt weitgehend davon ab, wie sie beendet und der Wiederaufbau durchgeführt wird. Grundsätzlich sollte die Zahl der Aufbautage etwa ein Drittel der Fastentage betragen in Anbetracht der Tatsache, daß die Funktion der Verdauungsorgane und damit die Produktion der Verdauungssäfte nach Beendigung der Fastenzeit erst langsam wieder in Gang kommt. Um unnötige Beschwerden zu vermeiden und den Erfolg der Fastenkur nicht in Frage zu stellen, sollten die drei Hauptregeln des Fastenbrechens in der Aufbauphase unbedingt beachtet werden:

1. Langsam essen und sehr gründlich kauen. Die Verdauung beginnt bereits im Mund.

2. Niemals überessen, auch nicht aus Freude darüber, daß die Fastenzeit beendet ist.

3. Genügend Zeit lassen bis zum langsamen Übergang zu einer biologischen Vollwertkost unter Vermeidung von Rückfällen in die früheren falschen Ernährungsgewohnheiten.

Danach sollte der Speiseplan für den langsamen Wiederaufbau und den Übergang zu einer vollwertigen Kost etwa wie folgt aussehen:

1. Tag:

Morgens	ein bis zwei Tassen Kräutertee, wenn gewünscht mit Honig
Vormittags	ein vollreifer Apfel
Mittags	ein Teller Gemüsesuppe, anstelle der bisherigen Gemüsebrühe
Nachmittags	ein vollreifer Apfel
Abends	ein Teller Kartoffel-Gemüsesuppe mit einem Eßlöffel geschrotetem Leinsamen zur Aktivierung der Darmtätigkeit, Kräutertee nach Belieben

2. Tag:

Morgens	ein bis zwei Tassen Kräutertee
Vormittags	zwei bis drei eingeweichte Backpflaumen oder Feigen (mit dem Einweichwasser) zusammen mit einem Eßlöffel des miteingeweichten Leinsamenschrotes
Mittags	Blattsalat oder Gemüserohkost, ein bis zwei Pellkartoffeln
Nachmittags	ein Apfel zusammen mit einigen Nüssen oder Mandeln oder Sonnenblumenkernen
Abends	Rohkostplatte mit Pellkartoffeln, Quark und etwas kaltgepreßtem Leinöl Kräutertee nach Belieben

3. Tag:

Morgens	ein großes Glas Kartoffel-Gemüsebrühe mit einem Eßlöffel eingeweichtem Leinsamenschrot
Vormittags	ein Teller Dickmilch, schwedische Langmilch oder eine andere Sauermilch mit zwei Eßlöffeln frisch geschrotetem Leinsamen, getrockneten Weinbeeren, zerschnittenen Datteln oder Feigen, gehackten Nüssen, Pinienkernen oder Sonnenblumenkernen. Dazu Frischobst aus biologischem Anbau je nach Jahreszeit.
Mittags	gemischte Salatplatte, zubereitet mit einer der im Rezeptanhang vorgeschlagenen Salatsoßen, danach gedünstetes oder gedämpftes Gemüse mit Vollreis oder Hirse und etwas Pflanzenfleisch.
Abends	Vollkornmüsli mit Nüssen, Trockenobst und ein bis zwei Eßlöffeln frisch geschrotetem Leinsamen, dazu Milchmixgetränke ohne Früchte (siehe Rezeptanhang) Wenn gewünscht, etwas später Kräutertee

4. Tag: Allmählicher Übergang auf Vollwertkost. Je länger eine Fastenkur gedauert hat, um so länger sollte auch die Übergangszeit sein. In diesen Fällen kann man z. B. zwei oder drei Tage lang jeweils den Speiseplan des ersten, dann des zweiten und schließlich des dritten Aufbautages befolgen und dann nach und nach auf Vollwertkost übergehen.

Um den größten Nutzen aus der Fastenkur zu ziehen, ist es von äußerster Wichtigkeit, daß eine vollwertige Kost, bestehend aus einer lebendigen biologisch gezogenen, ungespritzten Nahrung aufrechterhalten wird. Sie wird dem Körper alle lebensnotwendigen heilenden und aufbauenden Kräfte zuführen und ihn mit allen erforderlichen Nährstoffen versorgen. Dadurch werden die reinigenden, regenerierenden und verjüngenden Maßnahmen, die durch das Fasten eingeleitet wurden, fortgesetzt.
Wenn im Vorhergehenden ausgiebig und eindringlich auf die Bedeutung der Ernährung und Lebensweise für Gesundheit, Wohlbefinden und Leistungsfähigkeit hingewiesen wurde, so deshalb, weil diese Faktoren, zusammen mit der zeitweisen freiwilligen Nahrungsenthaltung, Krankheiten verhüten, den überwiegenden Teil aller ärztlichen Behandlungen überflüssig machen und dem Patienten unnötige Schmerzen und qualvolle Leiden ersparen kann.
„Nichts, was aus einer Klinik oder einem Reagenzglas kommt", betont der Hamburger Publizist Albert Giercke, „wird auch nur annähernd so stark zu einem allgemein besseren Gesundheitszustand beitragen, wie individuelle Selbst-Behandlung in Form vernünftiger Lebensweise."
Schon Paracelsus betonte den hippokratischen Gedanken:
„Die Nahrung soll euer Heilmittel sein und die Heilmittel sollen eure Nahrung sein", während das uralte Prinzip des Abbaues, der Ausscheidung und der körperlichen Reinigung durch Fasten mit dem anschließenden Wiederaufbau und der seelisch-geistigen Erneuerung der jahrtausendealten Forderung und Erfahrung aller erfolgreichen Ärzte entspricht: „Heilen heißt reinigen."

Heilkunst in der medizingeschichtlichen Vergangenheit

Arzt und Behandler waren Diener der Natur bei allen Völkern der Welt

Zweifellos kennen und kannten die Medizinmänner und Eingeborenen Nord- und Südamerikas, der afrikanischen Völkerstämme, der Einwohner des nahen und fernen Ostens und der asiatischen Steppe eine Unzahl hochwirksamer Heilmittel und Behandlungsmethoden, die erst zum Teil entdeckt und übernommen worden sind.

Erinnert sei nur an die China- und Condurangorinde, an das Guajakharz, die Tabak- und Jaborandiblätter, an Opium, Sarsaparilla, Damiana, Muira puama, Podophyllum, Hydrastis, Ginseng, Eleutherokokkus, an die Schlangen- und Spinnengifte und viele andere, ohne die eine erfolgreiche und umfassende Heilkunst und Heilkunde nicht denkbar wäre.

Aschner berichtet von afrikanischen Völkerstämmen, die z. B. schmerzhafte Arthritiden, Rheumatismus und Neuralgien erfolgreich mit dem hautreizenden Saft von Dornen und anderen Pflanzen behandeln. Dazu gehören u. a. die Blätter des Manzanillabaumes, die Früchte von Anacardium (der ostindischen Elephantenlaus) u. a.

Neben den Verfahren der Ableitung über die Haut waren den primitiven Völkern schon die verschiedenen Formen der Blutentziehung bekannt. Ebenso werden Brech- und Abführmittel seit Urzeiten von primitiven Völkern bei zahlreichen Erkrankungen mit erstaunlichen Heilerfolgen angewendet, z. B. bei Entzündungen, rheumatischen Leiden, Asthma, Hautkrankheiten usw. Überraschend ist in diesem Zusammenhang die Feststellung, daß die in allen Ländern der Erde zu den verschiedensten Zeitepochen gemachten Beobachtungen und Erfahrungen bis auf unbedeutende Abweichungen eine verblüffende Übereinstimmung erkennen lassen.

In dem 1552 vor Christus geschriebenen Papyrus von Theben werden bereits mehr als 700 der ägyptischen Medizin bekannte Heilmittel erwähnt, von denen viele auch heute noch verwendet werden, wie z. B.

das Bilsenkraut, der Enzian, das Rizinusöl, das Opium, der Kalmus, die Meerzwiebel usw.

Die von allen Völkern in allen Zeitepochen angewandten Methoden der Körperreinigung durch Schwitzen oder Hautreizung, durch Einläufe oder Abführen, durch Brechmittel, Blutentziehungen usw. waren auch den Ägyptern bereits bekannt.

Von einer fast neuzeitlichen Reflextherapie mit Hilfe des Glüheisens und von diversen Hautreizmethoden wird bereits in der altindischen Medizin berichtet, ebenso von der Anwendung von pflanzlichen Laugen sowie Quecksilber- und Goldverbindungen insbesondere bei Gelenkrheuma. Daneben wird von pflanzlichen Brech- und Abführmitteln sowie von emmenagogen (die Regel fördernden) Wirkstoffen und Hautreizmethoden in der indischen Heilkunst ausgiebig und mit Erfolg Gebrauch gemacht.

Wie das Studium der griechischen Geschichte der Medizin zeigt, war im alten Griechenland zunächst der Beruf des Arztes gleichbedeutend mit dem des eingeweihten Priesters, der in dem Rufe stand, die geheimen Wege der Natur zu kennen und dadurch in der Lage war, mit einer höheren Macht in geistige Verbindung zu treten, um mit ihrer Hilfe den Kranken zu heilen.

Die gesammelten Kenntnisse und Erfahrungen wurden später u. a. an den revalisierenden Schulen von Knidos und Kos gelehrt, aus der Hippokrates, der „Vater der Heilkunst" hervorging. „Die Natur ist die Heilerin der Krankheiten", schrieb er im VI. Buch der „Epidemischen Krankheiten". Die bei der Krankenbehandlung gesammelten Erfahrungen hatten ihm gezeigt, daß die Naturheilkraft zweckmäßig und zielstrebig die Krankheit durch gesteigerte Ausscheidung verdorbener Säfte (Humoralpathologie), im Erbrechen, in der Stuhl- und Harnentleerung, im Auswurf, im Schweiß, in Blutungen aus der Nase, den Hämorrhoiden und bei der Menstruation, in Eiterungen und Hautausschlägen zu überwinden wußte.

Als Diener der Natur war für Hippokrates der Arzt verpflichtet, in weiser Voraussicht, Gerechtigkeit und Kunstfertigkeit die von der Natur beschrittenen Wege zur Heilung nachzuvollziehen und die natürlichen Heilbestrebungen zu überwachen und zu unterstützen. In den berühmt gewordenen Aphorismen, „kurze Sätze aus langer Erfahrung" genannt, kommt die von Hippokrates in der Krankenbehandlung gewonnene Sicherheit und Weisheit zum Ausdruck. Darin heißt es u. a.:

> „Melancholie muß man kräftig nach unten purgieren (abführen).“ (Aph. IV, 9)
>
> „Fehlt es über dem Zwerchfell, so gib ein Brechmittel. Fehlt es unter dem Zwerchfell, gib ein Abführmittel.“ (Aph. IV, 18)
>
> „Was Medikamente nicht heilen, heilt das Eisen (Messer). Was das Eisen nicht heilt, heilt das Feuer (die Kauterisation). Was das Feuer nicht heilt, ist unheilbar.“ (Aph. VIII, 6)

In seinen Hinweisen auf eine erfolgreiche Behandlung der Sterilität und Frigidität wird als wirksames Heilmittel das Kantharidenpulver empfohlen und unter der Vielzahl von innerlichen und äußerlichen emmenagogen (die Menstruation fördernden) Mitteln und Behandlungsmethoden Kanthariden, Helleborus, Aloe usw.

Für äußerst wichtig für die Gesundheit des weiblichen Organismus halten Hippokrates und seine Nachfolger die regelmäßigen Menstrualblutungen, die er als den naturgegebenen Aderlaß betrachtet, der ebensowenig unterdrückt werden darf wie eine Hämorrhoidalblutung, die als ein naturgewolltes Entlastungsventil anzusehen ist (goldene Ader).

In weitem Ausmaß wurden die Lehren der griechischen Heilkunst auch von der römischen Medizin übernommen. Die von ihren bedeutendsten Vertretern, Scribonius Largus und Galen, empfohlenen Heil- und Allgemeinbehandlungsmethoden entsprachen den von Hippokrates und seinen Schülern empfohlenen Anwendungen. Sie wußten diese in Form eines fortschrittlichen Neohippokratismus in ihren zahlreichen Schriften darzustellen.

Krankheiten werden nicht durch Redensarten, sondern durch Heilmittel behoben (Scribonius)

Von aktueller Bedeutung ist die Klage von Scribonius über die mangelhafte Ausbildung der damaligen Ärzte: „Es gibt manche, die nicht bloß die alten Autoren nicht kennen, durch welche unser Beruf zu solcher Vollkommenheit gelangt ist, sondern sie wagen es sogar, falsche Behauptungen gegen sie aufzubringen. Die Hauptfrage ist nicht so sehr, was die Krankheit verursacht, sondern was sie vertreibt. Krankheiten

werden nicht durch Redensarten, sondern durch Heilmittel behoben."
Genau wie heute waren auch schon zu jener Zeit die katastrophalen Folgen der Unkenntnis des im Laufe der Geschichte der Medizin erworbenen Erfahrungsschatzes und das Mißverhältnis zwischen Heilkunst und theoretisierender Wissenschaft zu beklagen.

Die von Scribonius in seinem Buche beschriebenen Heilmittel und -metoden sind außerordentlich vielseitig und für die Nachwelt auch heute noch von großem Wert, wie die von Aschner durchgeführten Nachprüfungen ergeben haben.

Bei Erkrankungen des Kopfes, wie z. B. Kopfschmerzen, Ohren- und Zahnschmerzen, Epilepsie, Schwindel usw., werden nicht, wie heute üblich, die Symptome, z. B. Kopfschmerzen mit Schmerzmitteln unterdrückt, sondern die schon von Hippokrates empfohlene „Reinigung des Kopfes" über Nase und Mund durchgeführt mit Hilfe von Nießmitteln, Reizung der Reflexzonen der Nasenschleimhaut oder durch das Kauen von speicheltreibenden Wirkstoffen, wie z. B. der Bertramswurzel (Radix pyrethri) usw.

Weiter werden eine Vielzahl pflanzlicher, mineralischer und tierischer Arzneimittel, Salben, Pflaster, Einreibungen usw. angegeben gegen Gelenkrheuma, Brustdrüsenverhärtungen, Tumoren aller Art, gegen Magen- und Darmleiden, Nierensteine und Blasenerkrankungen, gegen Gürtelrose und Ekzeme, die auch heute noch mit Erfolg angewandt werden könnten, wenn sie nicht in Vergessenheit geraten oder der Verbannung anheimgefallen wären.

Wie für Hippokrates war auch für Galen, den größten Arzt des römischen Altertums, das wichtigste Heilmittel die Heilkraft der Natur in ihren zweckmäßigen Regulationsmaßnahmen. Auch er betrachtete die Ausscheidung der „Krankheitsgifte" als eine unumgängliche Notwendigkeit, um der Selbstheilung den Weg zu bahnen. Der Arzt hatte die Pflicht, die Natur in ihren Heilbestrebungen zu unterstützen und ihr nicht durch rigorose Bekämpfung oder Unterdrückung von Krankheitssymptomen (Entzündung, Fieber, Durchfall, Erbrechen usw.) in den Arm zu fallen.

Die Ursache für das Auftreten von Krankheitssymptomen sah man nicht, wie heute, in einer von außen kommenden Infektion, sondern in einer Veränderung des Körpermilieus, insbesondere des Blutes und der

Säfte. Wie Hippokrates legte deshalb auch Galen größten Wert auf die umstimmenden und ausleerenden Behandlungsmethoden, wie Blutentziehungen, die Purgation nach oben (Brechmittel) und nach unten (Abführmittel) usw. Größte Bedeutung wurde der normalen Funktion von Leber und Galle beigemessen, wobei man schon damals klar erkannte, welch wichtige Rolle die Leber als die größte Drüse des Organismus mit vielfältigen Funktionen bei der Entgiftung und Ausscheidung von Krankheitsstoffen und der Reinigung von Blut und Säften spielt.

Dementsprechend waren zahlreiche, die Leberfunktion verbessernde und den Gallenfluß fördernde Arzneimittel im Gebrauch, wie z. B. die salinischen Abführmittel (Glaubersalz, Karlsbader Salz usw.), die Weinsteinpräparate, Kalomel, Rhabarber, Aloe, Sennesschoten, Tamarinden und viele andere.

In den zahlreichen Schriften Galens und insbesondere in seiner umfangreichen Arzneimittellehre werden eine Vielzahl bewährter Heilmethoden, Nahrungs- und Arzneimittel erwähnt, die den heute gebrauchten, meist chemisch definierten Präparaten mit ihren bedenklichen Nebenwirkungen weit überlegen sind.

Zur Medizin des Mittelalters haben vornehmlich die römisch-byzantinische, die arabische und die abendländische Heilkunde wertvolles beigetragen. Unter den klassischen Autoren ist Alexander Trallianus deshalb besonders lesenswert, weil die von ihm ausführlich beschriebenen Heilmethoden bei den verschiedensten Erkrankungen auch heute noch außerordentlich interessant und, wie Nachprüfungen ergeben haben, erfolgreich sind. Er betont, daß viele Krankheiten, wie z. B. die Migräne, das chronische Gelenkrheuma, Epilepsie, Ekzeme, Bronchialasthma, Arteriosklerose usw., nur deshalb schwer heilbar oder unheilbar erscheinen, weil man versucht, diese Krankheiten mit lokalen oder spezifischen Methoden zu kurieren bzw. ihre Symptome zu unterdrücken, statt die tiefer liegenden, auslösenden Ursachen in entfernten Körperbereichen zu erkennen und mit geeigneten Heilmitteln zu behandeln. Dazu gehörten die ausleerenden Methoden über Magen und Darm, die blutentziehenden Maßnahmen, die emmenagogen Verfahren, die Ableitung und Ausscheidung über die Haut und die Nieren, die Aktivierung der Hautatmung und die Anwendung der verschiedensten pflanzlichen und mineralischen Heilmittel, von Bädern und diätetischen Vorschriften.

Unter der mittelalterlichen Literatur der arabischen Medizin hat der „Canon des Avicenna", ein umfangreiches Lehrbuch, nahezu sechs Jahrhunderte die medizinischen Schulen von Asien und Europa beeinflußt. Es enthält zahlreiche therapeutische Ratschläge, die die heutigen Methoden der Krankenbehandlung ungemein bereichern könnten. Den Arabern verdankt die Medizin des Mittelalters die Schwefelsäure, das Glaubersalz, das Ätzkali, den Salmiak, das Sublimat, das Königswasser, die Salpetersäure, das rote Präzipitat und die pflanzlichen Arzneimittel, wie Rhabarber, Muskatnuß, Gewürznelken, Tamarinden, Kampfer, Brechnuß, Cassia, Moschus usw.

Wie aus den Lehrbüchern der mittelalterlichen Medizin des Abendlandes ersichtlich wird, steht diese völlig unter dem Einfluß der antiken Autoren, wobei nicht übersehen werden sollte, daß viele neu entwickelte Heilmethoden beschrieben und wertvolle Ratschläge für Diät und Lebensweise erteilt werden, die zum Nachteil der Kranken heute nicht mehr beachtet werden oder in Vergessenheit geraten sind. Der vielzitierte Ausspruch: „Natura sanat, medicus curat", „Die Natur heilt, der Arzt behandelt", stammt in Anlehnung an die Lehren des Hippokrates aus dieser Zeitepoche.

Jede ärztliche Tätigkeit vergebens, wenn die Naturheilkraft versagt (Paracelsus)

Von keinem Klassiker der Medizin wird nach Hippokrates die Lehre von der Heilkraft der Natur so konsequent und kompromißlos vertreten, wie von Theophrastus Bombastus von Hohenheim, genannt Paracelsus.

An der Schwelle zur Medizin der Neuzeit stehend, fordert er die von allen bestehenden Lehrmeinungen losgelöste Beobachtung der Natur, die Anwendung der einheimischen Arzneimittel und Heilpflanzen und die Übernahme der in der Volksheilkunde und Laienmedizin überlieferten Kenntnisse und Erfahrungen in die Therapie. Er betont die Bedeutung des sinnvollen Zusammenwirkens der körpereigenen Abwehrkräfte für

die Heilung und weist darauf hin, daß jede ärztliche Tätigkeit vergebens ist, wenn die Naturheilkraft versagt.
Wie aus seinen umfangreichen Werken hervorgeht, wurden von ihm zahlreiche wirksame Heilmittel in den Arzneischatz der damaligen Zeit eingereiht, so die Metalle Quecksilber, Antimon, Kupfer, Arsen, Blei und ihre Verbindungen, Harze, wie Myrrhen, Weihrauch, Mastix, Kampfer, Kolophonium usw. und eine Vielzahl von Heilkräutern, wie Symphytum, Petasites, Sabina, Virgaurea, Hypericum, Agrimonium, Arnica und so fort!
Mit Hippokrates ist er der gleichen Meinung, daß „es freventlich genug sei, Neues aufzubringen und das Alte zu verwerfen".
Gestützt auf die Lehren eines Hippokrates, Galenos und Paracelsus erkannten auch im 17. Jahrhundert die meisten Behandler die Bedeutung der Naturheilkraft für die Selbstheilvorgänge im Organismus. Einer ihrer bedeutendsten Vertreter war Thomas Sydenham, der englische Hippokrates, der in der Natur die Heilerin aller Krankheiten sah, die beständig auf die Erhaltung von Leben und Gesundheit bedacht war. Neben dem wichtigsten natürlichen Heilmittel, dem Fieber, waren für ihn die Ausscheidungen über die Ausscheidungsorgane, Blutungen, Hautausschläge, Eiterungen und Ausschwitzungen für die Heilung von größter Bedeutung.
Er betont, daß die Unterlassung des indizierten Brechmittels bei Fieber die größten, nie wieder gutzumachenden Tragödien nach sich ziehen könne. Wie Aschner berichtet, war eines seiner meist angewandten Heilmittel die Zaunrübe (Radix Bryonia), mit der er Wassersucht, chronisches Gelenkrheuma, hartnäckige Hautkrankheiten usw. mit Erfolg behandelte.

Erfahrung der besten Ärzte aller Zeiten – zuverlässige und dauerhafte Grundlage für das ärztliche Handeln (Zimmermann)

Zu den bedeutendsten Vertretern der Humoralpathologie und Anhängern der hippokratischen Lehre im 18. und beginnenden 19. Jahrhundert zählen die Kliniker Hoffman, Stahl und Boerhaave, der „holländische Hippokrates". In einer Arbeit „Über die Erfahrung in der Arzneikunst" (Zürich 1784) schreibt Zimmermann, Leibarzt am Hofe des russischen Zaren, daß in der Medizin die gesammelte und immer wieder gesichtete und nachgeprüfte Erfahrung der besten Ärzte aller Zeiten, ja der ganzen Menschheit, eine viel zuverlässigere und dauerhaftere Grundlage für das ärztliche Handeln sei, als die ständig wechselnden Theorien und Schulmeinungen, mögen sie auch noch so modern und fortschrittlich klingen.

Stoll, einer der bedeutendsten Vertreter der älteren Wiener Schule, verlangt von einem geschulten Arzt die gründliche Kenntnis der Möglichkeiten der Ausleerung von Stoffwechselschlacken und Krankheitsstoffen durch Abführmittel, Brechmittel, Schwitzen, Hautreizmethoden, Blutentziehungen usw. und das Wissen um den Schaden, der entstehen kann durch die Unterdrückung der Menstrual- oder Hämorrhoidalblutung oder durch das unvorsichtige bzw. vorzeitige Verheilen eines Ulcus cruris (Unterschenkelgeschwür) oder einer Fontanelle (künstlich unterhaltene Eiterung zwecks Ausscheidung). In seiner „Ratio Medendi" (Wien 1790) schreibt Stoll u. a.: „Menschen mit schlechter Verdauung haben eine ungenügende Hauttätigkeit. Eine enorme Zahl von Krankheiten stammt von verdorbenem Chylus (Lymphflüssigkeit) infolge von ungenügender Verdauung und Assimilation im Duodenum. Fast alle chronischen Erkrankungen entspringen von dieser Quelle sowie von krankhafter Übersäuerung der ersten Wege. Unzählige akute Krankheiten können aus derselben Ursache hergeleitet werden, ebenso fast alle Hautkrankheiten."

Auch für Hufeland, den letzten großen Hippokratiker an der Schwelle zur Neuzeit, ist die Naturheilkraft die Grundlage jener Heilkunst, zu der er sich in seinem „Enchiridion Medicum" bekennt:

„Sie ist es, welche von Hippokrates an immer das Ideal der wahren Ärzte war und, durch alle Wechsel der Schulsysteme hindurch, für die echten Praktiker geblieben ist. Sie ist es, zu welcher ich mich bekenne und von jeher bekannt habe. So gewiß es ist, daß bei jeder Heilung der Naturheilungsprozeß zu Grunde liegt und ohne denselben nicht vollbracht werden kann, ebenso gewiß ist es, daß sie durch die Kunst erleichtert, unterstützt, befördert, ja zuweilen erst möglich gemacht werden kann. Hierin liegt die Notwendigkeit und der Wert der Kunst. Die Kunst ist ewig, das System vergänglich, wir haben andere Namen, selbst andere Formen der Krankheit, andere Mittel der Heilung, andere Begriffe und

Erklärungsarten als das Altertum; aber die Heilkunst ist immer noch dieselbe, die Natur dieselbe und es bedarf noch immer derselben Eigenschaften, um ein großer Arzt zu sein, wie zu Hippokrates Zeiten."

Unglaubliche und kulturlose Mißachtung der geschichtlichen Erfahrungsmedizin und ihrer Tradition

Bis vor etwas mehr als hundert Jahren wurde das von den verschiedensten Völkern und Kulturnationen in Jahrtausenden gesammelte und überlieferte Heilwissen als kostbarer Schatz sorgfältig gehütet und in Schriften und Arzneimittellehren festgehalten. Erst der Neuzeit mit dem blinden Glauben an den Fortschritt, gekennzeichnet durch einen hemmungslosen Materialismus, der wie ein Gift zerstörend auf höhere Wertvorstellungen, sittliche Grundlagen, Kultur und Tradition einwirkt, blieb es vorbehalten, den unersetzlichen, auf das Heilen ausgerichteten in Jahrtausenden zusammengetragenen Schatz der Erfahrungsmedizin mit einer Handbewegung als „wertloses altes Gerümpel" (wie ein bekannter deutscher Kliniker es nannte) über Bord zu werfen. Diese unglaubliche und kulturlose Mißachtung der geschichtlichen Erfahrungsmedizin und ihrer Tradition hat inzwischen unzählige Kranke unnötig zu unheilbarem Siechtum und vorzeitigem oft qualvollem Sterben verdammt.

„Es wird alsdann Pflicht für den treuen Diener der Wahrheit", schreibt Hufeland, „nicht zu schweigen, sondern frei und ohne Rücksicht auf irgendeine Theorie laut zu verkünden und auszusagen, was ihm die Natur durch eine Reihe von Jahren entscheidend aussprach und bewährte. Wenn wir auch zugeben wollen, daß, wie in der politischen, so auch in der gelehrten Welt, zuweilen gewaltsame Revolutionen zur Umgestaltung notwendig sind — obwohl Evolutionen immer ein sicherer und des Vernunftganges würdigerer Weg zu sein scheinen —, so ist es um so dringender Pflicht für die, welche sich dazu berufen fühlen, das bewährte Eigentum der Wahrheit und Menschheit, was sie bisher mit Treue pflegten, aus dem Strom zu retten und der neuen Welt zu überliefern, damit es nicht untergehe und erst von neuem wieder erfunden werden müsse."

Puschmann, der Begründer der Wiener medizinhistorischen Schule, betont die Unentbehrlichkeit medizingeschichtlichen Wissens mit den

Worten: „Der Arzt, welcher die historischen Studien vernachlässigt, wird manchen Irrweg einschlagen, manche fruchtlosen Arbeiten unternehmen, weil er nicht gelernt hat, die Fehler seiner Vorgänger zu vermeiden und weil er sich daran gewöhnt hat, die Tatsachen mit dem Maßstab des engen Zeitraumes zu messen, dem er angehört.
Gewiß ist es begreiflich, daß die großen Fortschritte der modernen Wissenschaft und Technik den Blick von der Vergangenheit ablenken. Aber man sollte nicht vergessen, daß ein Baum mit den in der Erde verborgenen Wurzeln zusammenhängt und daß diese nicht von jenem getrennt werden dürfen."
Puschmann weist darauf hin, daß heute weite Gebiete der historischen Medizin vergessen und verödet liegen und ihre Dokumente unbekannt und unberührt in dem Staube der Bibliotheken ruhen. In Unkenntnis des in Jahrtausenden gesammelten kostbaren Erfahrungsschatzes wird der heutige Arzt vielfach zum Handlanger der chemisch-technischen Krankheitsindustrie degradiert, ein vielgeschäftiger, hochdotierter Arbeiter in dem von der Medizinindustrie installierten Reparaturbetrieb.
In der Medizin und insbesondere in der Heilkunst ist wahrer Fortschritt ohne Kenntnis und Beachtung der Tradition und der Erfahrungen der geschichtlichen Vergangenheit undenkbar. „Wer das Vergangene nicht ehrt und immer nur nach Neuem sucht, der täuscht sich selbst und die anderen", meint schon Hippokrates in seiner Schrift „Über die alte Medizin".
Die Geschichte der Medizin zeigt u. a., daß die erfolgreichsten Heilmethoden früherer Generationen nach den Grundsätzen der Humoralpathologie (Lehre von der Krankheitsursache durch fehlerhafte Zusammensetzung des Blutes und der Säfte) angewandt wurden. Mit ihrer Hilfe konnte unzähligen Kranken wirklich geholfen und häufig das Leben gerettet werden.

Allgemeinbehandlung und Erfahrungsheilkunde, kaum mehr üblich in der wissenschaftlichen Medizin

Nach der Verdrängung der Humoralpathologie durch die Zellularpathologie Virchows ist die Heilung zahlreicher, insbesondere chronischer Krankheiten für die klinische Medizin problematisch, wenn nicht gar unmöglich geworden, weil die zugrunde liegende Allgemeinerkrankung als tiefere Ursache nicht mehr erkannt und therapeutisch erfaßt wird. Wie in den vergangenen Jahrtausenden der Geschichte der Medizin sind heute und auch in Zukunft die Allgemeinbehandlungsmethoden für eine erfolgreiche Therapie unentbehrlich. Ohne ihren Einsatz bleiben allein angewandte örtliche Behandlungsmethoden oder das Herumbasteln an Symptomen mit unphysiologischen Maßnahmen auf die Dauer nicht nur wirkungslos, sondern gefährden womöglich das Leben und die Gesundheit des Kranken und seiner Nachkommen.

Unter Allgemeinbehandlungsmethoden verstanden die alten Ärzte die ausleerenden Verfahren, wie das Purgieren (Abführen), die Brechmittel, das Schwitzen, die Hautausleitungsmethoden, die Blutentziehungen (Aderlaß, Schröpfen, Blutegel usw.), das emmenagoge und das diuretische Verfahren, sowie die umstimmenden Anwendungen, wie die antidyscratischen (blutreinigenden), antispasmodischen (krampflösenden), tonisierenden (stärkenden), antiphlogistischen (entzündungswidrigen) und resolvierenden (auflösenden) Behandlungsmethoden.

Die genannten Verfahren sind Maßnahmen, deren sich auch die Natur bei ihrem Selbstheilbestreben bedient. Sie wurden in den verschiedenen Zeitepochen der historischen Vergangenheit von verschiedenen Völkern aus den Erfahrungen am Krankenbett entwickelt und ermöglichen es dem aufgeschlossenen Behandler in vielen Fällen, als unheilbar angesehene Erkrankungen zu heilen, denen die wissenschaftliche Medizin mit ihren symptomatischen und lokalen Methoden der Unterdrückung hilflos gegenübersteht. Mit Recht behaupten die großen Ärzte und Behandler der geschichtlichen Vergangenheit übereinstimmend, daß die Heilung einer Krankheit ohne Ausleerung der überschüssigen oder krankhaften Körpersäfte unmöglich sei.

„Heilen heißt reinigen", war die selbstverständliche Konsequenz, die sich aus den Erfahrungen und Beobachtungen am Krankenbett ergab. Die Nichtbeachtung dieses zeitlos gültigen Naturgesetzes bzw. die Unterdrückung der natürlichen Ausscheidungs- und Regenerationsvorgänge durch die vielfach üblichen unphysiologischen Maßnahmen sind die Ursache für die zahlreichen unheilbaren chronischen Krankheitszustände, die degenerativen Veränderungen, den körperlichen und seelischen

Verfall, die zunehmenden Geschwulstkrankheiten und die begleitenden Komplikationen wie Thrombosen, Embolien, Ekzeme, Asthma, Allergien usw.

Nicht allein die von den Ärzten aller Zeiten und Völker am Krankenbett gesammelten Erfahrungen und Beobachtungen, sondern auch die den Heilpraktikern, Naturheilkundigen, Laienbehandlern, Bauern, Schäfern, Kräuterweibern, primitiven Völkerstämmen usw. oft angeborene Heilbegabung und die von ihnen gehüteten Überlieferungen und Kenntnisse aus der Volksheilkunde haben den nicht hoch genug zu bewertenden Erfahrungsschatz einer lebendigen Heilkunst durch Generationen bewahrt, auf das Wertvollste bereichert und die medizinischen Außenseiter und Laienbehandler befähigt, oft geradezu Wunderheilungen dort zu vollbringen, wo die größten medizinischen Kapazitäten des In- und Auslandes versagten. Letzten Endes ist Medizin eben nicht nur Wissenschaft, sondern auch heilende Kunst, deren Wurzeln in einer ruhmreichen medizingeschichtlichen Vergangenheit zu suchen sind.

Virchows Lehre von der Zellularpathologie. Lokale symptomatische Spezialbehandlung anstelle ursächlicher Allgemeinbehandlung bedingt folgenschwere Entscheidung über Gesundheit und Krankheit, Leben und Tod des Patienten (Aschner)

Unter dem Einfluß der Lehre Virchows von der Zellularpathologie — „Es gibt keine Allgemeinkrankheiten, sondern nur lokale und Zellenkrankheiten" — gerieten die bewährten, auf der Säftelehre der Humoralpathologie fußenden Allgemeinbehandlungsmethoden mehr und mehr in Vergessenheit bzw. wurden von der fortschrittsgläubigen, die geschichtliche Tradition und Erfahrung verachtenden wissenschaftlich-technischen Experimentalmedizin der Neuzeit als „altes Gerümpel" über Bord geworfen.

Im Gegensatz zu einer jahrtausendealten ärztlichen Tradition und Erfahrung, nach der die bewährten Methoden der ursächlichen Allgemeinbehandlung jeder sonstigen Therapie vorauszugehen oder sie zumindest zu begleiten hatten, versucht eine rationalisierende, analysierende, wissenschaftlich-technische Medizin durch eine mehr oder weniger lokale Spezialbehandlung die örtlich in Erscheinung tretenden Symptome der ursächlichen Allgemeinerkrankung mit unphysiologischen, oft die Gesundheit und das Leben gefährdenden Behandlungsmethoden zu unterdrücken.

Die Mißerfolge und das Versagen auf vielen Gebieten der Diagnostik und Therapie finden so ihre Erklärung ebenso, wie das zunehmende Mißtrauen breiter Bevölkerungskreise gegenüber den in der heutigen Medizin üblichen Behandlungsmethoden mit ihren oft gefährlichen Nebenwirkungen.

In seinem „Lehrbuch der Konstitutionstherapie" schreibt Aschner: „Dieser Zustand ist aber keineswegs eine belanglose, rein akademisch-theoretische Angelegenheit, sondern zieht folgenschwere Entscheidungen über Gesundheit und Krankheit, Leben und Tod der Patienten nach sich."

Er berichtet weiter, daß z. B. die Patienten in der berühmten Klinik von Nothnagel in Wien massenhaft an Schlaganfall, Herzfehlern, Schrumpfniere, hohem Blutdruck und anderen Leiden verstarben, ohne daß man auch nur versucht hätte, ihr Leben durch die bewährten Methoden der ausleerenden und ableitenden Allgemeinbehandlung zu retten.

Die naturgemäßen Heilmethoden und ihre Widersacher

Von den Priesterärzten im Alterum über Paracelsus im Mittelalter und über Priessnitz, Schroth, Kneipp, Brauchle usw. bis hin zur Neuzeit hat sich die Naturheilkunde in einem gradlinig verlaufenden historischen Prozeß entwickelt und den jetzigen Gegebenheiten angepaßt. Dabei hat sie die Tradition uralter empirisch gewonnener Heilerfahrungen gepflegt, wertvolle Erkenntnisse und Beobachtungen der Volksmedizin übernommen bzw. weiterentwickelt und andere naturgemäße Heilmethoden, wie die Homöopathie, die Phytotherapie, die Akupunktur, die Neuraltherapie, die Diätetik usw. integriert.

Daß der in Jahrtausenden von den besten Ärzten der Welt gesammelte Erfahrungsschatz, das Wissen um die Heilkraft der Natur und die bewährten Methoden der Allgemeinbehandlung nicht ganz in Vergessenheit gerieten oder als unbrauchbar verworfen wurden, ist das große Verdienst jener Ärzte und genialen Laienpraktiker, die auch im Zeitalter der Naturwissenschaft und des technischen Fortschritts den Blick und das Fingerspitzengefühl für das segensreiche Wirken der Naturheilkraft nicht verloren hatten.

Mit Priessnitz und Schroth nimmt die Naturheilbewegung zu Beginn des 19. Jahrhunderts einen ungeahnten Aufstieg. Ganz im Sinne einer hippokratischen Medizin fordern die Naturheilkunde und ihre Anhänger die Allgemeinbehandlung des ganzen Menschen unabhängig von der örtlichen Krankheitserscheinung. Unter sorgfältiger Beobachtung des Kranken, seiner Konstitution und seiner Reaktionsfähigkeit wird die ihm innewohnende Naturheilkraft durch die dosierte Anwendung von natürlichen Reizen wie Licht, Luft, Sonne, Wasser, Wärme, Kälte, Bewegung, Entspannung, Diät usw. stimuliert und die Beantwortung des Reizes kontrolliert und behutsam gelenkt.

Als Leiter einer Naturheilanstalt wendet Rikli seit 1855 Licht-, Luft- und Sonnenbäder an und begründet sie mit den Worten: „Wasser tut's freilich, aber höher als das Wasser steht die Luft und am höchsten das Licht."

In dem von ihm gegründeten Kurort Bad Wörishofen schreibt Kneipp 1886 „Meine Wasserkur", die in zahlreichen Exemplaren verbreitet wird.
Lahmann in Dresden und Bircher-Benner in Zürich weisen auf die Bedeutung einer vorwiegend vegetarischen Diät- bzw. Rohkost als Heilnahrung hin. Durch ihren Einsatz für die Naturheilkunde und durch ihre Lehrbücher haben sich Schweninger, Klein, Schoenenberger, Kleinschroth u. a. besondere Verdienste erworben.
Im September 1927 konnte das Priessnitz-Krankenhaus in Berlin-Mahlow von Professor Schoenenberger eingeweiht werden, dessen Leitung 1929 von Brauchle übernommen wurde. Brauchles „Handbuch der Naturheilkunde" dürfte wohl das bekannteste, grundlegende Lehrbuch der Naturheilkunde sein.
Auf Grund seiner hervorragenden Kenntnisse und Erfahrungen wurde ihm später die Leitung der Klinik für Naturheilkunde am Rudolf-Heß-Krankenhaus in Dresden übertragen.
Als ihre besondere Aufgabe sahen es die Naturheilkundigen jener Zeit an, möglichst alle Schichten der Bevölkerung von der Bedeutung einer gesunden Lebensweise zu überzeugen. Auf diese Weise entwickelte sich eine eindrucksvolle Laienbewegung und ein zunehmendes Interesse breiter Kreise an den natürlichen Heilmethoden, denen sich mehr und mehr auch interessierte Ärzte anschlossen, trotz des Widerstandes der wissenschaftlichen Medizin.
Kussmal schreibt in den „Blättern für klinische Hydrotherapie 1897": „Von Hydrotherapie (Wasserheilkunde) versteht der junge Arzt, wenn er die Universität verläßt, so gut wie nichts. Er perkutiert (klopft ab) und auskuliert (horcht ab) mit großer Sicherheit, er unterscheidet mit bewaffnetem Auge mindestens ein Dutzend Bakterien und kennt sich in der chemischen Küche vortrefflich aus, die Maximaldosen der gefährlichen Alkaloide sind ihm geläufig und die Morphiumspritze begleitet ihn treu auf allen seinen Wegen; er ist nicht nur grundgelehrt, es beseelt ihn auch ein heißer Drang, zu kurieren und zu helfen. Leider widerfährt dem einen und anderen bald ein ärgerliches Mißgeschick, beschämt sieht er einen unapprobierten Wasserdoktor eine glückliche Kur verrichten, die ihm nicht gelungen ist. Es läßt sich nicht leugnen, der Glaube an das Rezept ist bei den Gebildeten im Niedergang und die Zuver-

sicht zu diätischen Kurmethoden und der Heilkraft des Wassers im Steigen. Auch die unteren Schichten beginnen einzusehen, wieviel sich mit Luft, Wasser und Regelung der Lebensweise ohne Arzneien ausrichten läßt. In weiten Kreisen ist sogar ein Mißtrauen gegen die Arzneimittel, selbst die wirksamsten und durch nichts zu ersetzenden, herrschend geworden."

Honigmann sagt in „Ärztliche Lebensfragen 1913":

„Wie viele von denen, die beim Kurpfuscher ihr letztes Heil suchen, haben von den Ärzten Steine statt Brot bekommen, und sind nicht viele approbierte Mediziner, die, ohne daran zu denken, daß sie einen kranken Menschen vor sich haben, irgendeine oberflächlich diagnostizierte Krankheit nach einem wissenschaftlichen Schema behandeln, viel schlimmer als die schlimmsten Kurpfuscher? Das sollten die bedenken, die die Ausrottung des Kurpfuscherübels durch Gesetze und verstärkte kriminelle Wachsamkeit gegen die Tätigkeit dieser Afterheilkünstler oder durch Aufklärung im exakt wissenschaftlichen Sinne zu erreichen suchen.

Sie sollten sich lieber selbst an die Brust schlagen und darüber nachdenken, ob wirklich nur die Dummheit des Publikums und die Schlechtigkeit der Kurpfuscher Gegenstand der Bekämpfung sein muß oder ob nicht vielleicht der dritte und schlimmste Feind in ihren eigenen Reihen sitzt."

Ohne bewährte Allgemeinbehandlungsmethoden kein Erfolg am Krankenbett

Als Gegenreaktion auf dogmatische Intoleranz ist glücklicherweise heute wieder ein zunehmendes Interesse zahlreicher Ärzte an den bewährten Allgemeinbehandlungsmethoden aus der ruhmreichen Geschichte der Medizin im Sinne eines Neo-Hippokratismus, an den nebenwirkungsfreien naturgemäßen Heilmethoden und an einer sinnvollen biologischen Therapie der Krankheitsursache zu beobachten. Diese erfreuliche Entwicklung hat u. a. zur Folge, daß heute eine Vielzahl bewährter biologischer Heilmittel dem Kranken zur Verfügung stehen und verordnet werden können. Natürliche Heilmittel haben die Fähigkeit, die heilenden Kräfte der Natur in lebenden Organismen wirksam werden zu lassen und die Selbstheilkraft und körpereigene Abwehr zu aktivieren. Hierbei gilt der Grundsatz, daß schwache Reize die Lebens- und Selbstheilkräfte des Organismus anregen, starke Reize sie hemmen und stärkste Reize sie aufheben. Bekanntlich kann z. B. ein dosiert und gezielt gesetzter Wärme- oder Kältereiz erstaunliche Heilreaktionen einleiten, während stärkste Hitze oder Kälte tödliche Verbrennungen oder Erfrierungen zur Folge haben. Die Mißachtung des als „Arndt-Schulzsches Reizgesetz" bekannten Naturphänomens in der täglichen Praxis, insbesondere hinsichtlich der Verordnung stark wirkender chemischer Konzentrate, ist eine der Hauptursachen für die ständig zunehmenden Therapieschäden und die Mißerfolge bei der Behandlung akuter und chronischer Gesundheitsstörungen.

Nachdem man es bis zum heutigen Tage verstanden hat, die Errichtung eines Lehrstuhles für naturgemäße Heilmethoden zu verhindern, ist es verständlicherweise schwer für den vorwiegend wissenschaftlich geschulten Arzt, die hinter den diagnostisch faßbaren Symptomen verborgene Krankheitsursache zu erkennen und über die steuernden Regulationen eine ursächliche Allgemeinbehandlung einzuleiten. Für den Erfolg am Krankenbett ist jedoch die Kenntnis der von den besten Ärzten und Behandlern der Welt im Laufe von Jahrtausenden erprobten und bewährten Verfahren von entscheidender Bedeutung. Zu diesen bewährten Allgemeinbehandlungsmethoden gehören u. a.:

1. Die in der Naturheilkunde üblichen Anwendungen:
   Die Reiztherapie mit Luft, Licht, Sonne, Wasser, Wärme und Kälte, Bewegung und Ruhe, Fasten und Diät, Massage, Entspannung usw.

2. Die ausleerenden Behandlungsmethoden:
   a) die Reinigung über Magen und Darm durch Abführen, Erbrechen oder Klistiere.
   b) die Ausschwemmung über Nieren und Blase durch diuretische (harntreibende) Maßnahmen.
   c) die Ausscheidung über die Haut durch schweißtreibende Anwendungen.
   d) die Blutentziehungen durch Aderlaß, blutiges und unblutiges Schröpfen, Blutegel usw.
   e) die emmenagogen (menstruationsfördernden) Verfahren.

3. Die ableitenden Methoden über die Haut mit Hilfe von künstlichen Ekzemen, Cantharidenpflastern (blasenziehenden Pflastern), Fontanellen (künstlich erzeugtes und als ständiges Ableitungsventil unterhaltenes Geschwür), Kauterisation (Anwendung des Glüheisens zwecks Ableitung), Baunscheidtverfahren (pustelerzeugende Einreibung mit einem hautreizenden Öl nach Stichelung der Haut über der erkrankten oder schmerzenden Körperregion) usw.

4. Die Reflexzonentherapie durch Massagen (Fußsohlenreflexmassage usw.), die Akupunktur, die Neuraltherapie usw.

5. Die medikamentöse Therapie:
   a) mit Mineralsalzen, Spurenelementen, Vitaminen, Enzymen usw.
   b) mit Heilpflanzen (Phytotherapie).
   c) mit homöopathischen Präparaten usw.

6. Die Behandlung mit menschlichen und tierischen Zellen.

7. Die Therapie mit Sauerstoff und Ozon.

8. Die Symbioselenkung mit Hilfe der für den menschlichen Organismus lebensnotwendigen physiologischen Bakterien (Symbionten) usw.

9. Die Psychotherapie, Hypnose, Meditation, geistige Heilung usw.

Von der Erfahrung, der Beobachtungsgabe und dem Fingerspitzengefühl des Behandlers hängt es ab, welche der angegebenen Behandlungsmethoden jeweils anzuwenden ist.
Die Art, der Zeitpunkt und die Dauer der Behandlung wird hierbei weitgehend bestimmt von der Konstitution des Kranken, dem Krankheitszustand und der Reaktion des Betreffenden. So wird man bei einem Sympathikotoniker vorwiegend entspannende und sedierende Maßnahmen ergreifen, während bei einem Vagotoniker mehr die Anwendung anregender und tonisierender Maßnahmen angezeigt ist. Entzündlich verlaufende Krankheitszustände erfordern den Einsatz antiphlogisti-

scher (entzündungswidriger) Methoden, während Verhärtungen, Ablagerungen, Steinbildungen, Fettdepots, Ödeme (Wasseransammlungen), Thrombosen (Blutpfropfbildung durch Blutgerinnung), Exsudate (durch Entzündung bedingter Austritt von Flüssigkeit und Zellen aus den Blutgefäßen und Lymphbahnen), Tumoren (Geschwülste) usw., die Verwendung von resolvierenden (erweichenden, auflösenden und die Resorption fördernden) Mitteln verlangen.

Medizin — Wissenschaft oder heilende Kunst

Dienende Forschung statt anmaßender Überheblichkeit

Kaum jemand wird ernstlich den Wert und die Leistungen wissenschaftlicher Forschung sowie ihre hervorragenden Ergebnisse und Verdienste bestreiten wollen.

Auf medizinischem Gebiete sollte die Wissenschaft dem Behandler und seinen Kranken dienen, getreu der schon von Hippokrates erhobenen Forderung, daß das Wohl des Kranken oberstes Gesetz sein müsse.

In demütiger Bescheidenheit und Ehrfurcht vor der verstandesmäßig nicht faßbaren Größe einer kosmischen Weisheit, die sich in den Gesetzen des Lebendigen offenbart, hat die Forschung die Aufgabe, der Natur auf ihren oft verborgenen Wegen zu folgen, um ihr Wirken und Walten zu ergründen und die Ergebnisse dem Kranken dienstbar zu machen. Ob und in welchem Umfange wissenschaftliche Forschungsergebnisse, Experimente oder Untersuchungen dem praktisch tätigen Arzte bei seiner Aufgabe zu helfen und zu heilen dienlich sein können, hängt davon ab, ob die Forschung bereits soweit fortgeschritten ist, daß sie die am Krankenbett gemachten Beobachtungen und Erfahrungen zu bestätigen vermag. Ist die Wissenschaft noch nicht in der Lage, nachzuweisen, wie und warum die mit bewährten Behandlungsmethoden erzielten Heilerfolge zustande kommen, so ist dies für den praktizierenden Arzt, den Behandler und vor allen Dingen für den Kranken völlig unmaßgeblich. Über die Art und Durchführung der Therapie hat der Praktiker allein zu entscheiden, nach Maßgabe der am Krankenbett gemachten Erfahrungen und unabhängig von der jeweils verkündeten Lehrmeinung oder den Interessen anderer. „Der Auftrag des Arztes ist nicht messen, sondern heilen, auch wenn der Verstand nicht mehr mitkommt", betont Huneke.

Wenn man allerdings mit dogmatischer Intoleranz, Überheblichkeit und krankhaftem Geltungsbedürfnis sich anmaßt, am Krankenbett erzielte Heilerfolge als nicht wissenschaftlich anerkannt abzulehnen, so ist das ein alarmierendes Zeichen für das Ausmaß der Krise in der Medi-

zin und der Beeinträchtigung des Verhältnisses zwischen Behandler und wissenschaftlicher Forschung.
Dabei sollten sich jene noch im nackten Materialismus befangenen Wissenschaftler, die so stolz auf die unerschütterlichen Fundamente ihres Denkgebäudes sind, darüber im klaren sein, daß diese Fundamente lediglich auf Annahme und Glauben beruhen. Auf dem Glauben und der Annahme nämlich, daß nur das existiert, was man sehen, messen und wiegen kann.
Auf diese Weise gewonnene wissenschaftliche Ergebnisse können für den Kranken insofern lebensgefährliche Folgen haben, als sie die sich der messenden Forschung entziehenden Lebensvorgänge nicht zu erkennen vermögen.
Wissenschaftlicher Hochmut und mangelnde Ehrfurcht vor den verstandesmäßig nicht erklärbaren Gesetzen des Lebendigen sind im wesentlichen der Grund dafür, daß Heilkunst für die messende Forschung keine Existenzberechtigung mehr hat. Nach Huneke „gilt der heilende Arzt nicht mehr, der Untersuchungstechniker ist alles". In drastischen Worten hat schon Hippokrates in seinen Auslassungen über den Wert der alten Medizin die herrschende Arroganz in der Wissenschaft gegeißelt: „Die Heilkunst hat die Kranken von ihren Leiden gänzlich zu befreien. Erklärungen mögen andere besser geben, dadurch beweist man nur die Geschwätzigkeit seiner Zunge", womit er sagen wollte, daß es wichtiger sei, den Kranken zu heilen, als sich in wissenschaftlichen Spekulationen oder analysierenden Interpretationen zu ergehen.
Die medizinische Wissenschaft und Forschung hat dem Arzt und Behandler zu dienen und die von diesem am Krankenbett gemachten Beobachtungen, Erfahrungen und Denkanstöße zu verwerten und nicht umgekehrt. Zu helfen und zu heilen, das Leben zu schützen und zu erhalten ist oberste Aufgabe des Arztes und Behandlers. Als Priester und Diener einer höheren Ordnung hat er unabhängig zu sein, nicht nur vom Streit der wissenschaftlichen Meinungen, sondern auch von kleinlichem Streben nach irdischer Macht, materiellem Gewinn und wissenschaftlicher Anerkennung.
Auch Aschner weist in seinem Lehrbuch der Konstitutionstherapie darauf hin, daß es entgegen dem Grundsatz, daß das Heilen der edelste Teil der Medizin ist, oft in der wissenschaftlichen Medizin zum guten Ton

gehört, in erster Linie ein glänzender Diagnostiker und Forscher zu sein und die Durchführung der Therapie als weniger rühmlich und uninteressant dem Behandler zu überlassen. Immer wieder betonen bedeutende Ärzte der Gegenwart und die großen medizinischen Klassiker der Vergangenheit, wie Hippokrates, Galen, Paracelsus, Boerhaave, Hufeland usw., daß die Medizin in erster Linie eine Erfahrungswissenschaft, das heißt das Ergebnis jahrtausendelang gesammelter Beobachtungen ist und daß das geheimnisvolle Wirken der Natur im menschlichen Organismus nicht mit den analytischen und technischen Methoden der Physik und Chemie erforscht und erklärt werden kann. Im Heilungsvorgang wird das Wirken des Lebendigen sichtbar, das mit dem messenden Verstande nicht zu begreifen ist.

Heilung wissenschaftlich nicht anerkannt

Man kann jene Forscher, die davon nichts wissen oder wissen wollen, nicht daran hindern, alles abzulehnen, was sie aus eng begrenzter wissenschaftlicher Sicht nicht begreifen können. Man muß sie aber in ihre Schranken verweisen, wenn sie mit mutwilliger und bösartiger Verleumdung andersdenkende erfolgreiche Praktiker als Schwindler und Scharlatane bezeichnen und anstelle von Therapiefreiheit in dogmatischer Unduldsamkeit die schrankenlose Freiheit für sich beanspruchen, allein zu entscheiden, was als wissenschaftlich anerkannt und zugelassen am Krankenbett verordnet werden darf.
Das führt dann im Extrem dazu, daß erfolgreiche Heilmethoden, ja selbst nachweislich lebensrettende Anwendungen bei lebensbedrohlichen Erkrankungen wissenschaftlich nicht anerkannt und die Kosten nicht erstattet werden, weil die Heilung mit wissenschaftlich nicht begründeten Behandlungsmethoden erreicht wurde.
Fehlt nur noch ein Gesetz, nach dem der Staat dem Patienten verbietet, mit Hilfe von nicht anerkannten Heilmethoden gesund zu werden. Womöglich ist der aufsässige Kranke sogar noch der Meinung, daß es besser sei, mit Hilfe einer wissenschaftlich nicht anerkannten Behandlung gesund zu werden, als trotz einer anerkannten Therapie ins Gras zu beißen. Wenn von wissenschaftlicher Seite womöglich der Standpunkt vertreten wird, daß es besser sei, auf eine Heilung zu verzichten, als Heil-

mittel anzuwenden, die wissenschaftlich nicht anerkannt sind, so widerspricht dies allen Grundsätzen ärztlicher Ethik und der vornehmlichen Aufgabe des Behandlers zu helfen und zu heilen. Der dogmatisch erhobene Anspruch auf Alleingeltung und Alleinbestimmung und die damit verbundene Bedrohung der Meinungsfreiheit sowie der Freiheit von Forschung und Lehre muß mit aller Entschiedenheit zurückgewiesen werden. Auch in der wissenschaftlichen Medizin entscheidet allein der Erfolg am Krankenbett darüber, ob ein von der Forschung erzieltes Ergebnis anerkannt werden kann oder nicht. Es lohnt zwar nicht, sich mit jenen anzulegen, die nur das glauben und anerkennen, was man sehen, wiegen und messen kann. Man muß aber dringend vor ihnen warnen, wenn sie sich das Recht herausnehmen, ausschließlich jene Symptomunterdrückungsmethoden als wissenschaftlich anerkannt zu deklarieren, die mit zum Teil gefährlichen Nebenwirkungen behaftet sind.

Prof. A. M. Klaus Müller schreibt in seinem Buch „Die präparierte Zeit“: „Ich würde hier nicht so kritische Worte verlieren, wenn es nicht offensichtlich wäre, daß heute inmitten der universitären Medizin ein blinder Dogmatismus sein Unwesen treibt, der durchaus fruchtbare Ansätze zu anderen Strategien des Heilens ins Abseitige und Sektiererische verweist, um sich dann über die Form der Repräsentanz heuchlerisch erheben zu können. Die wissenschaftliche Medizin hat noch nicht die Probe bestanden, daß sie sich anderen Denkanstößen aus dem Gesamtbereich der Heilkunde unbefangen zu stellen vermag.“ Etwas weiter heißt es: „Womit hängt dieser Mangel in der Medizin zusammen? Wohl vor allem damit, daß die Medizin in einem bestimmten Stadium ihrer Entwicklung ihre Methoden sich von der Chemie und Physik hat vorschreiben lassen.“

In diesem Zusammenhang ist die Stellungnahme des Bundesgerichtshofes interessant, der im Rahmen einer gerichtlichen Entscheidung den Standpunkt vertrat, daß der von medizinischer Seite geprägte Begriff der „wissenschaftlichen Anerkennung“ für die Rechtsprechung nicht verbindlich sei. Solange der Nachweis medizinischer Richtigkeit nicht exakt geführt werden könne, z. B. infolge unzureichender Erforschung der Krankheitsursache, habe jede Art der Behandlung einschließlich der alternativen, d. h. wissenschaftlich nicht anerkannten Behandlungsme-

thoden, experimentellen Charakter. In all diesen Fällen müsse der jeweiligen Sachlage entsprechend entschieden werden.
Das heißt also, daß der Begriff der wissenschaftlichen Anerkennung jeder Rechtsgrundlage entbehrt und der Anspruch von „Fachleuten", allein zu entscheiden, was wissenschaftlich anerkannt werden kann, auch schon aus diesem Grunde zurückgewiesen werden muß. Bekannt ist wohl auch bisher keine Behörde, Körperschaft des öffentlichen Rechts oder sonstige Institution, die autorisiert wäre, das Gütesiegel der wissenschaftlichen Anerkennung zu gewähren oder zu versagen. Das Bundesgerichts-Urteil sollte jenen Krankenkassen ins Stammbuch geschrieben werden, die sich bei der Ablehnung der Kostenerstattung so gern darauf berufen, daß die durchgeführte Behandlung mit wissenschaftlich nicht anerkannten Mitteln und Methoden durchgeführt wurde.
Würden (oder müßten) sie ihre Entscheidungen nicht von der Wissenschaftlichkeitsklausel, sondern könnten sie von der Erfolgsklausel (in bezug auf den Erfolg am Krankenbett) abhängig machen, wäre es wahrscheinlich möglich, große Summen einzusparen, nicht zuletzt auch im Interesse der Krankenkassen. Im Gegensatz zum Geheilten kostet ein chronisch Kranker erfahrungsgemäß eine Menge Geld.
Im übrigen hat auch das Bundessozialgericht inzwischen den Krankenkassen bedeutet, daß den Versicherten die Erstattung der Kosten alternativer Behandlungsmethoden nicht deshalb verweigert werden dürfe, weil diese noch nicht wissenschaftlich allgemein anerkannt seien.

Kampf gegen die Natur und die natürlichen Heilmethoden — Streit um die Wirksamkeit

Die natürlichen Heilmethoden, von den dogmatischen Vertretern der wissenschaftlichen Medizin als unwissenschaftlich, unwirksam, auf Aberglauben und Suggestion beruhend verspottet, zeigen keine Therapieschäden und symptomunterdrückenden Sofortwirkungen. Ihr entscheidender Vorteil, bei richtiger Anwendung, ist der Erfolg am Krankenbett, d. h. die Ausheilung der Erkrankung, oft genug nach jahre- oder jahrzehntelangen vergeblichen Bemühungen von seiten der wissenschaftlichen Medizin.

Kein Wunder, daß immer mehr Menschen Wert darauf legen, im Falle einer Erkrankung mit naturgemäßen Heilmethoden behandelt und geheilt zu werden. Verständlich, daß von jener Seite, die den totalitären Anspruch auf Alleingeltung erhebt, alles unternommen wird, um nachzuweisen, daß auch Naturheilmittel Nebenwirkungen aufweisen können. Mit dem Hinweis darauf, daß z. B. pflanzliche und andere biologische Wirkstoffe in starken Konzentrationen Krankheiten verursachen können, wird seit Jahrzehnten immer wieder versucht, bewährte natürliche Heilmittel als mißliebige Konkurrenz vom Markt zu verdrängen, zum Schaden hilfesuchender Patienten. Geflissentlich wird hierbei übersehen, daß es schon zumindest seit Paracelsus bekannt ist, daß es von der Dosierung abhängt, ob ein Naturstoff giftig ist oder nicht.
So wird einerseits auf die angeblichen Gefahren bei der Anwendung natürlicher Heilmittel hingewiesen, andererseits aber ihre Wirksamkeit bestritten. „Das Ziel einer Gruppe der Technokraten und der ihnen hörigen Ärzte ist es offensichtlich", so schreibt Mommsen, „wie aus zahlreichen abgelaufenen politischen Aktionen ersehen werden kann, die Naturheilmittel mit der Zeit vom Arzneimittelmarkt verschwinden zu lassen, wobei die Tendenz besteht, nicht erfüllbare Bedingungen zum ‚objektiven' Nachweis ihrer Wirksamkeit, wie man sagt, an die Zulassung zu binden."
Der Direktor der Weleda A.G. meint: „Das geschieht, obgleich wissenschaftliche Untersuchungen und die vielfältigen ärztlichen Erfahrungen die Wirksamkeit der Präparate bestätigt haben. Als Hauptgrund wird angegeben, daß der Bürger und Patient vor unwirksamen und schädlichen Arzneimitteln geschützt werden müsse. Der Staat also entscheidet, was zum Wohle und Nutzen seiner Bürger ist, der Bürger selber ist unmündig. Auch die Ärzte haben, um bei dem erwähnten Beispiel zu bleiben, ihre therapeutische Freiheit in diesem Falle verloren. Dadurch wird zugleich das Vertrauensverhältnis zwischen Arzt und Patient indirekt beeinflußt. Freilich kann man sich darauf berufen, daß die Bürger immer wieder den Staat auffordern, er möge für mehr Arzneimittelsicherheit sorgen. Wenn in Zukunft den Bürgern unseres Landes die Naturheilmittel erhalten bleiben sollen, wird es darauf ankommen, daß der mündige Bürger den verantwortlichen staatlichen Organen direkt deutlich macht, daß er solche Bevormundungen des Staates nicht wünscht.

Denn nicht der Staat heilt einen Patienten, sondern der Arzt, dem sein Vertrauen gilt. Dieser muß in Übereinstimmung mit dem Patienten entscheiden, welches Heilmittel bei einer Krankheit zu Hilfe genommen werden soll."

„Man braucht sich nur die Frage zu stellen", betont Mommsen, „aus welchem Grunde ein Teil der Wissenschaft ein Interesse daran haben kann, auf gesetzlichem Wege die Beseitigung eines Gegners anzustreben und sein inquisitorisches Bemühen auf diesen Weg des Rechts auszudehnen, mit der vorgeschützten Begründung, den Patienten vor den natürlichen, in ihrem Sinne aber unwirksamen Arzneien zu schützen. Der ursprünglich anders geplante, jetzt modifizierte Arzneimittelgesetzentwurf ist ein typisches Beispiel, wie falsches Denken, nämlich das analytisch-naturwissenschaftliche, im Bereich des Lebendigen zu falschen Handlungen führt und der These von Illich, daß die moderne Medizin ein Feind der Gesundheit ist, weitere Nahrung gibt, außerdem die Kostenexplosion im Gesundheitswesen weiter anheizt, weil echte Gesundheit in der ‚technokratischen Medizin' nicht bekannt ist und daher auch nicht angestrebt werden kann. Das naturwissenschaftliche Zeitalter, in dessen Endstadium wir leben, tendiert trotz Demokratie zu neuen Formen der geistigen Vergewaltigung von Menschen, die eine den Herrschaftsstrukturen evtl. nicht genehme Meinung vertreten.

Eine bisher noch kleine Minderheit der geistigen Führungsschicht hat die Situation richtig erkannt und kämpft für die Belange des Lebens und ihre gerechte Berücksichtigung. Gegen diese richten sich die inquisitorischen Methoden, welche bestimmte Technokraten anwenden. Dazu gehört Diffamierung und Herabsetzung des Ansehens der Lebensschützer, Vorbringen von Scheinargumenten, sogar rechtliche Verfolgung wegen Geschäftsschädigung und anderes. Dieser Trend hat zu dem furchtbaren Satz eines Kämpfers für das Leben geführt, daß die moderne Medizin zum schlimmsten Feind der Gesundheit geworden ist (Illich)."

Der Geschäftsführer des Bundesverbandes der Heilmittelindustrie, Bernd Eberwein, führt in der Naturheilpraxis 1/83 u. a. aus:

„Es gibt Schulpharmakologen, die durchsetzen möchten, daß nur die stark wirksamen Medikamente eingesetzt werden dürfen und dabei noch möglichst nur in Monopräparaten und nur solche mit pharmakologisch gesicherter Wirkung, sowohl im Tierversuch als auch im kontrollierten klinischen Versuch, möglichst doppelblind. Alle nicht in dieser Weise geprüften Mittel sollten mit Hilfe des Arzneimittelgesetzes verboten werden. Publizisten greifen gern den Faden auf, es wird von notwendiger Bereinigung des Arzneimittelmarktes geredet, das Sortiment sei nicht zu übersehen, es bestehe keine Markttransparenz, das freie marktwirtschaftliche Prinzip funktioniere nicht, wirkungslose Arzneimittel belasteten die Krankenkassen und gefährdeten zugleich den Patienten usw."

Das heißt also, die biologischen Heilmittel sind nicht nur wirkungslos, sondern belasten sowohl den Arzneimittelmarkt als auch die Krankenkassen und gefährden zugleich den Patienten. Will man tatsächlich einer ungläubig staunenden Öffentlichkeit und den leidenden Kranken weismachen, daß die angeblich wirkungslosen Naturheilmittel den Patienten mehr gefährden als jene den Markt überschwemmenden Arzneichemikalien, die nachweislich in vielen Fällen schwere Gesundheitsschäden und vereinzelt sogar den Tod von Patienten verursacht haben? Will man wirklich behaupten, daß seit Jahrtausenden bewährte und geschätzte Heilpflanzen plötzlich so gefährliche Eigenschaften entwickeln, daß man ihre weitere Anwendung schleunigst verbieten muß?

Die Arzneipflanzenforschung, soweit sie aus chemisch-wissenschaftlicher Sicht betrieben wird, ist bemüht, die Wirkstoffe einer Pflanze zu isolieren und zu standardisieren, um dann diese Wirkstoffe nach Möglichkeit synthetisch herzustellen und in großen Mengen auf den Markt zu bringen. Von seiten der biologischen Forschung wird immer wieder darauf hingewiesen, daß isolierte und synthetisch hergestellte pflanzliche Arzneimittel schädigende Nebenwirkungen haben können, die bei Anwendung der ganzen Pflanze nicht zu beobachten sind.

Trotzdem wird immer wieder versucht, zu beweisen, daß die in weiten Kreisen beliebten unschädlichen pflanzlichen Heilmittel nicht immer harmlos sind. Zu diesem Zweck wird anhand von Tierversuchen festgestellt, daß die isolierten oder synthetisch hergestellten Wirkstoffe einer Pflanze schädigende Nebenwirkungen aufweisen. Kritiklos und in wissenschaftlich unzulässiger Weise werden die Ergebnisse aus dem Tierversuch auf die gesamte Heilpflanze und auf menschliche Verhältnisse übertragen und zum Anlaß dafür genommen, die weitere Anwendung einer oft seit Jahrtausenden bewährten Heilpflanze für die Heilung kranker Menschen zu untersagen. Während isolierte oder synthetisch hergestellte Konzentrate häufig erhebliche toxische Nebenwirkungen haben können, bewirkt die Vielzahl der Inhalt- und Ballaststoffe in der ganzen Pflanze, daß schädigende Einwirkungen bei richtiger Dosierung und bestimmungsgemäßer Anwendung ausgeschlossen sind.

In den Widerstreit der Meinungen zwischen Schulmedizin und Naturheilkunde sind zahlreiche bewährte Heilpflanzen geraten. Typisch in diesem Zusammenhang ist z. B. das Schicksal der „Aristolochia clematitis", der Osterluzei, die seit dem Altertum bis heute mit besten Heilerfolgen bei der Aktivierung immunologischer Abwehrvorgänge Verwendung findet. Im Tierversuch wurde neuerdings angeblich nachgewiesen, daß das Natriumsalz der Aristolochiasäure, ein isoliertes chemisches Konzentrat, bei Ratten Krebs erzeugen kann. Obwohl die Wirkung des Natriumsalzes der Aristolochiasäure nicht mit der der ganzen Pflanze verglichen werden kann und die Osterluzei in den mehr als zweihundert auf dem Markt befindlichen biologischen Präparaten fast ausschließlich in einer potenzierten Verdünnung von 1 zu 100 oder 1 zu 1000 angeboten wurde, stehen die die Aristolochia enthaltenden absolut unschädlichen und bewährten Heilmittel dem Hilfe suchenden Kranken nicht mehr zur Verfügung.

Eine wissenschaftlich als auch rechtlich insofern völlig unhaltbare Entscheidung, als bisher in keinem einzigen Falle der Nachweis erbracht werden konnte, daß bei bestimmungsgemäßer Anwendung und empfohlener Dosierung der Pflanze Aristolochia clematidis schädliche Nebenwirkungen zu beobachten waren. Ganz im Gegenteil wurde u. a. im Rahmen eines Forschungsprogramms zur Auffindung tumorhemmender Wirkstoffe aus Pflanzen mit dem alkoholischen Extrakt von Aristolochiawurzeln eine reproduzierbare Aktivität gegen Adenocarcinoma in 755 Tierversuchen festgestellt. Die weiteren Versuche der Wisconsin-Alumni-Forschungsstiftung ließen erkennen, daß die tumorhemmende Wirkung des Aristolochiaextraktes auf seinen Gehalt an Aristolochiasäure, die in reiner Form und höherer Dosierung toxisch wirkt, zurückzuführen ist. Durch das U. S. Cancer Chemotherapie Center erfolgte die Auswertung in Reihen-Tierversuchen auf statistischer Basis. Als positives Kriterium wurde die Reduktion des Tumorgewichtes auf 42 %

oder weniger bei einer Überlebensrate von 70 % der tumorbeimpften, mit Aristolochia behandelten Tiere erkannt. Die Autoren verwiesen auf die bemerkenswerte Tatsache, daß schon in früherer Zeit verschiedene Aristolochiaceen zur Behandlung von Tumoren verwendet wurden. Diesbezüglich seien bereits im Schrifttum der Graecoromanischen Epoche, u. a. bei Plinius, Erwähnungen anzutreffen.
Wie von Kluthe u. a. in einer Doppelblindstudie 1980 nachgewiesen wurde, konnte durch die Anwendung von 3 mal 6,3 mg Aristolochiasäure pro Tag eine eindeutige Steigerung der Phagozytosefähigkeit (Freßzellentätigkeit) von Granulozyten (weiße Blutkörperchen) und damit eine signifikante Aktivierung der körpereigenen Abwehr erreicht werden.
Nachdem sich die Mobilisierung immunologischer Abwehrvorgänge als eine hervorragende Waffe in der biologisch orientierten Krebstherapie erwiesen hat, dürfte mit der von Kluthe u. a. durchgeführten Studie ein unwiderlegbarer Beweis erbracht sein für die Unhaltbarkeit des für die Pflanze Aristolochia ausgesprochenen Zulassungsverbotes. Im Gegensatz zu diesem bestätigt die Studie einmal mehr die auch in früheren Untersuchungen nachgewiesene krebshemmende Wirkung der Pflanze Aristolochia. So werden durch den Tatsachen widersprechende rechtswidrige Fehlentscheidungen dem Kranken bewährte Heilmittel vorenthalten und einer ahnungs- und kritiklosen Öffentlichkeit die angeblichen Gefahren der für wirkungslos erklärten Naturheilmittel glaubhaft gemacht.
Gegen den Versuch, mit unlauteren Maßnahmen bewährte und wirksame Heilmittel zugunsten von gefährlichen Arzneichemikalien mit bedrohlichen Nebenwirkungen vom Markt zu verdrängen und von der Verordnung auszuschließen, sollten sich nicht nur verantwortungsbewußte Behandler und Heilung suchende Patienten wenden, sondern alle Bürger dieses Staates, die Wert darauf legen, daß ihnen auch in Zukunft die bewährten und unschädlichen Naturheilmittel erhalten bleiben.
Heruntergespielt wird die Gefahr, die sich häufig aus den Folgen der in der wissenschaftlichen Medizin üblichen Therapiemaßnahmen ergibt mit der Begründung, daß man beim Einsatz „wirksamer" Medikamente u. U. auch Therapieschäden in Kauf nehmen müsse, um höchste Wirksamkeit zu erzielen. Hier muß mit allem Nachdruck die entscheidende

Frage gestellt werden: Was soll hier mit höchster Wirksamkeit erreicht werden? –

Die Unterdrückung von Symptomen mit den üblichen Symptomunterdrückungsmitteln wie Schmerzmitteln, Migränetabletten, Beruhigungspillen, Schlafmitteln, Psychopharmaka, Antidepressiva, Antibiotika, Hämorrhoiden-Zäpfchen, Hustenblockern, Ekzemsalben, Abführmitteln usw. oder die Ausheilung einer Krankheit?

Es dürfte doch wohl ein grundsätzlicher Unterschied bestehen zwischen einer Wirksamkeit, die über steuernde Regulationen die körpereigene Abwehr und Selbstheilung aktiviert und einer Wirksamkeit, die durch Blockierung von Regulationsvorgängen und Selbstheilkräften die Heilungsvorgänge verhindert und — wie die meisten Arzneichemikalien — zusätzliche Schäden setzt.

Daß man einen unter krankmachenden Einflüssen stehenden, häufig toxisch belasteten Organismus nicht heilen kann, wenn man ihm zusätzlich weitere unphysiologische Substanzen zuführt, sondern daß er darauf prompt mit noch mehr Krankheit antwortet, ist eine Beobachtung, die ein aufgeschlossener Behandler jederzeit am Krankenbett machen kann. Die Heilung, ein biologischer Vorgang, ist nach den aufgezeigten Grundsätzen in einem naturgesetzlich determinierten Organismus nur mit unschädlichen biologischen Maßnahmen möglich, die die Selbstheilkraft des Organismus und seine immunologische Abwehr aktivieren. Gerade diese aber werden durch den Einsatz stark wirkender Chemotherapeutika unterdrückt und durch Blockierung der hypersensiblen Regulationen das Gegenteil erreicht. Eine Behandlung, die das Selbstheilbestreben des Organismus als Krankheit bekämpft und unterdrückt, erzeugt fortschreitend immer mehr und immer neue Krankheiten. Häufig werden die so gesetzten Therapieschäden nicht sofort, sondern erst später als „neue“ Symptome an anderer Stelle erkennbar, wo sie als eine andere „Krankheit“ diagnostiziert und wiederum mit Erfolg unterdrückt werden.

„Biotherapeuten aber meiden es, nur die Symptome zu beseitigen, sondern sie erstreben echte Gesundheit des ganzen Organismus“, betont Mommsen. „Das ist nur mit Mitteln zu erreichen, die dem Leben adäquat und dem unendlich großen Heilschatz der Natur entnommen sind, in verschiedensten Formen und Zubereitungen. Einzelheiten interessieren hier nicht, nur das Grundsätzliche. Aber diese Mittel sind häufig nicht unmittelbar von einem analytisch nachweisbaren Effekt begleitet. Sie können auch nicht im Versuch am lebenden Tier bestätigt werden, wie das zum Teil verlangt wird."

Müssen schädliche Nebenwirkungen in Kauf genommen werden?

Die Übertragung der Versuchsergebnisse aus dem Tierversuch auf menschliche Verhältnisse ist insofern unzulässig, weil viele Wirkstoffe für das Tier unschädlich, aber für den Menschen schädlich sein können und umgekehrt. Im übrigen sind die aus dem Tierversuch gezogenen Folgerungen auch insofern falsch, als sie die übergeordnet steuernden Regulationen vegetativer, hormonaler, bioenergetischer, psychischer und geistiger Art im menschlichen Organismus unberücksichtigt lassen. Die Contergan-Katastrophe mit Tausenden verkrüppelter Kinder sollte ein Mahnmal sein. Ständig müssen Arzneimittel aus dem Handel gezogen werden, weil sich oft erst nach Jahren ihre gefährlichen Nebenwirkungen bemerkbar machen, obwohl diese Medikamente vor Anwendung im Tierversuch geprüft und als unbedenklich zugelassen wurden. Heilmittel, die biologischen Gegebenheiten entsprechen, bedürfen keiner Prüfung im Tierversuch, da sie keine schädigenden Nebenwirkungen aufweisen. Schon 1954 sah sich der Frankfurter Ordinarius Prof. Ferdinand Hoff veranlaßt, in den „Ärztlichen Mitteilungen" darauf hinzuweisen, daß Therapieschäden die häufigsten Krankheitsursachen sind, d. h., daß schätzungsweise mindestens fünfzig Prozent aller Krankheiten als iatrogene, d. h. durch die Behandlung des Arztes verursachte Erkrankungen angesehen werden müssen. Diesen skandalösen Zustand, verursacht durch die einseitige Unterdrückung krankhafter Symptome mit Hilfe von chemotherapeutischen Präparaten, versucht man mit der Behauptung zu rechtfertigen, daß man beim Einsatz „wirksamer" Präparate gezwungen sei, Nebenwirkungen in Kauf zu nehmen. „Die meisten durch den heutigen Arzt zugefügten Schäden passieren in der täglichen Praxis gutausgebildeter Leute, die es gelernt haben, sich den herrschenden berufsständischen Urteilen und Verfahrensweisen unterzuordnen, auch wenn sie wissen oder wissen könnten und sollten, welchen Schaden sie damit zufügen", schreibt Illich. Risch vermerkt dazu u. a.: „Wie eingangs schon erwähnt, leben wir in einer Zeit, in der dem Arzneimittelmißbrauch Tor und Tür geöffnet ist. Eine gewaltige, finanzstarke chemische Industrie drängt den Ärzten und Patienten ihre Medikamente auf, eine sogenannte ‚Wissenschaft' läßt nur diese Medikamente gelten, ein staatlich verordnetes Krankenkassenwesen läßt nur diese Medikamente zur Erstattung zu, eine staatliche Gesundheitsgesetzgebung schreibt sogar in bestimmten Fällen den Gebrauch dieser Medikamente vor, und eine materialistisch eingestellte Gesellschaft, die die Lebensvorgänge mit den Abläufen in einer primitiven Maschine verwechselt, stimmt den Erkenntnissen der Wissenschaft zu oder läßt sie über sich ergehen. Kein Wunder, daß die chronischen Erkrankungen in unserem Jahrhundert so rapide zugenommen haben."

Unter dem Titel „Arzneimittel, die nicht heilen. Zu den Nebenwirkungen synthetischer Medizin" berichtet Loeckle u. a. darüber, daß laut Bundes- und Ländergesetz die Gemeinden verpflichtet sind, nicht verbrauchte Arzneichemikalien aus dem Müll zu sammeln und auf „Sonderabfallbeseitigungsanlagen" zu vernichten. Die synthetischen Chemieerzeugnisse müssen eingenommen sein oder als besonders gefährlicher Sondermüll schnellstens beseitigt werden. Gemäß Bundesgesetzblatt dürfen Chemotherapeutika zwar dem Kranken, aber nicht dem Hausmüll zugemutet werden. Strenge Vorkehrungen zum Wohle der Allgemeinheit schützen die verbliebenen Reste natürlicher Lebensbereiche, aber nicht den Patienten vor den schädlichen und hochgiftigen Umwelteinwirkungen.

Zu seinem Wohlbefinden und angeblich um ihn zu retten, werden dem Erkrankten die als Sondermüll zu beseitigenden synthetischen Chemikalien verordnet oder zum Teil sogar unter dem Segen des Bundesgesundheitsamtes als frei verkäuflich angeboten. Dagegen werden bereits im Altertum und Mittelalter hochgeschätzte und bewährte Heilpflanzen und Heilmittel unter Angabe fadenscheiniger Gründe kurzerhand verboten.

Offensichtlich haben wir aus den Arzneimittelkatastrophen der Vergangenheit nichts gelernt, und so werden wir die heimtückischen Gefahren und Auswirkungen der Arzneichemie, die bis in die kommenden Generationen reichen, in Zukunft noch deutlicher zu spüren bekommen. Sie werden uns aufs unheimlichste belehren, wie weit die Zündschnur reicht und wie lang sie sein kann, bis weitere Katastrophen zutage treten. Der Wissenschaft genügen die Millionenheere der Getöteten, der lebenslänglich Geschädigten, der chronisch Kranken und der durch Einwirkung von Chemotherapeutika mit angeborenen Mißbildungen zur Welt gekommenen Kinder noch nicht. Man klagt über zu geringe Fallzahlen. Zu wenig sei noch passiert, als daß die Erfahrungen für „statistisch signifikant“ gelten könnten. Das heißt also, es ist noch nicht genug des Unheils, um über ausreichendes wissenschaftliches Beweismaterial zu verfügen oder gar der Industrie Umsatzeinbußen zuzumuten. Auch auf solche Art kann man Wissenschaft betreiben.

Der Einsatz von Arzneichemikalien oder hochdosierten synthetischen Wirkstoffen in einem lebenden Organismus ist immer unphysiologisch und gefährlich deshalb, weil diese Medikamente physikalisch-chemischen Gesetzen gehorchen und niemals den biologischen Gegebenheiten lebendiger Systeme entsprechen. Ihre Verordnung und Anwendung ist, außer in Notfallsituationen mit der für jeden Arzt und Behandler verbindlichen Forderung, daß das Wohl des Kranken oberstes Gesetz sein müsse, in den meisten Fällen nicht zu vereinbaren.

Wie der Organismus in Form des von der Selbstheilkraft gesteuerten Krankheitsgeschehens die ihn bedrohenden Schädigungen und Gifte abzuwehren versucht, wird von Reckeweg sehr überzeugend in seiner Homotoxinlehre dargestellt. Danach laufen die Abwehrvorgänge in sechs Phasen ab:

In den *Exkretionsphasen* werden von innen oder von außen kommende schädigende Substanzen, Erreger usw. auf normalem Wege über die Ausscheidungsorgane, den Darm (Durchfall, Darmkatarrh), die Niere und Blase (Blasenkatarrh), den Magen (Katarrh, Erbrechen usw.) oder über die Haut (Schweiß, Ekzem usw.) oder die Schleimhäute (Schnupfen, Nasenkatarrh, Katarrhe der Nebenhöhlen oder des Rachens, Bronchialkatarrh, Ausfluß usw.) ausgeschieden.

In den *Reaktionsphasen* ist der Organismus bereits gezwungen, infolge behinderter Abwehr oder Ausscheidung, mit Hilfe des Fiebers und der Entzündung die Krankheitsstoffe oder -erreger zu verbrennen und abzubauen, um sie dann auszuscheiden.

Wird die Abwehr weiter geschwächt, meist infolge der verhängnisvollen Symptomunterdrückungsmethoden der wissenschaftlichen Medizin und Chemotherapie, so ist eine Verbrennung und Ausscheidung nicht mehr möglich. Damit sie keinen unmittelbaren Schaden anrichten können, werden in den *Depositionsphasen* die Krankheitsstoffe in den Geweben in Form von Warzen, Fettgeschwülsten, Polypen, Cysten, Ödemen, Gichtknoten, Steinbildungen, Myomen, Myogelosen usw. abgelagert.

Wird die körpereigene Abwehr durch die in der Medizin üblichen Maßnahmen weiter blockiert bzw. geschwächt und nicht aktiviert, um sie in ihrem Kampf gegen krankmachende Einwirkungen und Erreger zu unterstützen, so werden nunmehr in den sogenannten zellulären Phasen die Zellen unmittelbar geschädigt, fortschreitend von der Behinderung und Blockierung des Zellstoffwechsels in den *Imprägnationsphasen* zu den Störungen der Zellatmung, den degenerativen bzw. zirrhotischen Veränderungen in den *Degenerationsphasen* und der krebsigen Entartung in den *Neoplasmaphasen* bis zum Zelltod.

Mit der Zufuhr chemotherapeutischer Wirkstoffe, die infolge der fehlenden Abwehr ihre schädigende Wirkung jetzt voll entfalten können und der Anwendung der modernen Antibiotika, Antirheumatika, Antischmerzmittel, Bakteriostatika, Psychopharmaka usw., die blockierend auf die intrazellulären Fermentsysteme und Abwehrvorgänge wirken, wird der tragische Verlauf im Sinne der unheilbaren und qualvollen chronischen Krankheiten vorbestimmt und beschleunigt.

Nur durch Wiederaufbau und Mobilisierung der körpereigenen Abwehr mit Hilfe einer biologisch sinnvollen Therapie ist es möglich, den oben geschilderten Verlauf rückläufig zu beeinflussen, wobei notwendigerweise mehr oder weniger heftige, oft fieberhaft-entzündliche Heilreaktionen als Ausdruck der wieder einsetzenden Abwehr- und Ausscheidungsvorgänge in Erscheinung treten.

Um ursächlich therapieren zu können, ist es wichtig zu wissen, daß es zwar möglich ist, mit Hilfe einer hochentwickelten Labor- und Computertechnik eine verwirrende Vielzahl von Symptomen zu diagnostizieren, daß es aber nur wenige Krankheitsursachen gibt, die für diese buntschillernde und in umfangreichen Krankengeschichten den gläubigen Patienten tief beeindruckende Symptomatik verantwortlich sind. Zu diesen Krankheitsursachen zählen in erster Linie die Schädigungen aus der Umwelt, bedingt durch Fehler in der Lebens- und Verhaltensweise,

insbesondere in Form der Fehlernährung mit der Einwirkung von Giften in der Nahrung, im Wasser und in der Luft, von strahlenden Energiefeldern, die die energetischen Regulationen störend beeinflussen können, sowie der konstitutions- bzw. erblich bedingten Abwehrschwäche und Dysfunktion der steuernden Regulationen, sowohl in körperlicher als auch in seelisch-geistiger Hinsicht.
Will man erfolgreich behandeln und echte Heilerfolge erzielen, so ist es unumgänglich notwendig, die wenigen die Vielzahl von Symptomen verursachenden Krankheitsursachen mit Hilfe von natürlichen Heilmethoden und durch Einsatz bewährter nebenwirkungsfreier Therapeutika zwecks Aktivierung der körpereigenen Selbstheilkraft zu beseitigen und auszuschalten, ist doch eine Heilung immer nur möglich durch die Beseitigung der Krankheitsursache, niemals aber durch das Herumbasteln an Symptomen. Hierbei sollte die inzwischen vollzogene Synthese zwischen der neuzeitlichen Heilkunst und der zu Unrecht vergessenen und mißachteten Tradition mit ihrem umfangreichen diagnostischen und therapeutischen Erfahrungsschatz im Interesse des kranken Patienten studiert und genutzt werden.
Immer wieder ist es bedrückend zu erleben, daß zahllose Kranke nur deshalb qualvoll leiden und vorzeitig sterben müssen, weil der behandelnde Arzt nicht gelernt hat zu heilen.

Trotz verstärkten Aufwandes und intensiver Forschung kein Fortschritt in der Medizin

Vergleicht man die Ergebnisse der wissenschaftlich fundierten Heilkunst und ihre großartigen Verheißungen im Zeitalter des Fortschritts mit den Erfolgen und Erfahrungen der Behandler in der geschichtlichen Vergangenheit, so muß man ernüchtert feststellen, daß trotz unbestreitbarer Hochleistungen auf dem Gebiet der Notfalltherapie und einer unvorstellbaren Kostenexplosion bei den Ausgaben für das Gesundheitswesen auf dem Gebiet der Heilbehandlung in der Medizin nicht nur kein Fortschritt ersichtlich ist, sondern daß der hochgejubelte Erfolg moderner Heilkunst eine trügerische Illusion ist.

„Trotz eines steigenden finanziellen Aufwandes für die Gesundheit, trotz verstärkten Personaleinsatzes im Gesundheitswesen, trotz eines dauernd umfangreicher werdenden Arzneimittelangebotes und eines verstärkten Einsatzes moderner Medizintechnik müssen wir eine Verschlechterung des Gesundheitszustandes der Bevölkerung beobachten", klagt der Vorstandsvorsitzende des Bundesverbandes der Ortskrankenkassen.

Vergleichbare Statistiken verschiedener Länder beweisen, daß die mit Stolz als Erfolg medizinischer Bemühungen verkündete höhere Lebenserwartung mit zunehmender Arztdichte immer mehr absinkt und daß mit der „besseren" medizinischen und ärztlichen Versorgung es entsprechend mehr Kranke gibt.

„Wer wird endlich den Mut haben", fragt der Wiener Arzt Gerhard Tutsch, „den Leuten laut und deutlich zu sagen, daß die angeblich so fortgeschrittene Medizin mit Ausnahme der Infektbekämpfung, der Hygiene, der Impfungen, der chirurgischen Möglichkeiten, der verbesserten und genaueren Diagnose und einiger technischer Krücken genausoweit ist wie vor hundert Jahren?"

Hierbei sind die Erfolge bzw. der Nutzen oder Schaden der modernen Infektbekämpfung und der Impfung noch sehr umstritten und die mit Stolz und wissenschaftlicher Akribie verkündeten Diagnosen nicht besser und genauer, sondern insofern falsch und nichtssagend, weil sie beweisen, daß die Ursache der Krankheit nicht erkannt wurde, sondern al-

lenfalls ihre vielfältige Symptomatik. Verdecken doch in Wirklichkeit die chromblitzenden Apparaturen der komplett installierten Praxis nur die Unfähigkeit, aus den auch ohne technischen Aufwand und komplizierte Detailforschung ersichtlichen Krankheitszeichen die sie verursachende Erkrankung zu erkennen und diese durch Anwendung sinnvoller und biologisch wirksamer Maßnahmen zu heilen. Obgleich der hohe Kosten verursachende technische Aufwand in bezug auf eine Ausheilung kaum von Nutzen ist, so bleibt der Zauber der wissenschaftlich-technischen Perfektion, trotz zum Teil leidvoller und schlechter Erfahrungen, doch nicht ohne Einfluß auf den Glauben des Patienten an den technischen Fortschritt.
Im Hinblick auf die unerfreulichen Zustände auf dem Gebiete des Gesundheitswesens hat der Generaldirektor der Weltgesundheitsorganisation (WHO) die Feststellung treffen müssen, „daß die Ärzteschaft exorbitante Preise verlange, sich aber nicht um die Förderung der Gesundheit kümmere. Man repariere anstatt zu schützen. Das medizinische Imperium und sein naher Verwandter, die dynamische Industrie der diagnostischen und therapeutischen Rüstung mache eher den Eindruck der Bedrohung der Gesundheit als den ihrer Unterstützung."
Obwohl der Verbrauch an Pillen und Medikamenten seit 1950 um mehr als das Zwanzigfache gestiegen ist, sind die Patienten nicht gesünder geworden. Im Gegenteil hat das fehlende Wissen um die Kunst des Heilens und der Mangel an diagnostischen Möglichkeiten zur Erkennung der Krankheitsursache, trotz hochtechnisierter Labor- und Diagnosezentren katastrophale Folgen gezeitigt, zu erkennen an der fortschreitenden Zunahme der chronischen und degenerativen Erkrankungen, einschließlich Krebs, häufig verbunden mit schmerzhaftem Siechtum und oft qualvollem vorzeitigem Tod.

Das Geschäft mit der Krankheit im Rahmen der Krankheitsindustrie

Wieweit das Geschäft mit der Krankheit und die enge Verflechtung von Medizin und Industrie mitschuldig sind am allgemeinen gesundheitlichen Verfall, läßt sich nur ahnen. Bis auf wenige rühmliche Ausnahmen wagt vorerst kaum jemand, diesen schlimmen Verdacht auszusprechen oder gar öffentlich zu diskutieren. Mit dankenswerter Offenheit weist

Victor von Weizsäcker auf das gemeinsame Interesse von Arzt, Arzneimittel- und Instrumentenindustrie sowie des als Gesundheitswesen getarnten Krankheitswesens hin: „Es ist unvermeidlich, hier daran zu erinnern, wie äußerst mächtig im Arzt, in der Berufsgruppe der Ärzte, die Tendenz ist, daß wenigstens so viele andere krank werden, daß den Ärzten die materiellen Grundlagen ihrer Existenz erhalten bleiben. Interessanter wäre, die unbewußte Ausdehnung dieser Interessenverkettung einmal zu studieren. Es käme dann deren Verknüpfung mit der chemischen und Instrumentenindustrie zutage."

Noch deutlicher wird Ivan Illich mit den Worten: „Es gibt eine Konsolidierung von Ärzten, Krankenhäusern, pharmazeutischer Industrie, Versicherungen und medizinischer Wissenschaft, die ein sachwidriges, die Gesundheit nicht förderndes Monopol auf die Gesundheitsdienste haben und die Angst und Unkenntnis der Menschen für ihre Macht und ihren wirtschaftlichen Vorteil ausbeuten."

Krankenkassen und Kostenexplosion

Durch die Bekämpfung der als akute Krankheitssymptome in Erscheinung tretenden Abwehrmaßnahmen des Organismus mit den meist nicht nebenwirkungsfreien Chemotherapeutika wird die mit natürlichen Heilmethoden verhältnismäßig leicht und kurzfristig heilbare akute Erkrankung chronisch und in den meisten Fällen mit den üblicherweise angewandten Behandlungsmethoden unheilbar.

So füllen vorwiegend die chronisch Kranken als Dauerpatienten die Wartezimmer der Ärzte und Gesundheitsberufe und bleiben auch den zahlenden Krankenkassen für viele Jahre oder Jahrzehnte erhalten, wobei sie ständiger Behandlung und Pflege bedürfen.

Daß auch die Krankenkassen, trotz laufend erhöhter Beitragsleistungen ihrer Mitglieder, der Situation nicht mehr Herr zu werden vermögen und ihr finanziell nicht mehr gewachsen sind, ist die logische Folge der unerfreulichen Zustände auf dem Gebiete des Gesundheitswesens und der Krankenbehandlung.

Gesundheit und die Verhütung von Krankheiten durch Gesundheitsschulung und Erziehung zu gesundheitsbewußtem Verhalten wären die beste Krankenversicherung. Zeigt doch die tägliche Erfahrung in der

Krankenbehandlung, daß eine erschütternde Unkenntnis über die wahre Ursache der Krankheiten besteht. Gleichgültigkeit, Verantwortungslosigkeit gegenüber dem eigenen gesundheitlichen Schicksal, Unwissenheit, falsche Vorstellungen und daraus resultierende Fehler in der Lebensweise, gepaart mit krankmachenden Einwirkungen aus einer pathologisch veränderten Umwelt, sind die eigentlichen Ursachen der meisten Gesundheitsstörungen. Der Aberglaube, daß Krankheit Schicksal sei und man dagegen versichert sein müsse, ist ein kostspieliger Irrtum, der die Krankenkassen laufend Milliardenbeträge kostet.
Entweder hat es sich noch nicht bis zu den Krankenkassen herumgesprochen, daß Unsummen durch eine ursächliche Heilbehandlung sowie durch Aufklärung und Gesundheitserziehung eingespart werden könnten, oder man ist nicht daran interessiert, Gesundheit und eine gesunde Umwelt zu fördern, sondern daran, noch mehr Kosten zu produzieren. Anteilig steigern diese den Umsatz und Gewinn.
„Die deutschen Ärzte sollten sich in viel stärkerem Maße der Krankheitsverhütung zuwenden, sollten Fachleute für Gesundheit werden", schreibt der Aachener Mediziner Arnold Raschke. — „Sonst wird der alte Vorwurf bestehen bleiben, daß für die klassische Medizin der Mensch erst dann interessant wird, wenn er krank ist."
Dagegen betont Lenz die wohl verbreitetste Auffassung: „Es wäre ungerecht, wenn man von Ärzten die Aufopferung ihrer Existenz im Interesse der Volksgesundheit verlangen würde." Sie sind es doch, die die Milliardenumsätze der Pharma-Industrie, der Apotheken und der medizinisch-technischen Industrie sicherstellen und die Klinikbetten und Krankenhäuser füllen. Ohne sie gäbe es keine Gesundheitsberufe und müßten die Sanatorien und Kuranstalten ihre Pforten schließen.

Bewährte Heilmethoden aus Vergangenheit und Gegenwart

Schon das Altertum kannte bewährte Heilmethoden, die geeignet waren, den Organismus in seinen Ausscheidungs- und Reinigungsbestrebungen zu unterstützen. Sie werden auch heute noch mit großem Erfolg angewandt. Zu ihnen gehören das Fasten und die ausleerenden Behandlungsmethoden, wie die Reinigung über Magen und Darm durch Abführen, Erbrechen oder Klistiere, die Ausschwemmung über Niere und Blase durch harntreibende Maßnahmen, die Ausscheidung über die Haut durch schweißtreibende Anwendungen, hautreizende Methoden oder bewußt provozierte Exantheme, die Blutentziehungen durch Aderlaß, blutiges und unblutiges Schröpfen sowie durch Blutegel usw. und die Ausleitung mit Hilfe von menstruationsfördernden Verfahren.

Ausleitung über Magen und Darm — die Purgation

In der historischen Vergangenheit zählte die sogenannte Purgation oder Ausleitung über den Darm zu den unentbehrlichsten und wirksamsten Heilmethoden überhaupt. Sie wurde nicht, wie heute allgemein üblich, nahezu ausschließlich bei der weitverbreiteten Darmträgheit angewandt, sondern hatte eine Indikationsbreite, von der wir heute kaum mehr eine Ahnung haben.

Entsprechend umfangreich war die Auswahl und die Anwendung der verschiedenen Abführmittel, die zum großen Teil heute in Vergessenheit geraten sind. Sie wurden, unterteilt in mild, mittelstark und drastisch wirkende, kühlende oder erhitzende Laxantien, mit großer Erfahrung und Fingerspitzengefühl einzeln oder als Mischungen angewandt. Damals wie heute haben sich Kombinationen von Laxantien mit leberwirksamen, den Gallenfluß und die Funktion der Bauchspeicheldrüse anregenden Drogen besonders bewährt, wobei die vor allen Dingen den drastischen Abführmitteln zuzuschreibende entzündungsfördernde Reizwirkung auf die Darmschleimhaut stark abgeschwächt werden kann. Viel verwendet werden Mischungen von Gallensäuren aus Ochsen-oder Schweinegalle (Fel Tauri oder Fel Suis), Löwenzahnwurzel (Radix Taraxaci), Mariendistel (Herba et Fruct. Cardui mariae),

Schöllkraut (Herba et Radix Chelidonii), Curcumawurzel (Rhizoma Curcumae) usw. mit Pankreatin, Cystein, Papain, Amylase, Lipase, Protease, Methimonin, Orotsäure, medizinischer Bierhefe (Faex med.), Kümmelöl (Oleum Carvi), Fenchelöl (Oleum Foeniculi), Weizenkeimöl (Oleum Germen Tritici) u. a. zusammen mit abführenden Wirkstoffen wie Faulbaumrinde (Cortex Frangulae), Rhabarberwurzel (Rhizoma Rhei), Cascara Rinde (Cortex Cascarae sagradae) Aloe, Sennesblätter und -schoten (Foliae et Folliculi Sennae), Süßholz (Radix Liquiritiae), medizinische Seife (Sapo medicatus), Natriumsulfat, Magnesiumsulfat, Kaliumnatriumtartrat, Natriumhydrogencarbonat usw.
Nach den o. a. Richtlinien kombinierte Präparate sind z. B. das Liverin (Jura), Cholamapain (Jura), Cholhepan (Schuck) u. a.
Neben ihrer Verwendung zum Zwecke der Ableitung und Ausleitung wurden die Purgantien eingesetzt wegen ihrer fiebersenkenden, entzündungswidrigen Eigenschaften, wegen ihrer Wirksamkeit bei Erkrankungen von Leber und Gallenblase, bei Stoffwechselstörungen, wie Fettsucht, Gicht, Rheuma usw., bei Stauungen, Kongestionen (Blutandrang), Bluthochdruck und Hämorrhoiden, bei Kopfschmerzen, Migräne und Neuralgien, bei vielen, meist stoffwechselbedingten Hautkrankheiten, kombiniert mit der Anwendung von Brechmitteln bei Psychosen und Neurosen, bei Erregungs- und Depressionszuständen usw., bei Infektionskrankheiten und vielen anderen Leiden.
Aus den bestehenden nervös-reflektorischen und humoralen Wechselbeziehungen des Magen-Darm-Kanals zu allen Teilen des Organismus wird die aufgezeigte erstaunliche Wirkungsbreite der ableitenden Maßnahmen über Magen und Darm verständlich.

Hämorrhoiden, die goldenen Adern

Bei Hämorrhoiden als Ausdruck einer Plethora abdominales (Überfüllung des Pfortadersystems) infolge übermäßiger Nahrungsaufnahme, sitzender Lebensweise, Obstipation usw. ist die spontan entlastende Wirkung der Purgation besonders augenfällig.
Nachdem die Pfortader das Blut aus der Bauchhöhle der Leber zuführt, ist eine Pfortaderstauung als Ursache für Hämorrhoiden in vielen Fällen mit einer Leber- und Gallestauung verbunden (siehe Abbildung 20).

Die Pfortader mit ihren Wurzeln (schematisch)

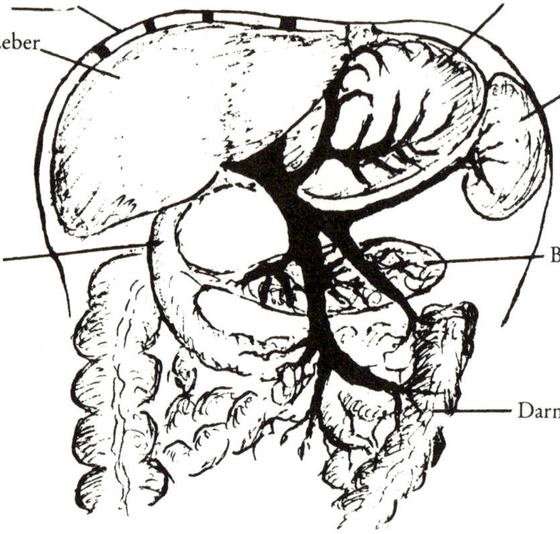

Abbildung 20

Neben der örtlichen Behandlung mit gerbsäurehaltigen Pflanzenauszügen, z. B. aus Eichenrinde, Kastanien, Ratanhia usw. oder mit kühlen Sitzbädern, ist deshalb meist eine die Leber entstauende Behandlung mit kühlenden Purgantien wie Glaubersalz, Bittersalz, den weinsauren Salzen, den bereits aufgeführten leberwirksamen Heilmitteln und eine Umstellung der Ernährung nach den mitgeteilten Richtlinien angezeigt. Die verbreitet übliche symptomatische Behandlung durch operative Entfernung der Hämorrhoidalknoten ist wenig sinnvoll wie jede Unterdrückung von Symptomen ohne Berücksichtigung der zugrunde liegenden Ursache. Nicht umsonst sind im Volksmund die erweiterten Venen des Plexus haemorrhoidalis als „goldene Adern“ bekannt. Die gelegentlich spontan blutenden Knoten wirken wie ein Aderlaß entlastend und erleichternd bei Blutstauungen in den Beinen und Beckenorganen.

Schon im Altertum galt der „Hämorrhoidalfluß“ als wichtiges Entlastungsventil bei Blutstauungen und für die Ausscheidung von Stoffwechselgiften und anderen schädlichen Substanzen. Wie der Aderlaß, wurden Blutentziehungen aus den Hämorrhoidalknoten zur Entlastung und Ausleerung bei entsprechend indizierten Erkrankungen mit Erfolg vorgenommen.

„Diejenigen, welche Hämorrhoiden haben“, betonte schon Hippokrates, „werden weder von Brustfellentzündung, noch von Lungenentzündung, noch von fressenden Geschwüren, noch von Furunkel usw. befallen.“

Daß ein Hämorrhoidalleiden häufig mit falschen Ernährungsgewohnheiten zusammenhängt, bestätigt folgender Fall:

> Ein 36jähriger Handelsvertreter ist für seine Firma ständig auf Reisen und unterwegs von der gesundheitlich nicht immer zuträglichen Gasthaus- bzw. Hotelkost abhängig. Infolge der Fehlernährung und der sitzenden Lebensweise im Auto, am Verhandlungstisch oder im Restaurant leidet er seit längerem an inneren Hämorrhoiden mit gelegentlichen Blutungen, einem juckenden Analekzem und an chronischer Stuhlträgheit.
>
> Wegen der Blutungen und der Verdachtes auf das Vorliegen eines Dickdarmkarzinoms wird eine Darmuntersuchung vorgenommen, die jedoch keinen Anhalt für das Vorhandensein bösartiger Neubildungen ergibt.
>
> Nachdem die örtliche Behandlung mit Zäpfchen und Salben und die medikamentöse Therapie keinen durchschlagenden Erfolg zeitigt, wird die Verödung oder chirurgische Entfernung der Hämorrhoidalknoten erwogen. Auf Anraten von Familienangehörigen will der Patient zuvor noch den Versuch mit einer biologisch orientierten Allgemeinbehandlung wagen.
>
> Es wird ihm die Umstellung auf eine erprobte, auch auf Reisen durchführbare Vollwertkost empfohlen und eine bewährte Kombination schwach abführender, kühlender salinischer Laxantien mit leberwirksamen Drogen verordnet. Schon nach wenigen Tagen bessern sich die qualvollen Beschwerden und verschwinden zwei Wochen nach einem Aderlaß völlig. Die Hämorrhoidalknoten haben sich zurückgebildet und das Analekzem ist ausgeheilt.

Die sthenischen und asthenischen Krankheiten

In bezug auf die in der Geschichte der Medizin immer wieder auftauchende Einteilung in die asthenischen und sthenischen Krankheiten bzw. Konstitutionstypen, wobei z. B. Krampfzustände, Blutfülle, hoher Blutdruck, Entzündungen, Fieber usw. zu den sthenischen Krankheiten, hingegen Erschlaffungszustände, z. B. in Form der Bindegewebsschwäche, Anämien, niedriger Blutdruck, mangelnde Abwehrbereitschaft usw. zu den asthenischen Krankheiten gerechnet wurden, haben die ausleerenden Behandlungsmethoden und unter ihnen besonders die Ableitung über Magen und Darm eine ausgesprochen schwächende, antisthenische Wirkung.

Eine noch stärkere antisthenische Wirkung kann durch Kombination mit blutentziehenden Maßnahmen erreicht werden. Einige Beispiele aus der Praxis mögen dies erläutern:

> Frau A. F., 42 Jahre alt, leidet seit Jahren an ständigem Kopfdruck mit Benommenheit, gelegentlichen Schwindelanfällen und depressiven Verstimmungen. Menses schwach und unregelmäßig in großen Intervallen. Rheumatische Beschwerden im Nacken und Schulter-Arm-Bereich. Chronische Stuhlträgheit.
> Die bisherige Behandlung mit Antidepressiva, Kreislaufmitteln, synthetischen Hormonen und Antirheumatika bringt nur eine vorübergehende Erleichterung.
> Es besteht eine ausgeprägte Fettsucht, erhöhter Blutdruck und Vollblütigkeit.
> Ein zehntägiges Saftfasten und eine Entfettungskur mit anschließender Ernährungsumstellung sowie wiederholte Blutentziehungen bringen eine so erstaunliche Wandlung des Zustandbildes, daß die Patientin nicht wiederzuerkennen ist und sich verjüngt und wieder leistungsfähig fühlt.

Als Entfettungskur hat sich die Anwendung einer Kombination von natürlichen Organextrakten oder Trockensubstanzen der Schilddrüse mit schilddrüsenwirksamen Naturstoffen und salinischen oder pflanzlichen Abführmitteln bewährt, die auf das Reaktionsvermögen und die Konstitution des Patienten abgestimmt sein sollte.

Eine andere Krankengeschichte:

Ein Lastwagenfahrer im Alter von 45 Jahren kann infolge einer chronischen Entzündung des Ischiasnervs seit 5 Jahren seinen Beruf nicht mehr ausüben.

Die Behandlung mit Lokalanästhetika, Muskelrelaxantien, Analgetika, Antirheumatika sowie krankengymnastische Maßnahmen usw. bringen keine Besserung. Erhebliches Übergewicht und erhöhter Blutdruck (RR 180/110) belasten den Patienten zusätzlich. Eine Entfettungskur und wiederholte Aderlässe von jeweils 250 ccm bringen eine sofortige Linderung der Beschwerden. Infolge des hohen Blutfettgehaltes ist das entnommene Blut nicht rot, sondern orangefarben und hat eine erhöhte Gerinnungstendenz. Nach Auflage eines Kantharidenpflasters auf die Druckschmerzpunkte und Anwendung geeigneter neuraltherapeutischer Maßnahmen ist das Leiden für immer behoben.

Bei der letzten Vorstellung ist die Sprechstundenhilfe bereits im Begriff, ein neues Krankenblatt anzulegen, weil sie den Gesundheit und Wohlbefinden ausstrahlenden Patienten nicht mehr wiedererkennt.

Den Durchfall abführen

Bei der Behandlung der akuten oder chronischen Durchfallerkrankungen und Entzündungszustände des Darmes hüte man sich vor der Anwendung von stopfenden Chemotherapeutika oder üblichen antibakteriellen Therapie mit Antibiotika, Darmantiseptica oder Sulfonamiden, wegen der möglichen mehr oder weniger schädigenden Nebenwirkungen. Unter den stopfenden Chemotherapeutika wirken z. B. die Opiate tonussteigernd und verursachen eine spastische Obstipation, während die antibakteriellen Therapeutika Leber-, Gallen- und Nierenschäden, Übelkeit, Kopfschmerzen, Allergien, gastro-intestinale Störungen, Hautreaktionen, Schädigungen des Blutbildes, Sehstörungen und vieles andere mehr verursachen können.

Aus den bereits dargelegten Gründen sollte man keinesfalls einen Durchfall sofort und mit allen Mitteln unterdrücken, sondern die vom inneren Arzt veranlaßte Reinigung mit geeigneten mild abführenden Maßnahmen unterstützen. Dazu gehört in erster Linie das Klistier oder

der Einlauf, der Leinsamenschleim (3 Teelöffel Leinsamen mit 2 Glas Wasser kurz aufkochen, 10 Minuten ziehen lassen, langsam schluckweise trinken), das Karlsbader Salz, das Glaubersalz, das Bittersalz, das Kalium-Natrium-Tartrat, das Rizinusöl (1 bis 2 Eßlöffel) mit oder ohne geschmacksverbessernde Zusätze usw.

Durch zweckentsprechende physiologische Maßnahmen, zu denen vor allen Dingen auch eine Ernährungsumstellung nach den dargelegten Grundsätzen gehört, gelingt es leicht und einfach, eine schnelle Heilung zu erreichen. Nach Durchführung der bereits beschriebenen Darmreinigung mit Hilfe von Einläufen mit körperwarmem Wasser oder Kamillentee, mit heißen Bleibeklistieren oder auch mit einem schwach abführenden Tee (siehe Rezeptanhang), Rizinusöl oder Karlsbader Salz gibt man eine Mischung von:

Rp Calc. fluor D_{12}
Ferr. phos. D_{12}
Natr. mur. D_6
Magnes. phos. D_6

trit. aa 25,0

D.S. stündlich 1/4 Teelöffel

im Wechsel mit gerbsäurehaltigen und entzündungswidrigen Drogen und Pharmaka in geeigneter Potenzierung, wie das Wiesenknopfkraut (Herba Sanguisorbae), die Ruhrwurzel (Rhizoma Tormentillae), das Ruprechtskraut (Herba Geranii Robertiani), die Eichenrinde (Cortex Quercus), die Vogelbeeren der Eberesche (Fructus Sorbi aucupariae), die weiße Nieswurz (Rhizoma Veratri albi), die Knollen der Herbstzeitlose (Bulbus Colchici), die Knoblauchzwiebel (Bulbus Allii sativi), den Kampfer (Camphora), den wilden Indigo (Baptisia Tinctoria), die weiße Zaunrübe (Bryonia Alba), den amerikanischen Sonnenhut (Echinacea Angustifolia), Arsenicum album, die Mercurverbindungen usw., wie sie zum Teil in „Sanguisorbis“ (Galmeda), „Baptisia oplx“ (Madaus), „Geranium oplx“ (Madaus) u. a. miteinander kombiniert sind.

Bei Schmerzen oder Koliken empfiehlt sich zusätzlich die Anwendung von warmen Leibauflagen in Form von Dampfkompressen, Wärmebeuteln, Heizkissen, Leibwickeln und dergleichen.

Mit gemischten Gefühlen erinnere ich mich an eine Seereise, bei der in einem Hafen die leeren Wassertanks des Schiffes aufgefüllt werden mußten. Offensichtlich war das getankte Hafenwasser so stark bakteriell verseucht, daß nicht nur fast alle Passagiere, sondern auch nahezu die gesamte Besatzung, einschließlich Kapitän, sowie Schiffsarzt und damit das gesamte Schiff manövrierunfähig wurden. Im Hinblick auf schon früher gemachte schlechte Erfahrungen befanden sich in meinen Reisekoffern ausreichende Vorräte an den oben genannten gerbsäurehaltigen und entzündungswidrigen Drogen, so daß nach wenigen Tagen wieder alle Mann an Deck waren und die Reise fortgesetzt werden konnte.

Geschwürige Dickdarmentzündungen kein Problem für die Erfahrungsheilkunde

Wenn die Ursache und die Möglichkeit der Heilung von geschwürigen Dickdarmentzündungen trotz komplizierter differential-diagnostischer Erwägungen und therapeutischer Vielgeschäftigkeit noch nicht eindeutig geklärt werden konnte, so dürfte das im wesentlichen auf die bereits erwähnte Tatsache zurückzuführen sein, daß der Arzt während seiner Hochschulausbildung nur äußerst mangelhaft über die ursächlichen Zusammenhänge zwischen Krankheit und Ernährung informiert wurde. Wie also könnte er auf den Gedanken kommen, daß die immer mehr entartete Lebensweise und Ernährung des zivilisierten Menschen mit der zunehmenden Verseuchung der Umwelt und der zusätzlichen Vergiftung durch Arzneimittel die Ursache ist für eine auf das schwerste geschädigte Darmflora mit allen sich daraus ergebenden Folgezuständen. Zu diesen gehören auch die chronischen und häufig sehr schmerzhaften, geschwürigen Dickdarmentzündungen mit oft blutigen, schleimigeitrigen Durchfällen, denen man bis heute recht hilflos gegenübersteht. Das hindert allerdings nicht daran, um so eifriger zu therapieren mit den bereits erwähnten Antibiotika und Sulfonamiden mit ihren vielseitig schädigenden Nebenwirkungen sowie u. a. mit Glukokortikoiden und ihren Abkömmlingen, wie Cortison usw., obwohl gerade diese u. a. Magen- und Darmgeschwüre verursachen können, an denen man ja bereits erkrankt ist. Ihre vielfältigen weiteren Nebenwirkungen, wie

Magen- und Nierenblutungen, Knochenbrüche und Nekrosen, Fettsucht, Diabetes, Ödembildungen, grüner und grauer Star, Hypertonie, Entzündung der Bauchspeicheldrüse, Thrombosen, Amennorrhoe, Impotenz, Schwächung der körpereigenen Abwehr usw. scheinen sie offensichtlich für den breit gestreuten Einsatz in der wissenschaftlichen Medizin besonders geeignet zu machen.

Neben der Umstellung der Ernährungs- und Lebensweise als Hauptursache und der Ausschaltung der Arzneigifte hat sich der Einsatz der bei der Behandlung von Magen- und Darmgeschwüren bewährten unschädlichen Naturheilmittel hervorragend bewährt. Zu ihnen gehört die Anwendung einer Mischung von Mineralsalzen, wie z. B.:

Rp Calc. phos. D_{12}
Ferr. phos. D_{12}
Natr. phos. D_6
Natr. sulf. D_3
Silicea D_{12}

trit. aa 25,0

D.S. zweistündlich 1/4 Teelöffel,

von Kombinationen aus:
„Bismutum subnitricum, Bismutum subgallicum, Bismutum subsalicylicum, Magnesium peroxydatum, Magnesium carbonicum, Natrium bicarbonicum, Cinis fagi silvatica, Papayotin" usw., wie sie teilweise z. B. in „Uplex" (Madaus) enthalten sind und von entzündungswidrigen, adstringierenden, magen- und darm- sowie leber- und gallewirksamen Drogen, in entsprechender Potenzierung wie z. B.: Kamillenblüten (Flores Chamomillae), Enzianwurzel (Radix Gentianae), Wermut (Herba Absinthii), Tausendgüldenkraut (Herba Centaurii), Mariendistel (Fructus Cardui mariae), Löwenzahn (Herba et Radix Taraxaci), Schöllkraut (Herba et radix Chelidonii), Bärlapp (Lycopodium Clavatum), Angosturarinde (Cortex Angosturae), Curcumawurzel (Rhizoma Curcumae longae) usw., wie sie unter anderem zum Teil in „Galloselect" (Dreluso), Gallenheil (Reinecke), Gastralon (Redel) usw. miteinander kombiniert wurden.

Immer wieder zeigen Beobachtungen und Erfahrungen am Krankenbett, daß mit den o. a. therapeutischen Anwendungen in kürzester Frist hervorragende Heilerfolge zu erreichen sind und fast immer verstümmelnde chirurgische Eingriffe vermieden werden können.

Ein 32jähriger Büroangestellter, der seit Jahren an ständig rezidivierenden Magengeschwüren leidet, erscheint hochgradig abgemagert und erschöpft in der Praxis und berichtet, daß er an einem ausgedehnten ulcus callosum (hartes, narbig verändertes Magengeschwür) leide, das den Magenausgang verschließe und, wie man ihm gesagt habe, unbedingt operativ entfernt werden müsse. Da er alles erbreche und nichts mehr bei sich behalte, gäbe es ja wohl keine andere Möglichkeit.

Wie so oft wäre es auch in diesem Falle der leichtere Weg gewesen, den Patienten kurzerhand dem Chirurgen zu überweisen, wenn dem nicht das ärztliche Gewissen und Verantwortungsbewußtsein im Wege gestanden hätten. So wird der Versuch unternommen, mit der beschriebenen Kombinationsbehandlung zunächst wenigstens die Schmerzen und entzündlichen Vorgänge zu bessern, mit dem verblüffenden Ergebnis, daß nach Ablauf von vier Wochen das callöse Magengeschwür auch im Röntgenbild nicht mehr nachzuweisen ist und der Patient wieder alles essen kann.

Die geschwürigen Dünn- und Dickdarmentzündungen sprechen auf die oben genannte Therapie mit der gleichen Zuverlässigkeit an.

Stuhlträgheit ein weitverbreitetes Übel

Als weitverbreitete Folge der üblichen widersinnigen Fehlernährung ist die Stuhlverstopfung oder Stuhlträgheit die Ursache vieler Leiden und Schmerzen. Infolge der bei Darmträgheit meist vorhandenen Fäulnisflora wird der gesamte Organismus ständig mit Fäulnisgiften überschwemmt und so das Entstehen schwerer chronischer Krankheitszustände gefördert. Außer einer im Rahmen der ausleerenden Behandlungsmethoden durchgeführten körperlichen Reinigung zwecks Unterstützung der Exkretion, sollten weder pflanzliche noch mineralische Abführmittel regelmäßig eingenommen werden. Abgesehen davon, daß bei ständiger Einnahme eine Gewöhnung bzw. Gegenregulation ein-

tritt, so daß auch stärkere Abführmittel nicht mehr wirken, weisen diese ausnahmslos auch schädliche Nebenwirkungen auf. Durch einschlägige Untersuchungen konnte z. B. nachgewiesen werden, daß bei Einnahme von Abführmitteln über längere Zeit Störungen im Elektrolythaushalt auftreten, die u. a. zu einem Kaliummangel führen.
In bezug auf die normale Funktion der Herz- und Skelettmuskulatur spielt Kalium eine wichtige Rolle. Kaliummangel kann u. a. die Ursache sein für Herz- und Skelettmuskelschwäche sowie für die Schwächung der für die Peristaltik verantwortlichen Darmmuskulatur, was die hypotonen Zustandsbilder, die Schwächezustände und die myogene Darmträgheit bei ständiger Einnahme von Laxantien erklären könnte. Nicht unerwähnt bleiben sollte die Tatsache, daß die meisten Abführmittel dadurch wirksam werden, daß sie die Darmschleimhaut reizen und so einen chronischen Entzündungszustand verursachen, der infolge der einsetzenden Gegenregulation zu einer postdiarrhoischen Obstipation führt. Auf diese Weise wird ein ständig sich verschlimmernder Circulus vitiosus durch Laxantienmißbrauch aufrechterhalten.
Während mehr als neunzig Prozent aller Erkrankungen an Stuhlträgheit ernährungsbedingt sind, werden etwa zehn Prozent durch übergeordnete Regulationsstörungen im Sinne einer sympathikotonen oder vagotonen Reaktionslage verursacht, wobei belastende Lebensumstände, seelische Fehlhaltungen usw. als auslösende Ursache eine Rolle spielen können. Die Behandlung der spastischen oder atonischen Formen der Obstipation sollte nach den bei der Therapie der Regulationsstörungen angegebenen Richtlinien durchgeführt werden.
Für eine erfolgreiche Behandlung der ernährungsbedingten Darmträgheit ist die Ernährungsumstellung selbstverständliche Voraussetzung. Selbst bei jahrelang bestehender chronischer Obstipation wird ein in wenigen Tagen sichtbarer Erfolg durch den Genuß der im Rezeptanhang beschriebenen frisch bereiteten Vollkornbreie erzielt: In besonders hartnäckigen Fällen werden drei Eßlöffel der jeweils frisch gemahlenen Getreidemischung zwei Eßlöffel Linosit (gelber Leinsamen), zwei Eßlöffel zerkleinerte oder geriebene rohe Nüsse (keine Erdnüsse!) und zwei Eßlöffel Trockenobst in Form von feingeschnittenen Feigen oder Datteln, sonnengetrockneten Weinbeeren usw. zugesetzt und das Ganze mit unerhitztem, sauberem Wasser zu einem Brei verrührt, der

10—12 Stunden quellen sollte. Die zugegebene Wassermenge muß hierbei so bemessen werden, daß die Zubereitung eine genußfertige breiige Konsistenz (weder zu fest, noch zu flüssig) aufweist. Auf Wunsch kann mit einem Teelöffel Honig abgeschmeckt werden und der Brei zusammen mit Acidophilus-Joghurt, Kefir, Sauermilch, Molke (alles möglichst aus biologischer Milchwirtschaft) genossen werden. Unter allen Umständen muß der häufig empfohlene Zusatz von Frischobst vermieden werden, da eine Mischung von Frischobst und Getreidebrei unweigerlich zu Gärungsdyspepsien und Unverträglichkeitserscheinungen führt.

Neben den Vollkornbreigerichten dürfen keine Abführmittel mehr genommen werden, da aus den genannten Gründen die Stuhlverstopfung sonst nicht ausgeheilt werden kann. Nach der Ernährungsumstellung und dem regelmäßigen Genuß der Vollkornbrei-Leinsamengerichte stellt sich ohne die Anwendung von Abführmitteln nach spätestens drei Tagen eine der Konstitution und Lebensweise des Patienten entsprechende regelmäßige Stuhlentleerung ein.

Schleimhautkatarrhe und Geschwüre des Magens machen verdrießlich. Noch qualvoller ist die Wirkung der Arzneichemikalien

Aus der Sicht ganzheitlicher Erfahrungsheilkunde reagieren die entzündlich-katarrhalischen und geschwürigen Erkrankungen des Magens ebenso prompt und sicher auf die gleichen therapeutischen Maßnahmen wie die Darmkrankheiten. Außer den bei der Behandlung der entzündlich-geschwürigen Magen- und Darmschleimhauterkrankungen empfohlenen Pulvermischungen haben sich bei der hyperaciden Gastritis und beim Magen- und Zwölffingerdarmgeschwür im Rahmen einer Verschiebung des Säure-Basen-Gleichgewichtes in Richtung Säureüberschuß Mischungen der erwähnten leber-galle-magen-wirksamen Substanzen, wie z. B. Rhizoma Curcumae longae, Fructus Cardui mariae, Fructus Carvi, Flores Chamomillae, Herba Absinthii, Herba Centaurii usw., mit Kaliumcitrat, Natriumcitrat, Kalium-Natriumtartrat, Natriumhydrogencarbonat, Papain usw. bewährt, wie sie im Basofer (Zwintscher), im Basofer forte (Zwintscher) u. a. enthalten sind.

Unter gar keinen Umständen ist es angezeigt, den Patienten mit Phenobarbital und Belladonna enthaltenden Antacida zu behandeln und ihm damit Mundtrockenheit, Wärmestau, Herzsensationen, Beschwerden beim Wasserlassen und Sehstörungen zuzumuten oder womöglich sogar einen Glaukomanfall (schmerzhafte Augenerkrankung durch Erhöhung des Augendruckes) auszulösen, die dann wieder von einschlägigen Spezialisten unterdrückt werden müssen.

Andere chemische Präparate gegen Magen- und Darmgeschwüre verursachen Durchfälle, Muskelschmerzen, Schwindel, Hautausschläge, Erhöhung des Blutdrucks, Ödeme, Gallenstauungen, Nierenschäden usw. Interessant sind die Nebenwirkungen der Bromoprid und Metaclopramid enthaltenden sogenannten Peristaltikregulatoren, die gern bei Motilitätsstörungen des oberen Magen- und Darmtraktes, z. B. bei Reizmagen-, Magen- und Zwölffingerdarmgeschwüren usw. verabreicht werden. Unter anderem können Müdigkeit, motorische Unruhe, Schwindel, vermehrte Darmträgheit, vermindertes Reaktionsvermögen, z. B. im Straßenverkehr, Brustdrüsenschwellung mit abnormer Milchabsonderung und der Schüttellähmung ähnliche Krampfzustände auftreten.

Wie die häufig geübte Verordnung von Psychopharmaka, Sedativa, Tranquilizern usw., besonders im Hinblick auf die Forderung: „Oberstes Gebot, nicht schaden", ärztlich verantwortet werden kann, ist unbegreiflich. Die damit behandelten nervösen gastrointestinalen Störungen sind ein harmloses Kinderspiel im Vergleich zu den zu erwartenden Nebenwirkungen, wie Krampfzustände der Kau- und Halsmuskulatur mit Schiefhals, parkinsonähnliche Unruhezustände, Auslösung epileptischer Anfälle, Erregungsleitungsstörungen im nervalen Bereich, Herz- und Kreislaufstörungen, Sekretionsstörungen der Speichel- und Schweißdrüsen, Störungen in der Blutbildung, Hautreaktionen, Müdigkeit, Beschwerden beim Wasserlassen, Gallestauungen, Trübungen und Einlagerungen in der Linse und Hornhaut des Auges, Auslösung von Glaukomanfällen, Sehstörungen, ungewöhnliche Hirnreaktionen, Gleichgewichtsstörungen, Schwindelzustände, Abnahme der Libido, Menstruationsstörungen, Muskelerschlaffungszustände, Sprachstörungen, Obstipation, Schlafstörungen und ausgerechnet Magen- und Darmstörungen, die damit angeblich behoben werden sollen!

So wird Gesundheit zerstört und Krankheit erzeugt, wo mit geringem Aufwand und unschädlichen Maßnahmen, u. a. durch biologisch sinnvolle Einregulierung vegetativ-nervöser Fehlsteuerungen in kürzester Frist eine Heilung erreicht werden könnte. An die Stelle einer verhältnismäßig belanglosen Störung tritt eine Vielzahl chronischer, oft lebenslänglich behandlungsbedürftiger Leiden.

Das Brechverfahren — die Purgation nach oben

Neben der Ausleitung von Krankheitsstoffen über den Darm, der Purgation nach unten, war für die Ärzte und Behandler der medizinhistorischen Vergangenheit das Brechverfahren, die Purgation nach oben, eines der wirksamsten und oft lebensrettenden Heilmittel. Als barbarisch und überholt wurde es von der „fortschrittlichen" wissenschaftlichen Medizin der Gegenwart verachtet und verbannt. Hierbei drängt sich die Frage auf, ob es barbarischer ist, durch Anwendung der Purgation nach oben zu heilen und womöglich sogar lebensrettend einzugreifen oder durch heilungsverhindernde Unterdrückung von Krankheitssymptomen und mit Hilfe von gefährlichen Chemotherapeutika lebenslänglich qualvolle Leiden und oft vorzeitigen Tod zu verursachen.
„Es ist schmerzhaft zu sehen, wie jetzt die bewährteste Erfahrung des Altertums durch einen Federstrich junger, erfahrungsloser Schriftsteller vernichtet und die Menschheit dadurch wenigstens auf eine Zeitlang einer der kräftigsten Hilfen beraubt wird", betont schon Hufeland. „Wer bei einem Kranken, der im Anfang eines Fiebers Übelkeit oder wirkliches Erbrechen, gelb oder braun belegte Zunge, üblen Geschmack hat, das Brechmittel unterläßt, der versündigt sich schwer an der Natur, und der arme Kranke muß diesen Fehler schwer büßen. So wichtig ist es, den Augenblick zu benutzen, wo die Natur eine Ausleerung verlangt und dazu bereit ist. Ja ein in solchen Fällen unterlassenes Brechmittel ist oft gar nicht wieder gutzumachen; so wie das rechtzeitig angewandte Brechmittel oft die ganze Krankheit in der Entstehung ersticken kann, ebenso gewiß kann die Unterlassung desselben die Krankheit langwierig, schwer, ja zuweilen unheilbar machen."
Bekanntlich beginnen fieberhafte Infektionskrankheiten häufig mit gastro-intestinalen Störungen, wie belegter Zunge, Übelkeit, Brechreiz, Appetitlosigkeit, Völlegefühl etc. durch Einwanderung der „Erreger" über den Magen-Darm-Kanal. Genauso wie nach dem Genuß verdorbe-

ner Speisen können auch die krankmachenden Einwirkungen und Folgeerscheinungen bei Infektionskrankheiten durch künstlich herbeigeführtes Erbrechen verhütet oder zumindest erheblich abgeschwächt werden. Das gilt sogar für die akut und chronisch entzündlichen Formen des Muskelrheumatismus, Lumbago, Arthritis, Polyarthritis usw. Wichtige Indikationshinweise für die Verordnung von Brechmitteln finden sich bereits bei Hippokrates. Erinnert sei hier nochmals an seinen bekannten Ausspruch: „Fehlt es über dem Zwerchfell, so gib ein Brechmittel. Fehlt es unter dem Zwerchfell, gib ein Abführmittel."

Nach Ansicht der alten Ärzte und nach den von ihnen dokumentierten Erfahrungen war es eine Sünde wider die Natur, z. B. bei Druck und Völlegefühl im Oberbauch mit Übelkeit und Brechreiz, insbesondere bei fieberhaften Erkrankungen, nach dem Genuß verdorbener Nahrungsmittel, bei Migräne mit Übelkeit und Brechneigung, bei Krampfzuständen, wie z. B. Epilepsie, Keuchhusten und Asthma, bei psychischen oder sogar bei Geisteskrankheiten kein Erbrechen herbeizuführen und so dem Wunsche der Natur nicht Folge zu leisten.

In seiner Aufzählung der Indikationen für das Brechverfahren weist Aschner darauf hin, daß beim Erbrechen nicht nur der Magen entleert wird, sondern dabei auch der Zwölffingerdarm, die Leber, die Gallenblase, die Gallengänge sowie die Bauchspeicheldrüse und Milz beteiligt sind. Er betont, daß durch den Brechvorgang ein starker stimulierender Reiz auf das Sonnengeflecht (Plexus solaris), das wichtigste hinter dem Magen gelegene vegetative Steuerungszentrum der Eingeweide und Bauchorgane und darüber hinaus auf das gesamte vegetative Nervensystem ausgeübt wird. Das mag die sekretions- und exkretionsanregende Wirkung des Brechaktes (Speichelfluß, Schweißausbruch, Auswurf von Schleim, Stuhl- und Harnentleerung usw.) und die krampflösende Wirkung bei Magenkrampf, Gallenkoliken, Zwerchfellkrampf (Singultus), Gefäßspasmen, Keuchhusten, Asthma, Migräne und dergleichen erklären. Nicht vergessen werden sollte die resorbierende Wirkung der Brechmittel bei Lymphstauungen, Ergüssen, Exsudaten (durch Entzündung bedingter Austritt von Flüssigkeit und Zellen aus den Blutgefäßen und Lymphbahnen), Ödemen (wäßrige Ansammlungen), Fettsucht usw.

Unter den von Aschner aufgeführten Brechmitteln und Brechverfahren ist die Reizung der hinteren Rachenwand oder des Kehlkopfes mit dem Finger die einfachste Form der Brechen erregenden Maßnahmen. Weitere bewährte Brechmittel sind der Meerzwiebel-Sauerhonig (Oxymel Scillae), die Brechwurzel (Radix Ipecacuanha), die Nieswurz (Radix Hellebori nigri oder Radix Hellebori viridis), die innere Rinde des Holunders (Cortex Sambuci viridis), die Haselwurz (Radix Asari), die Schwalbenwurz (Radix Vincetoxi), der Brechweinstein (Tartarus stibiatus), das Apomorphin usw. in geeigneten Dosierungen und Kombinationen. Von Aschner erprobt und mit Erfolg angewandt wurde folgende Rezeptur:

Rp	Tart. stib.	0,06
	Pulv. Ipecac.	1,5
	Oxymel Scillae	15,0
	Syrupi Rubi Id.	15,0
	Aq. fontis	30,0

D.S. viertelstündlich ein Eßlöffel,
solange bis Erbrechen erfolgt.

Aschner berichtet über auffallende schlagartige Besserungen und Heilerfolge durch Anwendung von Brechmitteln bei Keuchhusten, Asthma, Rheuma, Gallenleiden usw., bei Psychosen, Neurosen, Depressionen, Manie, Schizophrenie u. a.

Ableitung über die Haut seit Urzeiten beliebt und bewährt

Dieselben chemotherapeutisch-symptomatischen Unterdrückungsmethoden, die geeignet sind, neue, mehr oder weniger schwere Krankheitszustände zu verursachen, werden häufig auch bei allen übrigen Ausscheidungsbestrebungen des Organismus angewandt und so der natürliche Heilungsvorgang verhindert. Typisch sind in diesem Zusammenhang z. B. die verbreitet üblichen Suppressionsmethoden bei den Ausscheidungsvorgängen über die Haut und die Schleimhäute sowie über Niere und Blase.

Wie eingehende Untersuchungen gezeigt haben, ist der Organismus in der Lage, mit dem Schweiß und der unsichtbaren Hautatmung zahlreiche Toxine und ausscheidungspflichtige Substanzen zu eliminieren. Daß die Haut das stärkste Sekretions- und Reinigungsorgan des Organismus sei, dessen Funktion unzertrennlich mit Leben und Zirkulation verknüpft sci und keinen Augenblick ohne Nachteil unterbrochen werden dürfe, wurde von Hufeland immer wieder mit Nachdruck betont. Allgemein bekannt ist, daß eine Unterdrückung oder weitgehende Behinderung der Hautatmung tödlich sein kann. Schon der unter dem Namen „Sylvius" bekannte holländische Arzt des 17. Jahrhunderts, Franz De Le Boe, wies darauf hin, daß ein Drittel aller Krankheiten durch Schwitzen geheilt werden könne. Wie die Erfahrung am Krankenbett zeigt, setzt bei vielen Erkrankungen mit dem sogenannten kritischen Schweißausbruch die Phase der Heilung ein, oft begleitet von Hautexanthemen und spontanen Stuhl- und Harnentleerungen. Durch behutsame Unterstützung der aus- und ableitenden Selbstheilvorgänge in Form von schweiß- und harntreibenden, abführenden und exanthemfördernden Maßnahmen können bei den meisten Infektionskrankheiten, wie z. B. Masern, Scharlach, Röteln usw. überraschend schnelle Heilerfolge erzielt und Komplikationen vermieden werden.

Neben hydrotherapeutischen Anwendungen, wie Packungen, Wickel, Bäder etc. und dem Einsatz von Wärme, Heißluft, Saunabädern usw. hat sich die Verordnung von schweißtreibenden Phytopharmaka wie Flores Sambuci (Holunderblütentee), Flores Tiliae (Lindenblütentee), Flores Spiraeae (Mädesüß), Radix Sarsaparillae (Sarsaparillawurzel), Lignum Guajaci (Guajakholz), Folia Jaborandi (Jaborandiblätter — enthalten das bekannte Pilocarpin) etc. bewährt. Von überraschend schweißtreibender Wirkung ist die Verordnung einer 15prozentigen wässrigen Ammoniumacetatlösung (Liquor ammonii acetici), von der dreimal täglich 15 bis 20 Gramm in einer Tasse heißen Holunderblütentee zu nehmen sind bzw. stündlich ein Eßlöffel der von Aschner angegebenen Rezeptur in abgewandelter Form:

Rp	Liq. ammon. acet.	15,0
	Aq. cinnamomi	
	Aq. menthae pip. *aa*	50,0
	Mel. depuratum	30,0

oder die folgenden Rezepturen, wie sie zum Teil in verschiedenen Fiebermitteln enthalten sind:

Rp 1	Aconit	D_3
	Bryonia	D_3
	Eupatorium	D_3
	Baptisia	D_3
	China	D_3
	Belladonna	D_3
	aa	10,0

D.S. 80 Tropfen in eine Tasse Wasser,
daraus viertelstündlich einen Teelöffel
bis zum Schweißausbruch.

Rp 2	Ferrum phos.	D_8
	Kal phos.	D_5
	Natr. mur.	D_6
	Silicea	D_{12}
	aa	15,0

D.S. 80 Tropfen in eine Tasse Wasser,
daraus viertelstündlich einen Teelöffel
bis zum Schweißausbruch.

Offensichtlich ist es kaum bekannt, daß eine Vielzahl hartnäckiger chronischer Erkrankungen, insbesondere Gelenkrheuma, Neuralgien, Nieren- und Blasenleiden, Hautkrankheiten usw. verursacht werden durch Suppression der Schweißabsonderungen und Hautausscheidungen bei akuten Erkrankungen, zumeist praktiziert im Zuge fiebersenkender Maßnahmen mit antipyretischen, antiphlogistischen und antialgetischen Chemotherapeutika.
Hier werden durch die iatrogen verursachte Retention (Zurückdrängung) von ausscheidungspflichtigen Krankheitsgiften und Stoffwechselrückständen in Kombination mit den Nebenwirkungen der verordneten Arzneichemikalien vielfach irreparable chronische Schäden gesetzt. Unter den zahlreichen Nebenwirkungen der fiebersenkenden, entzündungswidrigen, schmerzlindernden Chemopharmaka werden Leber-

schäden, Schädigungen der Blutbildung, Hautreaktionen, Nierenschäden, gastrointestinale Störungen, Obstipation, Blutungen im Magen-Darm-Bereich, allergische Reaktionen, Blutarmut, spastische Bronchitis, Kopfschmerzen, Schwindel, Seh- und Hörstörungen, Ödeme, Übelkeit und Erbrechen, Magen- und Darmgeschwüre, Wärmestau durch Unterdrückung der Schweißsekretion, Asthma u. a. beobachtet. Bekannt ist, daß zwei der meistverkauften und am häufigsten eingenommenen Fieber- und Schmerzmittel Phenacetin enthalten, das bei gewohnheitsmäßiger Anwendung schwere Nierenschäden verursachen kann.

Neben den schweißfördernden Maßnahmen sind die ableitenden Verfahren auf die Haut zur erfolgreichen Heilung von Krankheiten und Linderung von Schmerzen seit Jahrtausenden bekannt. Schon den Ureinwohnern tropischer Länder waren zahlreiche Pflanzen vertraut, deren Inhaltsstoffe in der Lage waren, eine mehr oder weniger heftige Hautreizung, Pustel- oder Blasenbildung zu verursachen und dadurch schmerzhafte Erkrankungen zu heilen. Auf denselben Wirkungsprinzipien beruhte die Anwendung der in der asiatischen bzw. griechischen Medizin gebräuchlichen Kauterisation mit glühenden Metallteilen oder mit dem Glüheisen, die mit großem Erfolg eingesetzt wurden.

Erinnert sei nochmals an den Ausspruch des Hippokrates:

„Was Medikamente nicht heilen, heilt das Eisen, was das Eisen nicht heilt, heilt das Feuer, was das Feuer nicht heilt, ist unheilbar.“

Daß man mit hautreizenden Methoden auch auf entfernt liegende Organe heilend einwirken kann, wird verständlich, wenn man bedenkt, daß die Haut nicht nur über das Gefäßsystem, sondern auch über zahlreiche sensible Nerven- und Reflexbahnen, über Regulationszentren sowie energetisch über die Meridiane mit inneren Organen und anderen Körperbereichen in Verbindung steht.

Bei der Anwendung hautreizender Verfahren in Form von Einreibungen, Salben, Pflastern und dergleichen ist je nach Stärke der Einwirkung zu unterscheiden zwischen durchblutungsfördernden und hautrötenden, pustelerzeugenden, blasenziehenden und künstliche Eiterungen (Fontanellen) hervorrufenden Mitteln und Maßnahmen. Unter den hautrötenden Mitteln haben sich die der Natur entnommenen, nebenwirkungsfreien Wirkstoffe, insbesondere bei der Behandlung von Rheuma, Gelenkerkrankungen, Hexenschuß, Ischias, Verstauchungen, Quetschungen, Neuralgien etc., so gut bewährt, daß es sich für einen verantwortungsbewußten Behandler erübrigt, hautreizende Substanzen, die bedenkliche Nebenwirkungen, wie Leber- und Nierenschäden, Hautreaktionen, Blutbildveränderungen usw. verursachen können, zu verordnen.

Zu den nebenwirkungsfreien natürlichen Wirkstoffen gehören u. a. die Ameisensäure (Formica rufa), das Bienengift (Apis mellifica), die Schlangengifte z. B. von Lachesis mutus, Vipera berus, Vipera amodytes, Cerastes cornutus usw., die Brennessel (Tinc. herb. urticae), die Kapsicumpräparate (Extract. capsici = Capsaicin), die Arnicatinktur (Tinc. flor. arnicae), die Weidenrinde (Cortex salicis), der Tollkirschenextrakt (Extract. belladonnae), die Beinwellwurzel (Radix symphyti), der Campher, das Pfefferminz- und Eucalyptusöl (Ol. menthae pip. und Ol. eucalypti), das Nelkenöl (Ol. caryophylli), das Terpentinöl (Ol. terebinthinae), die Giftsumachblätter (Folia toxicodendri), das Allylsenföl u. a. in geeigneter Dosierung, evtl. in Kombination mit Ammoniaklösungen, Benzylnicotinat oder Methylnicotinat, wie sie z. B. im Rheuma-Loges-Balsam (Dr. Loges), Campher Vasogen (Pearson), in der Capval-Salbe (Dreluso), im Retterspitz-Quick (Retterspitz), Rowalind (Rowa-Wagner), in der Zell-Salbe (Heel), im ABC-Pflaster (Beiersdorf), Rheumaplast forte (Blank), in der Thermazet-Watte (Zwintscher), in Steinhoffs Fluid Esco Pin (Klever), im Sparheugol (Staufen-Pharma) und in vielen anderen Präparaten im Handel sind.

Ebenfalls bewährt hat sich folgende, auch in der Veterinärmedizin beliebte Rezeptur:

Rp	Aqua ammoniae fortis	20,0
	Tinct. capsici	30,0
	Campher	10,0
	Oleum menthae pip.	5,0
	Oleum caryophylli	5,0
	Methylalkohol	50,0
	Aquaefontis	80,0

D.S. Zu Einreibungen oder als Umschlag auf die schmerzenden Stellen.

Unter den exanthematischen Heilmethoden mit Hilfe von pustelerzeugenden Einreibungen oder Salben ist das von Baunscheidt beschriebene Verfahren am bekanntesten. Hierbei wird die Haut mit einem mit Nadeln versehenen Stichler mehr oder weniger tief perforiert und anschließend der gestichelte Hautbezirk mit einem die Haut reizenden Öl oder einer entsprechenden Salbe eingerieben. Anschließend wird mit einer Lage Verbandwatte abgedeckt. Mit geeigneten Präparaten kann ggf. auch ohne Stichelung eine entsprechende Wirkung erzielt werden.

Als Pustulantien besonders bewährt haben sich von alters her das Krotonöl (Ol. Crotonis), das Kantharidenpulver oder -öl (Pulvis Cantharidum oder Oleum Cantharidum) und der Brechweinstein (Tartarus Stibiatus), häufig in Kombination mit pflanzlichen Ölen, Harzen und Extrakten, wie Kajeputöl (Oleum Cajeputi), Lorbeeröl (Oleum Lauri), Terpentinöl (Oleum Terebinthinae), Euphorbiumharz (Resina Euphorbii), Seidelbastextract (Extract. Mezerei), Extract aus den Früchten der Ostindischen Elefantenlaus (Extract. Anacardii) usw. in geeigneter Verdünnung und Zusammensetzung. Bewährt haben sich Mischungen von Oleum Crotonis mit anderen hautreizenden Ölen, wie z. B. Oleum Cajeputi, Oleum Cantharidum, Oleum Sinapis, Oleum Terebinthinae, Oleum Lauri u. a. Sie sind oder waren kombiniert in zahlreichen, mehr oder weniger geheimgehaltenen Hautölen, Pasten, Salben und dergleichen, wie z. B. in der Pasta Ottinger (Müller-Göppingen), im Malefizöl (Pfarrer Kneipp), Spezial-Hautöl (Wirts), Oleum dermatosum (Dr. Schlütz) und in dem noch im Handel befindlichen Baunscheidtier-Öl (Rödler) und im GA 301 — Redskin 301 Hautableitungsmittel (Galmeda) usw.

Im Zuge des „Fortschritts", d. h. der fortschreitenden Bedrohung der Umwelt und der lebenden Organismen mit Hilfe der Agriculturchemie und der Arzneichemikalien, sind auch die spontan wirksamen und erfolgreichen ab- und ausleitenden Anwendungen über die Haut und die einschlägigen Kombinationspräparate in Vergessenheit geraten, der Verachtung anheimgefallen und größtenteils aus dem Handel gezogen, sehr zum Schaden der Patienten.

Besonders eindrucksvoll ist die Anwendung von Pustulantien bei Neuritis, Neuralgien, Ischias usw. Über die Reflexzonen der Haut ist ähnlich wie bei der Akupunktur eine wirksame Behandlung der zugehörigen inneren Organe im Sinne einer Tonisierung und über das vegetative Nervensystem eine zuverlässige, heilende Einregulierung hormonaler Störungen möglich. Hierbei kommt der exanthematischen Behandlung der Körperzonen um Hals, Nacken und Schultern, der Lenden- und Steißbeingegend und der Reflexzonen im Bereich des Rückens eine besondere Bedeutung zu. Weitere Einzelheiten und Indikationen können der umfangreichen einschlägigen Literatur entnommen werden.

Aus den bereits genannten Gründen werden auch die bewährten blasenziehenden Ableitungsverfahren über die Haut kaum mehr von Ärzten angewandt.

Schon im Altertum unterschied man zwischen der für unsere heutigen Begriffe heroischen Anwendung des Glüheisens, dem Cauterium actuale und dem milderen Hautreizverfahren, dem Cauterium potentiale, meist mit Hilfe von pflanzlichen Bestandteilen. Während mit dem Glüheisen eine gezielte, örtlich begrenzte Verbrennung und Verschorfung des behandelten Hautbezirkes erzielt wurde, kommt es bei der Anwendung von blasenziehenden Mitteln, sogenannte Vesicantia, zu mehr oder weniger starken Blasenbildungen auf der Haut. Unter den Vesicantien ist das Kantharidenpflaster am einfachsten und sichersten in der Anwendung. Als Kantharidenpflaster (Bock) o. a. ist es im Handel erhältlich. Andernfalls kann die Pflastermasse nach folgenden Rezepten hergestellt werden:

Rp 1a Kantharidenpulver 175,0
Acidum aceticum 13,5
werden gemischt,
dann mit:
Oleum Terebinthinae 75,0
übergossen und gut abgedeckt 48 Stunden
stehen gelassen.

Rp 1b Cera Alba 87,5
Adeps benzoatus 100,0
werden zusammen geschmolzen und nach dem
Erkalten mit in Chloroform gelöstem
Colophonium 87,5

vermengt. Dann werden a und b innig miteinander verrührt und auf dem Wasserbade solange erhitzt, bis die Masse auf 500,0 g eingedampft ist.

Nach demselben Verfahren kann aus

Rp 2 4 Teilen Kantharidenpulver
1 Teil Euphorbiumharz
7 Teilen Terpentin
10 Teilen gelbem Wachs
4 Teilen Hammeltalg und
14 Teilen Colophonium

ein Kantharidenpflaster für den Dauergebrauch hergestellt werden.

Bewährt haben sich auch die Rezepturen für folgende Salben:

Rp 3 2 Teile Kantharidenpulver in
1 Teil Olivenöl lösen
4 Teile gelbes Wachs (Cera flava) mit
1 Teil Terpentin (Balsamum Terebinthina)
zusammenschmelzen und anschließend
beide Mischungen gut miteinander verrühren.

Rp 4	Oleum Crotonis	10,0
	Pulv. Cantharidum	20,0
	Tartarus Stibiatus	15,0
	Vaseline	55,0
	m. f. ungt.	

Die Salben bzw. Pasten werden messerrückendick auf Verbandmull in der gewünschten Größe aufgestrichen, auf die zu behandelnde Hautfläche aufgelegt und mit Pflasterstreifen befestigt. Nach 5—6 Stunden wird das mit *Rp 4* bereitete Salbenpflaster abgenommen und der Salbenrest mit Wundbenzin entfernt. Mit einem Schutzverband versehen läßt man die entstandene Blase entweder eintrocknen oder trägt sie sorgfältig ab. Je nach gewünschter Wirkung bleiben die übrigen Pflaster 12 bis 24 Stunden liegen. Mit einer geeigneten Wachssalbe aus:

Rp	weißem Wachs	50,0
	Walrat	50,0
	Mandelöl	80,0
	Johanniskrautöl	20,0
	Rosenöl	2 Tropfen

kann die empfindliche Wundfläche nachbehandelt werden.

Infolge seiner ableitenden, entzündungswidrigen, krampflösenden und schmerzstillenden Wirkung ist das Kantharidenpflaster vielseitig verwendbar. Besonders bewährt hat sich seine Anwendung bei Nervenentzündungen, Augenkrankheiten, hartnäckigen Hals- und Rachenentzündungen, Ohrensausen, serösen Ergüssen, Gallenblasenentzündungen und -koliken und bei allen neuralgischen und rheumatischen Erkrankungen, Arthritiden und Arthrosen.

Bei Erkrankungen der Niere und Blase sollte das Kantharidenpflaster nicht angewandt werden.

Außergewöhnlich eindrucksvoll sind die Erfolge mit Hilfe des Einsatzes von Kantharidenpflastern bei chronischen Gelenkerkrankungen. Wie die Erfahrung lehrt, ist es häufig möglich, erheblich bewegungsbehinderte Patienten in kurzer Zeit wieder beweglich und schmerzfrei zu machen. Hierbei ist die Kombination des Kantharidenpflasters mit der Fontanelle bei hartnäckigen Gelenkleiden besonders angezeigt und hilfreich. Schon Paracelsus empfahl, dort ein Loch in die Haut zu machen, wo die Natur Krankheitsstoffe angehäuft habe und diese ausleeren wolle. „Groß ist die Kraft künstlicher Geschwüre. Sie bezwingen selbst die hartnäckigsten Ankylosen (Gelenkversteifungen)“, rief Hufeland aus. Am einfachsten ist das Anlegen einer Fontanelle mit Hilfe eines Kantharidenpflasters etwa in Größe einer Briefmarke. Nach Entfernung der Blase wird in Lokalanästhesie mittels einer 4%igen Larocainlösung ein Tropfen rauchende Salpetersäure (Acidum nitricum fumans) mit einem Watteträger auf die Wundfläche aufgetragen. Der sich bildende Schorf stößt sich nach ca. einer Woche ab, worauf man in den entstandenen Wundtrichter eine harte Erbse, Glaskugel o. ä. einlegen kann, um die Wundsekretion bzw. Eiterabsonderung solange aufrechtzuerhalten, bis der gewünschte Erfolg erreicht ist. Im übrigen entsprechen die Indika-

tionen für das Anlegen einer Fontanelle in etwa denen der Vesikantientherapie (Therapie mit blasenziehenden Pflastern).
Wie die praktische Erfahrung zeigt, ist es bei Anwendung der beschriebenen Ab- und Ausleitungsverfahren über die Haut möglich, selbst schwere arthrotische Veränderungen zu beheben. In diesen Fällen ist es erforderlich, je nach Schwere der Erkrankung, z. B. die Behandlung mit Kantharidenpflastern oder Fontanellen wochenlang fortzusetzen, um den gewünschten Erfolg zu erzielen.

Ich erinnere mich noch gut an jenen Amerikaner, der quer durch die Blumen mit dem Auto auf dem schmalen Gartenweg seine Frau bis vor die Haustür fuhr, weil diese nur mühsam auf zwei Krücken gestützt gehen konnte.
Neben der Injektion in die Mandelnarben nach den Grundsätzen der Neuraltherapie und den im folgenden bei rheumatischen Leiden beschriebenen Heilmethoden war es der wochenlang wiederholten Applikation des Kantharidenpflasters und der niederträchtigen Anwendung der Salpetersäure zu verdanken, daß die Patientin bald wieder ohne Krücken schmerzfrei längere Strecken zurücklegen konnte. Enttäuscht war lediglich der Chirurg, weil sich die geplante Hüftgelenksoperation als nicht mehr notwendig erwies.

Lokale Unterdrückung dermatologischer Erkrankungen anstelle ursächlicher Heilbehandlung

Würdigt man rückblickend den Einfluß der aus- und ableitenden Heilanwendungen über die Haut auf die gesundheitliche Verfassung des Kranken und ihre Bedeutung für die Eliminierung von Krankheitsgiften und Stoffwechselrückständen, dann wird auch der grundlegende Unterschied zwischen den Behandlungsmethoden der Schule bei dermatologischen Erkrankungen und einer natürlichen Heilkunst deutlich. Nachdem der menschliche Organismus im Hinblick auf die zu treffenden therapeutischen Maßnahmen von der wissenschaftlichen Medizin in mehr als 25 fachärztlich zu beurteilende und zu behandelnde Bereiche aufgeteilt wurde, ist für die Erkrankungen der Haut ausschließlich der Dermatologe zuständig. Ohne Berücksichtigung der Tatsache, daß die Haut reflektorisch mit allen inneren Organen und übergeordnet steuernden Regulationszentren in Verbindung steht, werden auch heute noch alle Hautkrankheiten überwiegend lokal behandelt, wobei die interne Therapie ebenso dürftig wie auf die Dauer erfolglos ist. Genau gesagt heißt das, daß die auf der Haut sichtbar werdenden Symptome der Erkrankung des Gesamtorganismus und das Bestreben der Natur, Krankheitsgifte, Stoffwechselrückstände usw. über die Haut auszuscheiden und damit andere Ausscheidungsorgane zu entlasten und eine Heilung herbeizuführen, mit ungeeigneten und oft bedenklichen Maßnahmen verhindert wird. Sie sind der Ausfluß längst überholter und von der Erfahrung am Krankenbett widerlegter Anschauungen über infektiöse, allergische oder sonstige Ursachen dermatologischer Erkrankungen. Über die abwegigen Vorstellungen von den pathophysiologischen Ursachen der Infektion und der Allergie wird später noch ausgiebig zu sprechen sein.

Mit dem Abbruch der Kontakte zur geschichtlichen Vergangenheit ging auch die Erfahrung und Erkenntnis verloren, daß weitaus die meisten Hautkrankheiten innere Ursachen haben, meist bedingt durch Störungen der Ausscheidung und des Stoffwechsels, der Verdauung, des hormonalen Gleichgewichtes, des Säftehaushaltes (Dyskrasie), der Menstruation usw. Genauso unübersehbar wie die verwirrende, aber nichts über die Ursache aussagende symptomatische Diagnostik dermatologischer Erkrankungen, sind auch die ständig wechselnden Therapieversuche zwecks Unterdrückung der vielfältigen Erscheinungsbilder.

Neben der allgemein üblichen Anwendung von Antibiotika und Sulfonamiden, die als Nebenwirkung allergische Hautreaktionen, Eosinophilie (Vermehrung der Eosinophilenzellen), Arzneimittelfieber, Anaphylaxie (Überempfindlichkeitsreaktion), gastrointestinale Störungen, Schädigungen der Darmflora, Blutbildveränderungen, Cholostase (Gallenstauungen), Leuko- und Thrombopenie (Verminderung der weißen Blutkörperchen und der Blutplättchen) sowie Agranulozytose (Fehlen der Granulozyten im Blut) u. a. verursachen können, schreckt man auch vor dem Einsatz von Cortisonabkömmlingen nicht zurück. Hierbei werden als Arzneischäden u. a. beobachtet: Vollmondgesicht, Fettsucht, Muskelschwäche, Bluthochdruck, Knochenschwund, Diabetes, hormonale Störungen mit vermehrter Körper-, Gesichts- und Sexualbehaarung, Amenorrhoe, Impotenz, Blutergüsse, Akne, Ödeme, Atrophie der Nebennierenrinde, Blutgefäßentzündungen, Magenbeschwerden, Magengeschwüre, Erhöhung des Infektionsrisikos, Behinderung der Immunvorgänge, verzögerte Wundheilung, Wachstumsverzögerung bei Kindern, aseptische Knochennekrosen, grüner Star, grauer Star, Erhöhung des Thromboserisikos, Pankreatitis usw.

Ganz abgesehen davon, daß völlig nebenwirkungsfreie, unschädliche Heilmittel zur Verfügung stehen, die zwar nicht wissenschaftlich anerkannt, dafür aber in der Lage sind, schnell und sicher zu heilen, ist es wohl kaum zu verstehen, wie es wissenschaftlich gebilligt und verantwortet werden kann, Patienten den geschilderten Risiken auszusetzen. Es fällt nicht immer leicht, den wissenschaftlichen Fortschritt in der Medizin und in der Anwendung der modernen Chemotherapeutika mit ihren vielfältigen gefährlichen Nebenwirkungen zu erkennen, wenn man vergleichsweise feststellen muß, daß Ärzte und Behandler in der medizingeschichtlichen Vergangenheit vor Hunderten von Jahren durch eine antidyskratische, entzündungswidrige, toxinausschwemmende Allgemeinbehandlung jene Hautkrankheiten mit Erfolg zu behandeln verstanden, die heute nur vorübergehend unterdrückt werden können und praktisch unheilbar geworden sind. Unvorstellbar, welche Unmengen von Salben der verschiedensten Art — und selbst diese oft mit Nebenwirkungen — von Patienten mehr oder weniger erfolglos bei dermatologischen Erkrankungen auf der Haut verschmiert werden. Nachdem fast alle Erkrankungen der Haut als Ausscheidungsvorgänge im Sinne der Selbstheilung zu verstehen sind, ist die allgemein übliche Salbentherapie in den meisten Fällen nicht nur wenig sinnvoll, sondern insofern bedenklich, weil sie die Selbstheilvorgänge häufig behindert. In allen Fällen sollte die im folgenden beschriebene ursächliche interne Heilbehandlung den Vorrang haben und allenfalls mit entzündungswidrigen und den Heilvorgang fördernden physiologischen äußeren Anwendungen kombiniert werden, wenn dies für erforderlich gehalten wird.

Unter Beachtung der ursächlichen Zusammenhänge und mit Hilfe einer antidyskratischen, ausleerenden, entzündungswidrigen, nach biologischen Gesichtspunkten ausgerichteten Therapie könnte die Mehrzahl dermatologischer Erkrankungen leicht und in kürzester Zeit mit Erfolg behandelt und zur Ausheilung gebracht werden. In den meisten Fällen

genügt es, die das Hautleiden verursachenden Krankheitsstoffe oder Stoffwechselgifte mit Hilfe der beschriebenen ausscheidenden, ausleerenden, ausschwemmenden oder ableitenden Verfahren über Magen und Darm, Niere und Blase, durch blutentziehende oder menstruationsfördernde Maßnahmen bzw. durch die Aktivierung der körpereigenen Abwehrvorgänge und der Ausscheidungen über die Haut zu eliminieren, um ohne schädliche Nebenwirkungen schnell und auf Dauer eine endgültige Ausheilung zu erreichen. Selbstverständlich darf dabei eine umfassende körperliche Reinigung durch Fasten mit anschließender Ernährungsumstellung auf eine vitalstoffreiche Vollwertkost nicht vergessen werden.
Durch zusätzliche Einflußnahme auf übergeordnet steuernde Regulationsmechanismen mit Hilfe von biologisch orientierten Maßnahmen und Wirkstoffen kann die Heilung wesentlich beschleunigt werden. Interessant ist, daß in erster Linie hautreizende pflanzliche, tierische und mineralische Bestandteile in geeigneter Verdünnung bzw. Potenzierung bei dermatologischen Erkankungen besonders wirksam sind. Erfahrungsgemäß wird durch eine dem Krankheitszustand und der Konstitution des Patienten angepaßte Auswahl und Potenzierung des Heilmittels die ursprünglich hautreizende in eine heilende Wirkung umgekehrt. Hervorragend bewährt haben sich in diesem Zusammenhang die bereits erwähnten pflanzlichen Hautreizmittel, wie die Wolfsmilchgewächse (Euphorbiaceae), die Hahnenfußgewächse (Ranunculaceae) und die Anacardiaceae. Zu den Wolfsmilchgewächsen gehören u. a. die Zypressenwolfsmilch (Euphorbium Cyparissias), die Purgierkörner (Croton Tiglium) und der Mancinellabaum. Unter den Hahnenfußgewächsen sind besonders erwähnenswert der Knollenhahnenfuß (Ranunculus bulbosus), die aufrechte Waldrebe (Clematis Recta) und die Wiesenküchenschelle (Pulsatilla Pracensis), während von den Anacardiaceae der Giftsumach (Rhus Toxicodendron) und die Ostindische Elefantenlaus (Anacardium Orientale) u. a. therapeutisch interessant sind.
Verwendet werden weiterhin häufig der Seidelbast (Mezereum), der Wassernabel (Hydrocotyle Asiatica), die Sarsaparillawurzel, das Stiefmütterchen (Viola Tricolor), das Gänseblümchen (Bellis Perennis), die Brennessel (Urtica Urens) und viele andere in Kombination mit Kanthapidenpulver (Pulvis Cantharidum), Ameisensäure (Acidum Formici-

cum), Bienengift (Apis), Hefe usw., den Schwefel- (Sulfur), Arsen-, Quecksilber-, Mercur-, Kieselsäure-, Silicea-Verbindungen etc. sowie mit entzündungswidrigen, abwehrsteigernden und die Ausscheidung fördernden Wirkstoffen in geeigneten Verdünnungen und Potenzierungen, wie sie z. B. in Sulfur oplx. (Madaus), Euphorbia oplx. (Madaus), Scabiosa oplx. (Madaus), Bellis oplx. (Madaus), Sulfur Homobion (Fides), Sulfur jodatum Homobion (Fides), Injectio dermatica (Fides), Petzo-Derm-Tropfen (Rödler), Dermathoxol (Rödler), Haut-Ampullen (Rödler), Dermatose-Komplex (Spemann) u. a. zum Teil enthalten sind.

Gute Erfolge wurden auch gesehen mit folgender Verordnung:

Rp 1	Hep. sulf		D_{12}
	Pulsatilla		D_{12}
	dil.	*aa*	20,0
Rp 2	Myristica sebifera		D_3
	Echinacea		D_1
	dil.	*aa*	20,0

D.S. Von *Rp 1* 10 Tropfen in 1 Eßlöffel Wasser zweimal täglich, im Wechsel mit *Rp 2* in gleicher Dosierung und Anwendung.

Überraschend sind immer wieder die spontanen Heilerfolge bei oft jahrelang erfolglos behandelten dermatologischen Erkrankungen mit einer kombinierten Therapie. Sie besteht aus der Anwendung der hautwirksamen Heilmittel in geeigneter Auswahl und Potenzierung in Verbindung mit entzündungswidrigen und abwehrsteigernden Naturstoffen. Vor allem bewährt haben sich Mischinjektionen i. m. oder s. c. in Herdnähe bzw. in die korrespondierenden Akupunkturpunkte, so z. B. die Mischinjektion, bestehend aus der Injectio dermatica (Fides) und der Aristolochia-Injektion (Kremer) oder aus der Entzündungs-Injektion (Infirmarius) und der Lophakomb-Graphites-Injektion (Lomapharm) usw.

Ein 58jähriger englischer Industriekaufmann zeigt mir demonstrativ seine Hände. Wie nach Entfernung der dicken Salbenverbände zu er-

kennen ist, sind sie über und über mit nässenden Ekzemen bedeckt. Die umfangreichen Krankenpapiere aus international bekannten Fachkliniken enthalten eine reiche Auswahl der verschiedensten Diagnosen, Befunde und Laboranalysen, aber wie überall und immer keinerlei Angaben über die zugrunde liegende Ursache.
Trotz jahrelanger Behandlung mit Glukokortikoiden, Antibiotika, Antihistaminika, Kalziumpräparaten, Desinficientia, Barbitursäurederivaten, Sedativa und einer Unzahl der verschiedensten Salben, Cremes, Mixturen, Bäder usw. ist nicht nur kein Erfolg, sondern eine ständige Verschlechterung zu konstatieren.
Die Anamnese und die Irisdiagnose ergeben eine chronische Dysbakterie und zeigen die Bemühungen des Organismus an, die in der Fäulnisflora des Darmes gebildeten Toxine über die Haut auszuscheiden. Der zuvor beschrittene Weg der Eliminierung und Entgiftung über das zunächst zuständige Lymphsystem wurde bereits durch die wissenschaftlich anerkannten, symptomatischen Unterdrückungsmaßnahmen blockiert. In erster Linie bestanden diese in der Tonsillektomie der eiternden, toxinausscheidenden Gaumenmandeln und später in den zunächst konservativen, dann chirurgischen Maßnahmen gegen die der Tonsillektomie prompt folgenden chronischen Sinusitis. Nachdem es auch hier gelang, die physiologischen Ausscheidungsbestrebungen und Selbstheilmaßnahmen des Organismus mit Erfolg zu unterbinden, versucht nunmehr der innere Arzt, die Stoffwechselgifte über die Haut los zu werden.
Glücklicherweise hatte man es noch nicht fertiggebracht, trotz jahrelanger hochdosierter „wissenschaftlich anerkannter" Therapie, auch diese Möglichkeit zu torpedieren und weitere Übel zu verursachen. Daß mit den wunderwirkenden Antibiotika u. a. nicht nur mit Sicherheit eine schwere chronische Dysbakterie erzeugt, sondern eine bereits bestehende erheblich verschlimmert wird, dürfte bei den zur Verfügung stehenden Erkenntnismöglichkeiten allerdings erst in einigen Jahren ruchbar werden.
Wie es trotz vorangegangener wissenschaftlich anerkannter Heilmethoden und völliger Uneinsichtigkeit des Patienten manchmal möglich ist, eine glückliche Heilung zu erleben, zeigt das „happy end" der Geschichte.

Nachdem der Patient in keiner Weise bereit ist, bei der Behandlung aktiv mitzuwirken und Fehler in der Lebensweise und Ernährung abzustellen, erscheint es sinn- und aussichtslos, eine erfolgversprechende Behandlung durchzuführen. Auf die inständige Bitte der Ehefrau hin wird lediglich eine Mischinjektion verabfolgt, bestehend aus Aristolochia, Echinacea, Lachesis, Crotalus, Vipera Berus, Sulfur jodatum, Silicea, Formica rufa und Euphorbia in geeigneter homöopathischer Dosierung. Dem Patienten wird bedeutet, daß eine weitere Behandlung ohne seine Bereitschaft zur Mitarbeit keine Erfolgsaussicht hat und er nicht wiederkommen möge. Trotzdem erscheint er nach acht Tagen glückstrahlend, um seine völlig ausgeheilten Hände vorzuweisen. Seitdem droht die Praxis zu einer dermatologischen Klinik auszuarten.

Schleimhaut und Lymphsystem nicht nur diagnostisch und therapeutisch interessant

Schon vor Jahrhunderten waren in der geschichtlich überlieferten Erfahrungsheilkunde den alten Ärzten und Behandlern die Wechselbeziehungen zwischen der äußeren, den Körper bedeckenden Haut und den inneren, die Körperhöhlen auskleidenden Schleimhäuten bekannt und wurden mit Erfolg therapeutisch genutzt. Wie vieles andere scheint auch dieses Erfahrungsgut in Vergessenheit geraten zu sein. Für eine wirksame Therapie ist die Berücksichtigung dieser Beziehungen von entscheidender Bedeutung. Wie die praktische Erfahrung zeigt, ist z. B. die Ableitung über die Haut, die Niere und Blase oder über den Darm mit Hilfe der beschriebenen Maßnahmen bei der Behandlung der häufig im Rahmen einer lymphatischen Konstitution bestehenden katarrhalischen oder exsudativen Diathese, d. h. bei akut- bzw. chronisch-entzündlichen Erkrankungen der Schleimhäute außergewöhnlich hilfreich.
Interessant ist auch die Beobachtung, daß eine chronische Gastritis (Magenschleimhautentzündung) oft nicht nur mit einer chronischen Enteritis (Darmschleimhautentzündung), sondern auch mit einem ständig rezidivierenden Schnupfen und Rachenkatarrh, einer chronischen Bronchitis oder einem hartnäckigen Fieber vergesellschaftet ist. Mit dem

Einsatz sinnvoller Heilmethoden zwecks Ausheilung der Gastritis verschwinden dann überraschenderweise auch die übrigen katarrhalischen Symptome.
Sowohl die örtlich applizierten als auch die oralen Rhinologica (über den Mund zugeführten Präparate zur Behandlung der Nasenschleimhaut) sind mit mehr oder weniger unangenehmen, wenn nicht gar bedenklichen Nebenwirkungen belastet, wie Herzklopfen, Herzrhythmusstörungen, pectanginösen Beschwerden, gastrointestinalen Störungen, okkulten (versteckten) Blutungen, Bronchospasmen (Verkrampfungen der Bronchien), Haut- und Schleimhautreaktionen, Leukopenie, Agranulozytose, Mundtrockenheit, Miktionsbeschwerden (Beschwerden beim Wasserlassen) usw. Kaum vorstellbar, daß bei Kenntnis dieser Gefahren jemand bereit ist, einen banalen Schnupfen gegen die geschilderten Risiken einzutauschen, ganz abgesehen davon, daß die verschriebenen Rhinologica keine Heilmittel sind. Über die unzumutbaren und gefährlichen Nebenwirkungen der bei der chronischen oder allergischen Rhinitis (Nasenschleimhautentzündung) verordneten Sulfonamide, Antibiotika und Glukokortikoide wurde bereits berichtet.
Die gleichen Gefahren drohen bei der Behandlung der akuten und chronischen Sinusitis (Nasennebenhöhlenentzündung) und Bronchitis mit den entsprechenden, lediglich symptomatisch wirksamen Chemotherapeutika, die nicht zu heilen vermögen, sondern die akute Sinusitis bzw. Bronchitis chronisch und die chronische Bronchitis oder Sinusitis für die Wissenschaft unheilbar machen.
Wegweisend für eine ursächliche Heilbehandlung der Schleimhauterkrankungen ist die Beobachtung, daß die exsudative oder katarrhalische Diathese (Neigung zu Schleimhautentzündungen) ein typisches Begleitsympton ist für die als Lymphatismus bezeichnete Neigung zu Hyperplasie (Anschwellung) der lymphatischen Organe, wie der Tonsillen, der Rachenmandeln, der Lymphknoten, der Lymphfollikel und des in den Organen und insbesondere in den Schleimhäuten eingelagerten lymphatischen Gewebes.
In seiner Abwehrfunktion reagiert das Lymphsystem äußerst empfindlich auf nicht restlos abgebaute und ausgeschiedene Stoffwechselprodukte, Antigene, Allergene, Toxine, Bakterien, Viren usw. Ähnlich wie die Zähne sind auch die Zunge, die Tonsillen und der gesamte Nasen-

Rachen-Raum das sichtbare Spiegelbild der allgemeinen gesundheitlichen Verfassung und ein sicherer Gradmesser für den Zustand des Darmes und seiner Bakterienflora. Auch die in natürlicher Lebensgemeinschaft mit dem Organismus auf der Haut und den Schleimhäuten lebenden Bakterien sind sensible Indikatoren und weitgehend abhängig von der Ernährungs- und Lebensweise, der Umweltbelastung, der Anwendung von Arzneichemikalien usw. Nachdem sie die Lebensgemeinschaft „Mensch und Bakterien" gegen krankheitserregende Bakterien verteidigen, indem sie diese unterdrücken und zerstören sowie zusätzlich einen ständig aktivierenden Reiz auf die Abwehrkräfte des Organismus ausüben, sind sie ein wesentlicher Bestandteil der körpereigenen Abwehr. Der Darm ist die Wiege des Verdauungssystems. Verständlich, daß jede Schädigung der Symbiose, des harmonischen Gleichgewichtes zwischen Mensch und Bakterien oder womöglich sogar die Umwandlung einer physiologischen Bakterienflora in eine pathologische Flora gleichzeitig auch eine Schwächung und Gefährdung der körperlichen Abwehrleistung nach sich ziehen muß. Anhand neuer Forschungsarbeiten konnte u. a. nachgewiesen werden, daß z. B. bei regelmäßigem Genuß von isolierten Kohlehydraten (Zucker, Feinmehlerzeugnisse usw.), tierischem Eiweiß und gehärteten bzw. tierischen Fetten anstelle einer abwechslungs- und vitalstoffreichen Vollwertkost sich pathologische Bakterien vermehren und die Überhand gewinnen können.

Anstelle der Symbiose entsteht eine Dysbiose mit einer pathologischen Fäulnis- oder Gärungsflora. So fällt ein wichtiger Partner für die Funktion der körpereigenen Abwehr aus, wobei das Abwehrsystem durch ständig gebildete Fäulnisgifte, Gärungsprodukte und nicht abgebaute Allergene zusätzlich belastet wird. Deutlich sichtbar wird die ständige Herausforderung bzw. Überforderung der lymphatischen Abwehr in der chronisch entzündlichen Hyperplasie der Tonsillen, der Rachenmandel, des Blinddarms, in dem chronisch entzündlichen Reizzustand des lymphatischen Gewebes und der Schleimhäute in der Mundhöhle, im Rachen, in der Nase und ihren Nebenhöhlen, im Magen und Darm, in den Unterleibsorganen usw.

Mit einem Blick in die Mundhöhle vermag der erfahrene Praktiker sofort an den vergrößerten, meist entzündlich geröteten Tonsillen zu erkennen, daß ein Kind mit zuckerhaltigen Süßigkeiten und Getränken

oder mit Weißmehlgebäck fehlernährt wurde und an einer Dysbakterie sowie einer meist chronisch affizierten Darmschleimhaut leidet. In diesem Falle wird eine chronische Angina tonsillaris (Mandelentzündung) oder eine Appendicitis (Wurmfortsatzentzündung) diagnostiziert und kurzerhand die angeblich sowieso völlig überflüssigen Organe entfernt, nachdem vorher der evtl. noch vorhandene Rest einer physiologischen Bakterienflora mit einem „geeigneten" Antibiotikum zerstört wurde. Dieses vor einigen Jahren noch allgemein übliche Vorgehen ist zwar sinnlos und die Ursache für viele spätere Leiden, dafür aber wissenschaftlich anerkannt. Mit der operativen Behandlung krankhafter Symptome wird nicht nur die Ursache nicht beseitigt, sondern die bereits geschwächte körpereigene Abwehr meist weiter geschädigt.
Durch die ständige Unterdrückung entzündlicher Reaktionen ohne heilende Beseitigung der Ursache können die Gaumenmandeln schließlich ihre entgiftenden Abwehrfunktionen völlig einstellen und narbig schrumpfen. Von dem durch Tonsillektomie (operative Entfernung der Mandeln) entstandenen Narbengewebe sind sie dann kaum mehr zu unterscheiden und bilden wie dieses die fokale (von einem Herd ausgehende) Ursache vieler chronischer Erkrankungen, die auf dem Boden der Schädigung der Abwehrsysteme gedeihen.
Unter anderem weist auch Reckeweg darauf hin, daß eine an sich verhältnismäßig harmlose Angina durch operativen Eingriff oder durch chemotherapeutische Unterdrückung der Entzündung zur Ursache werden kann für zahlreiche andere biologisch wesentlich gefährlichere Krankheiten, wie Nephritis, Polyarthritis, Arthrose, Nephrose, Allergie, Erythematodes, Leberschäden, Epilepsie, Asthma, Diabetes, Sklerodermie, Herzmuskelschäden, Agranulocytose, Leukämie usw.
Dabei ist die Ausheilung selbst einer chronischen Angina mit chronisch hypertrophierten Tonsillen durchaus kein unlösbares Problem, wenn man nicht die Angina und die krankhaft veränderten Tonsillen, sondern die Ursache der Erkrankung behandelt. Hierbei hat die praktische Erfahrung gezeigt, daß eine kombinierte Therapie mit auf das lymphatische System wirkenden Heilmitteln und entzündungswidrigen Maßnahmen, die die immunologischen Zusammenhänge zwischen Dysbakterie und lymphatischer Abwehrschwäche berücksichtigt, die schnellsten und sichersten Erfolge zeitigt. Über die zur Beseitigung der Dys-

bakterie zu unternehmenden Schritte, als unumgängliche Voraussetzung für einen sicheren Heilerfolg, wird anschließend noch zu berichten sein, ebenso wie über die Aktivierung der körpereigenen Abwehr anstelle des entzündungsbekämpfenden Einsatzes von Arzneichemikalien.

Mit Erfolg erprobte Heilmittel zur Behandlung der Angina tonsillaris sind: Der Schwefel (Sulfur) und seine Verbindungen, insbesondere Sulfur jodatum und Hepar sulfuris mit der Wirkung auf Haut, Schleimhäute und Lymphgewebe, das Quecksilber (Mercurius) und seine Präparate, wie Mercur solubilis, Mercur jodat und Mercur bijodat mit ihrer Wirkung auf die Lymphknoten sowie die Schleimhäute des Rachens, der Nase und der Nebenhöhlen, das Arsen jodat, das Jod und seine Salze (Barium jodat, Kalium jodat und die oben bereits erwähnten Verbindungen, die Schwämme Spongia und Badiaga, die Ameisensäure (Acidum formicicum), die Honigbiene (Apis mellifica), der Buschmeister (Lachesis = Schlangengift), die Kermesbeere (Phytolacca) u. a. in geeigneter Dosierung und Potenzierung. Sie sind zum Teil enthalten in Mercur solubilis oplx. (Madaus), Tonsiotren (DHU), Angibosan (Bock), Meditonsin (Medice), Exangina (Müller-Göppingen), Septonsil (Pekana) und in vielen anderen.

Aus gegebener Veranlassung muß nochmals dringend geraten werden, eine Angina tonsillaris nicht ausschließlich mit den o. a. Heilmitteln zu behandeln, sondern gleichzeitig die entzündlichen Reaktionen durch Aktivierung der lymphatischen Abwehr und die Dysbakterie durch die später erläuterte Darmsanierung auszuheilen.

Jeder erfahrene Praktiker, der gelernt hat, mit Hilfe von ursächlich wirksamen Heilmethoden auch eine chronische Angina zu kurieren, wird früher oder später eine Vielzahl jugendlicher Patienten zu behandeln oder gar nebenbei eine Kinderpraxis zu betreuen haben. Erschüttert wird er feststellen müssen, in welchem Ausmaß bei Säuglingen, Kindern und Jugendlichen bereits die Gesundheit durch die mit aufdringlicher Werbung empfohlenen und im Handel befindlichen Industrieprodukte, insbesondere Süßigkeiten und Feinmehlerzeugnisse, systematisch gefährdet und zerstört wird. Ein Blick auf die ständig hypertrophierten, geröteten Tonsillen, die chronische Dysbakterie und den fortschreitenden Gebißverfall bestätigen diese Tatsache.

Blaß, abgemagert und appetitlos wird der vierjährige Klaus M. von seiner Mutter zur Behandlung gebracht. Schon der erste Blick zeigt den typisch lymphatischen Habitus mit dem leicht geöffneten Mund infolge der verlegten Nasenatmung. Kirschgroß und rot verlegen die entzündlich veränderten Gaumenmandeln den Racheneingang bis auf einen schmalen Spalt.
In ständiger nervöser Unrast versucht das Kind der Mutter zu entfliehen und alles in die Hände zu bekommen, was greifbar ist, ein typischer Hinweis auf den ausgesprochenen Vitalstoffmangel, insbesondere an Vitamin B, im Organismus und in der Nahrung. Für die Mutter bedeutet die Betreuung und Pflege des Kindes eine nervliche Tortur ohne Ende. Der Vierjährige will nicht essen, verlangt unaufhörlich nach Süßem und ist ständig verschnupft und erkältet. Daß alle fieberhaften Versuche der körpereigenen Abwehr, die schädigenden Angriffe abzuwehren und die Toxine zu eliminieren, mit Hilfe der Anwendung von Antibiotika und Antipyretika vereitelt wurden, versteht sich am Rande. Vor ein Uhr nachts ist es nicht möglich, das Kind zum Schlafen zu überreden, aber selbst im Schlafe wälzt er sich unruhig hin und her und schreit nach der Mutter. Nachdem die Therapie mit den üblichen entzündungswidrigen Maßnahmen, appetitfördernden Aufbaupräparaten und selbst mit chemisch definierten Sedativa versagt haben und schließlich die Tonsillektomie (chirurgische Entfernung der Gaumenmandeln) vorgeschlagen wird, erinnert sich die Mutter an die guten Erfahrungen, die sie selbst mit naturgemäßen Heilmethoden gemacht hat.
Nach Umstellung der Ernährung auf eine dem Alter angepaßte Vollwertkost, Sanierung der entarteten Bakterienflora und Aktivierung der körpereigenen Abwehr nach den dargelegten Richtlinien werden die Tonsillen zusehends kleiner, die entzündliche Rötung geht zurück, das Kind verlangt zu essen, nimmt zu, wird ruhiger und die Mutter atmet auf.

Offensichtlich haben die Tonsillen wichtige entgiftende und ausscheidende Funktionen im Rahmen der lymphatischen Abwehr und in Zusammenarbeit mit der Bakterienflora der Mundhöhle und des Darmes zu erfüllen, die durch die operative Entfernung oder bindegewebige

Entartung ausfallen bzw. blockiert werden. So ist es interessant zu beobachten, daß entweder unmittelbar nach der Tonsillektomie oder erst später die infolge der Dysbakterie und Permeabilitätsstörung des Darmes anfallenden Toxine und Allergene über die Nasennebenhöhlen in Form einer Sinusitis oder über die Bronchien in Form einer Bronchitis eliminiert werden. Mit Hilfe einer sinnvollen Unterstützung des Selbstheilbestrebens durch Aktivierung der körpereigenen Abwehr, Ernährungsumstellung, Darmsanierung und den Wiederaufbau einer gesunden Bakterienflora kann auch jetzt noch eine Ausheilung erfolgen.
Bei Anwendung der üblichen wissenschaftlich anerkannten Symptomunterdrückungsmaßnahmen und durch chemotherapeutische Blockierung der Entzündungs-, Ausscheidungs- und Abwehrvorgänge gelingt es dagegen mit Sicherheit, die akute Sinusitis und Bronchitis zunächst in ein chronisches Leiden und schließlich in die Imprägnationsphase der Allergie zu überführen. Auf diese Weise hat der bedauernswerte Patient seine mit sinnvollen Heilmethoden kurzfristig und ohne Nebenwirkungen heilbare Angina eingetauscht gegen ein chronisches, mit den üblichen Methoden unheilbares Leiden, das ihn lebenslänglich peinigt in Form einer allergischen Rhinitis, eines allergischen Asthma bronchiale, eines ständig juckenden allergischen Ekzems usw.
Lapidar heißt es im medizinischen Sprachgebrauch: Allergie ist die spezifisch veränderte Reaktionsbereitschaft des Organismus gegen einen Fremdstoff — Ursache unbekannt.

Allgemeine Hilflosigkeit bei der Diagnose und Therapie allergischer Erkrankungen

Während es für die verfehmten Außenseiter der Heilkunst mit wissenschaftlich nicht anerkannten Heilmethoden durchaus möglich ist, auch hartnäckige allergische Zustände unter Beachtung der kausalen Zusammenhänge mit Erfolg zu kurieren, ist die Fahndung nach der Ursache nach wie vor nicht relevant für die moderne wissenschaftliche Diagnostik. Der weit von der Erfahrung am Krankenbett entfernten Forschung geht es nicht darum, die Ursache allergischer Reaktionen zu entdecken und herauszufinden, warum der Patient allergisch ist, sondern hier interessiert nur die Frage, worauf der Patient allergisch ist.

So wird also der Ärmste getestet auf Hundedreck und Katzenhaare, auf Straßenstaub und Wagenschmiere, auf Gräserpollen und Meeresalgen, auf Flugzeuglärm und Waldesrauschen, um ihm dann die aufgespürten Störenfriede abgeschwächt und in kleinen Mengen zu applizieren. Doch die Ursache bleibt und mit ihr die Allergie, trotz des massiven Einsatzes der von der pharmakologischen Forschung entwickelten Antiallergika, Antihistaminika, Glukokortikoide, Bronchospasmolytika usw. mit ihren mehr oder weniger gefährlichen Nebenwirkungen.

In seinem Buch „Der Mensch und seine Krankheit" stellt Jores fest: „Es ist eine ungeheure Mühe auf diese Forschung verwandt worden. Es gibt besondere wissenschaftliche Vereine und Zeitschriften für Allergieforschung, aber die ganz simple Frage, warum denn nun ein bestimmter Mensch in seinem fünften, ein anderer in seinem fünfundzwangzigsten Lebensjahr eine Überempfindlichkeit gegenüber einem ganz bestimmten Stoff entwickelt, mit dem andere Menschen ein ganzes Leben ohne Schädigung umgehen, diese Kernfrage nach der wirklichen Krankheitsursache bleibt unbeantwortet. Die wissenschaftliche Medizin hat diese Frage vielfach überhaupt nicht gesehen und Pathogenese (Krankheitsentstehung) und Ätiologie (Ursache) häufig gleichgesetzt."

Inzwischen ist die Frage nach der Ätiologie allergischer Krankheiten und nach den Möglichkeiten einer Ausheilung des oft qualvollen Leidens weitgehend beantwortet. „Wir wollen für das Verständnis der Klinik allergischer Krankheiten feststellen", schreibt Hansen, „daß ihre Bilder und deren Entstehung nichts anderes sind als spezies- und expositionsbedingte Varianten dessen, was sich bei der Anaphylaxie (Überempfindlichkeitsreaktion) abspielt: Sensibilisierung, d. h. Antikörper-Entstehung infolge des parenteralen Eindringens einer körperfremden, löslichen Substanz (Allergen, Antigen) in den Organismus — Auslösung des Schocks bzw. von Schock-Fragmenten infolge wiederholter Invasion des gleichen Antigens in den durch Antikörperbildung umgestimmten Organismus.

Parenteral heißt mit Umgehung des Magen-Darm-Kanals und meint ohne die digestive (durch Verdauung bedingte) Aufsplitterung der Substanz durch die Verdauungsfermente, die gemeinhin zu einer Zerstörung der Allergenpotenz führt. Es gibt aber Zustände von Fermentinsuffizienz, infolge deren eine physiologische Verdauung nicht eintritt, das Allergen nicht angegriffen wird. In solchen Fällen kann auch das enteral (über den Darm) einströmende Allergen wie ein parenteral gegebenes wirksam werden." Daraus ergibt sich klar und eindeutig, daß die Grundursache allergischer und, wie die Erfahrung lehrt, vieler anderer Erkrankungen in einer durch Dysbakterie verursachten Fermentinsuffizienz und dadurch bedingten Assimilationsstörung des Darmes zu suchen ist. Neben Ernährungsfehlern, der Einwirkung von Toxinen und Allergenen aus der Umwelt usw. ist vor allen Dingen die ferment- und bakterienschädigende Wirkung der verbreitet angewandten und allgemein üblichen antibakteriellen Therapie mit Antibiotika, Antiseptika, Sulfonamiden und sonstigen Chemotherapeutika schuld an der Tatsache, daß es praktisch kaum mehr Darmgesunde gibt.

Erfolgreiche Allergiebehandlung durch wissenschaftlich nicht anerkannte Heilmethoden

Außer Fasten und Ernährungsumstellung nach den empfohlenen Richtlinien ist die Beseitigung der Dysbakterie und der Wiederaufbau einer physiologischen Bakterienflora für den Allergiker von größter Wichtigkeit. Hier hat sich die Behandlung der Darmschleimhaut mit Kamillentee, dem man einen Teelöffel Milchzucker beigibt, bewährt. Neben der entzündungswidrigen Wirkung der Kamille dient der Milchzucker als Nahrungsgrundlage für die physiologischen Darmbakterien und so für die Wiederaufforstung einer gesunden Bakterienflora. Im Wechsel mit AU-8, einem in Estland aus Pflanzen, Wildkräutern und Früchten bereiteten Milchsäuregärungsprodukt, wird morgens und abends *nüchtern* (d. h. 1/2 bis 1 Stunde vor der Mahlzeit) der Kamillentee mit Milchzucker gereicht. Immer muß man sich darüber im klaren sein, daß für die vollständige Regeneration der Darmflora eine kurmäßige Behandlung von vier bis sechs Wochen erforderlich sein kann. Hierbei sollte an Hand von Stuhlanalysen die Wirkung der durchgeführten Therapie und der verordneten Ernährungsumstellung kontrolliert werden. Später kann unter Überwachung zusätzlich Acidophilusmilch in Kombination mit Keimen oder Stoffwechselprodukten physiologischer Darmbakterien gegeben werden, wie sie z. B. angeboten werden im Acidophilus-Jura oder Acidophilus-Zyma, im Bactisubtil (Merell), Helobactil (Helo-

pharm), Omniflora (Med. Fabrik), Symbioflor (Mikro-Labor), Symbioflor-Antigen, Pro-Symbioflor, Colibiogen (Laves) usw.
Für die Aufrechterhaltung der regenerierten Darmflora hat sich der regelmäßige Genuß von milchsäurehaltigen Nahrungsmitteln und Getränken bewährt, wie Sauerkraut, Sauermilch, Sauermilchquark, Acidophilusmilch, Bioghurt, Kefirmilch, Buttermilch, Schwedischer Langmilch und der von Kuhl empfohlenen Milchsäure-Gärungsprodukte. Zweckmäßig ist u. a. auch das schmackhafte morgendliche Getränk in Form eines Glases Buttermilch, Molke, Kefirmilch oder Acidophilusmilch mit Leinsamen, Weizenkeimen, Weizenkleie und Milchzucker.
Nach den Beobachtungen des amerikanischen Arztes Howard Hay ist die weitverbreitete Dysbakterie die Folge des allgemein üblichen gleichzeitigen Genusses von Eiweiß und Kohlehydraten zusammen in einer Mahlzeit.
Da der Organismus, wie Hay behauptet, nicht in der Lage ist, gleichzeitig säure- und basenbildende, eiweiß- und kohlehydratspaltende Verdauungssäfte bereitzustellen, kommt es zur Ausbildung einer pathologischen Gärungs- bzw. Fäulnisflora mit allen bei einer Dysbakterie zu beobachtenden Folgeerscheinungen, wie z. B. den vielfältigen Erscheinungsbildern der Allergie. Interessierten Lesern sei das Studium des Buches von Walb „Die Haysche Trennkost" empfohlen.
Wie die praktische Erfahrung zeigt, gibt es zahlreiche Reflexzonen, über die gestörte energetische bzw. neuro-hormonale Steuerungsvorgänge und damit allergische Fehlreaktionen regulierend beeinflußt werden können. Hierbei darf die ätiologisch ausgerichtete Therapie der beschriebenen Darmsanierung unter keinen Umständen vernachlässigt werden. Die meisten Zonen und Störfelder befinden sich im Bereich der Mundhöhle, des Rachens, der Nase, der Ohrmuscheln und des Kopfes. Unter den diesbezüglichen, in der einschlägigen Literatur beschriebenen Behandlungsmethoden sollen hier nur die von Krack vorgestellte „Nasale Reflextherapie" mit ätherischen Ölen, die von Helmbold angegebene „Perkutane Regulationstherapie" und die von Abele und Stiefvater mitgeteilte „Ableitung über die Nasenschleimhaut" erwähnt werden.
Im Gegensatz zu eingreifenden, teils operativen Verfahren im Bereich der Nasenschleimhaut bietet Krack eine ebenso einfache und ungefährli-

che, wie wirkungsvolle Therapie an durch Einwirkung ätherischer Öle und deren Dämpfe auf die Reflexzonen der Nasenschleimhaut, die Nebenhöhlen und den broncho-pulmonalen Teil der Atmungsorgane. Empfohlen wird von Krack die „Nasen-Reflex-Salbe", das „Nasen-Reflex-Öl mild" und das „Nasen-Reflex-Öl forte" der Firma Rödler in ansteigend-stufenweiser Anwendung mittels Sondenmassage.
Bei der von Helmbold angewandten perkutanen Regulationstherapie wird durch Auftragen einer geeigneten Lösung oder der von ihm entwickelten „Ionen-Salbe" auf bestimmte Punkte bzw. Zonen der Ohrmuscheln oder andere Akupunkturpunkte das gestörte elektroenergetische Membranpotenzial in diesen Bereichen und die dadurch bedingten Fehlreaktionen wieder ausgeglichen. In Verbindung damit hat sich die Homöoakupunktur, d. h. die Injektion geeigneter homöopathischer oder anderer biologischer Komplexe in Akupunkturpunkte z. B. von Cupridium (DHU), Regasinum antallergicum (Rowa-Wagner), Rufebran 8 und 9 (Staufen-Pharma), die Injectio antiasthmatica (Fides), die Metathiosulf-Injektion (Fackler), die Histadestol-Injektion (Krugmann), die Milzextrakt-Injektion (Mulli), die Nosoden-Injektion (Infirmarius), die Umstimmungs-Injektion (Infirmarius), Gencydo (Weleda) u. a. bewährt. Gencydo kann als Lösung und Salbe auch örtlich angewandt werden.
Von den in den Injektionspräparaten oder in natürlichen und nebenwirkungsfreien Antiallergika enthaltenen Wirkstoffen seien hier genannt: Kupfer (Cuprum bzw. Cuprum aceticum), Ameisensäure (Acidum formicicum), die Waldameise (Formica rufa), Adrenalin, Histamin, Pfeilgift (Curare), die amerikanische Narde (Aralia racemosa), das Meerträubchen (Ephedra), Galphimia glauca, Cardiospermum, Yerba santa = heiliges Kraut (Eriodictyon), Grindeliakraut (Grindelia robusta), die Honigbiene (Apis mellifica), die Brennessel (Urtica urens) und der Giftsumach (Rhus toxicodendron).
Wie alle biologischen Wirkstoffe werden sie in der jeweils angezeigten Verdünnung bzw. Potenzierung eingesetzt.
Erprobt, aber leider in Vergessenheit geraten sind die guten alten Niespulver und Schnupftabak, die früher verbreitet zur Verhütung von Schnupfen, Erkältungen, Katarrhen usw. durch Ableitung über die Nasenschleimhaut Verwendung fanden. Schon Wilhelm Busch wies mit

den Worten „ja sehr erheitert uns die Prise, vorausgesetzt, daß man auch niese“ auf die befreiende Wirkung einer ausgiebigen Nasenentleerung mit Hilfe des Nies-Reflexes hin. Von Abele/Stiefvater werden in der Aschner-Fibel einige Rezepte aus der guten alten Zeit der Schnupf- und Niespulver angegeben:

Schneeberger Schnupftabak:

Rp	Flores Convallariae	30,0
	Herba Majoranae	30,0
	Rhizoma Veratri	1,5
	Rhizoma Iridis	10,0
	Oleum Bergamottae gutt	*X*

Hufelands Niespulver:

Rp	Flores Convallariae	25,0
	Flores Lavandulae	25,0
	Herba Majoranae	25,0
	Sapon. med.	12,5
	Saccharum	12,5
	Ol. Bergamottae	
	Ol. Caryophylli aa gutt	*XXV*

St. Anges Hauptpulver:

Rp	Rhizoma Asari	
	Rhizoma Hellebori	
	Folia Rutae	
	Herba Majoranae	
	Herba Betonicae aa	5,0

Allgemein üblich war vor allen Dingen in England die sogenannte Taschentuch-Inhalation, die darin bestand, daß man einige Tropfen der in der nachfolgenden Rezeptur angegebenen Flüssigkeit auf das Taschentuch träufelte und das durch die Handwärme verdunstende ätherische Öl einatmete.

Taschentuch-Inhalation:

Rp	Oleum Terebinthinae		60,0
	Oleum Pini silvestris		15,0
	Oleum Eucalypti		4,0
	Mentholum		1,2
	Äther	gutt.	XX
	Oleum Cajeputi	gutt.	II
	Alkohol	ad.	180,0

Bei der Beseitigung fokaler Blockaden, als auslösende Ursache allergischer Krankheitsbilder, ist die Extraktion herdverdächtiger Zähne eine der wichtigsten Maßnahmen. Wie die bereits erwähnten Reflexzonen, über die allergische Fehlreaktionen regulierend beeinflußt werden können, sind auch die blockierenden Störfelder am häufigsten im Bereich der Mundhöhle, des Rachens, der Nase und des Darmes anzutreffen. Nicht immer ist es leicht, sie ausfindig zu machen und auszuschalten. Wie das Sekundenphänomen in der Neuraltherapie können oft schlagartige Heilerfolge mit Injektionen von biologischen Kombinationspräparaten in Mandelnarben oder in nicht mehr funktionstüchtige oder narbig veränderte Tonsillen beobachtet werden, vorausgesetzt, daß gleichzeitig die beschriebene Darmsanierung erfolgt. Hier hat sich die Injektionstherapie mit Impletol oder der „Injektio Lymphatica“ (EKF-Labor) in die Tonsillektomienarben bzw. an die oberen und unteren Mandelpole hervorragend bewährt in Kombination mit metathiosulf (meta Fackler) i. m. oder i. v. und der jeweils angezeigten Dysbiosetherapie.

Interessant ist, daß die o. a. Injektionstherapie in Kombination mit der i. m.- oder i. v.-Injektion von Colibiogen (Laves) in vielen Fällen nicht nur in der Lage ist, sofort oder kurzfristig u. a. ein hartnäckiges allergisches Bronchialasthma zu beseitigen, sondern sich auch bei arthrotischen Gelenkerkrankungen und anderen rheumatischen Leiden als wirksam erweist. Ein Hinweis darauf, daß es sich möglicherweise auch hier um Immunabwehrvorgänge im Sinne der beschriebenen allergischen Reaktionen handelt, wobei sowohl die Tonsillektomienarben als auch die Darmdysbakterie und -dysfermentie im Sinne einer Fokalinfektion wirksam sind. Darauf deutet auch die Tatsache hin, daß allergi-

sche Symptome häufig früher oder später nach der Tonsillektomie bzw. nach massiver Schädigung der Darmflora durch Toxine aus der Umwelt, in der Nahrung oder durch Einsatz der allgemein gebräuchlichen Chemotherapeutika, insbesondere der bakterienfeindlichen Antibiotika, beobachtet werden.
An Hand von Krankengeschichten, Darm- und Stuhlanalysen kann die Schädigung oder Zerstörung der Darmflora und die dadurch prompt ausgelöste Allergie infolge der Anwendung bakterizider (bakterientötender) Chemotherapeutika unwiderlegbar bewiesen werden. „Man weiß", schreibt Tiegel, „daß die Antibiotika die Darmflora schädigen oder ganz vernichten können. Gibt man sich in der Sprechstunde die Mühe, bei jedem Allergiker eine sehr sorgsame Anamnese aufzunehmen, wird man oft auf eine Behandlung mit einem Antibiotikum, auf den langfristigen Gebrauch eines starken Medikamentes oder auf andere Ursachen stoßen, die eine Schädigung der Darmschleimhaut herbeigeführt haben."

Eine Patientin aus Norwegen leidet seit der Antibiotikabehandlung einer eitrigen Angina in der Jugend mit anschließender Tonsillektomie an Heuschnupfen und chronisch rezidivierenden Asthmaanfällen. Alle Versuche einer Desensibilisierung und die Behandlung mit Bronchospasmolytika, Sedativa, Glukokortikoiden usw. bringen nur eine vorübergehende Linderung, aber keinerlei Besserung.
Erst die Sanierung der pathologischen Darmflora, die Reaktivierung der lymphatischen Abwehr und die Behebung der Krampfbereitschaft mit Hilfe von Magnesium in leicht resorbierbarer Form bringen die Heilung. Verblüffend ist immer wieder der spontane Erfolg bei der Injektion von Impletol oder Injectio Lymphatica in die Mandelpole oder Mandelnarben in Kombination mit der Mischinjektion von Colibiogen mit Metathiosulf i. v. oder i. m.

Ausschwemmung über Niere und Blase, eine wichtige Maßnahme, nicht nur bei Ödemen

Während in der wissenschaftlichen Medizin Diuretika vorwiegend zur Entwässerung bei den verschiedenen Formen der Wassersucht, bei Ödemen und bei mangelhafter Ausscheidung über Niere und Blase Verwendung finden, ist ihr Einsatz darüber hinaus eine wichtige Maßnahme im Rahmen der ableitenden und die Ausscheidung aktivierenden Behandlungsmethoden. Bekannt sind die Wechselbeziehungen zwischen Niere und Haut oder den Schleimhäuten, die sich gegenseitig in ihren Funktionen unterstützen bzw. entlasten können. Wenn man bedenkt, daß mit dem Harn ständig in wechselnder Konzentration Stoffwechselprodukte, Toxine und andere ausscheidungspflichtige Substanzen eliminiert werden, kann man sich vorstellen, daß Störungen dieser Reinigungsvorgänge u. U. erhebliche gesundheitliche Schäden nach sich ziehen können. Das erklärt den Erfolg diuretischer (ausschwemmender) Heilmethoden bei einer Vielzahl akuter und chronischer Krankheitszustände, wie Hautleiden, Migräne, Rheuma, Asthma, Kreislaufstörungen, Gicht usw.

Voraussetzung für die Heilung ist, daß die verordneten Therapeutika den physiologischen Gegebenheiten entsprechen und keine schädigenden Nebenwirkungen haben. Das ist bei den üblicherweise zum Einsatz kommenden chemisch definierten Diuretika nicht der Fall. Sie sind allenfalls für die Notfalltherapie geeignet. Typische Nebenwirkungen einer harntreibenden Therapie mit den chemischen Saluretika (ausschwemmende Chemopharmaka) sind die mit der forcierten Ausschwemmung von Gewebswasser verbundenen Salzverluste, insbesondere des Serumkaliums, die Steigerung der Blutgerinnungstendenz mit Thrombosegefahr, die Provokation eines Gichtanfalles durch Vermehrung der Harnsäure im Blut, die Auslösung eines Diabetes durch Erhöhung des Blutzuckerspiegels, Störungen der Nebennierenrindenfunktion, Appetitlosigkeit, Senkung des Blutdruckes, Schwindel, Obstipation, Brechreiz, Verwirrtheitszustände, Schwächegefühl mit vermehrtem Schlafbedürfnis usw.

Dagegen haben die zum Zwecke der Ableitung, Ausscheidung und Reinigung angewandten Heilmethoden nicht nur ihre Zuverlässigkeit, sondern auch ihre Unschädlichkeit zur Genüge bewiesen. Unter den salinischen Diuretika haben sich besonders bewährt die essigsauren und weinsauren Salze des Kaliums und Natriums, wie das Kalium aceticum, Kalium bitartaricum, Kalium-Natriumtartrat usw. Zusammen mit den pflanzlichen diuretisch wirksamen Substanzen sind sie in zahlreichen wertvollen Heilmitteln enthalten.

Von den pflanzlichen Diuretika wäre an erster Stelle die Meerzwiebel (Bulbus Scillae maritimae) zu nennen, dann die Goldrute (Herba Solidaginis virgaureae), die Hauhechel (Radix Ononidis spinosae), die Wacholderbeeren (Fructus Juniperi), Liebstöckel (Radix Levistici), die schwarze Nieswurz (Radix Hellebori nigri), der Attich oder Zwergholunder (Radix Sambuci ebuli), die Birkenblätter (Folia Betulae), der Sellerie (Apium Graveolens), der Spargel (Rhizoma Asparagi), der Indische Nierentee (Orthosiphon Stamineus oder Koemis Koetjing), die indische Boerhavia repens oder Punarnava und andere mehr.
In Anbetracht dessen, daß die ausscheidenden Funktionen der Niere u. a. auch von ihrer Durchblutung abhängen und die Niere auf die entgiftende und eliminierende Mithilfe anderer Organe, insbesondere der Leber angewiesen ist, empfiehlt es sich, die Zuverlässigkeit der Präparate zu steigern durch Kombination mit herz- und leberwirksamen biologischen Therapeutika, die in der Lage sind, die Sekretionsleistung der Niere zu verbessern. Dazu gehören u. a. das bereits genannte Schöllkraut (Chelidonium), die Mariendistel (Carduus Marianus), der Löwenzahn (Taraxacum) bzw. die herz- und kreislaufwirksamen Drogen wie z. B. der Besenginster (Spartium Scoparium), der Fingerhut (Digitalis), das Adonisröschen (Adonis Vernalis), der Hundswürger (Apocynum Cannabium) u. a. in den biologischen Gegebenheiten entsprechenden, nebenwirkungsfreien Konzentrationen bzw. Dilutionen. Die genannten salinischen und pflanzlichen Diuretika sind u. a. enthalten in Hydrex-forte (Reinecke), Cefascillan (Cefak), Echtronephrin (Vogel & Weber), Diureticum-Medice, Pulvhydrops (Lomapharm), Helleborus oplx. (Madaus), Koeminett-Tropf. (Iso-Werk), Hocura Diureticum (Pascoe), Diurethan (Rödler), Ödem-Tonikum (Rödler), Hydro-Dolan (Gripp), Hydrops-Komplex (Spemann) usw.

Ich erinnere mich noch gut an jenen Inspektor, der mit einer schweren Herzinsuffizienz und einem ausgedehnten Ascites blaurot verfärbt und kaum mehr atmend im Bett lag.
Nach einer Mischinjektion aus Convallaria, Scilla, Strophantus, Crataegus, Arnica, Cactus grandiflorus und Coffea setzte eine gewaltige Harnflut ein, die tagelang mit Unterbrechungen anhielt. Danach berichtet der Patient, daß er endlich wieder Luft bekomme, nachdem ihm vorher etwas die Kehle so zugeschnürt habe, daß er glaubte, er-

sticken zu müssen. Mit Hilfe wiederholter Injektionen bei gleichzeitiger Verordnung von herz-, leber- und nierenwirksamen Heilmitteln war der Patient nach zwei Wochen wieder arbeitsfähig.

Menstruationsstörungen beeinträchtigen nicht allein das Wohlbefinden

Im Gegensatz zur Medizin der Vergangenheit wird von der wissenschaftlichen Medizin der Gegenwart einer regelmäßigen und ausreichenden Menstruationsblutung, als Vorgang einer monatlichen Reinigung, Ableitung und Ausscheidung von Stoffwechselgiften, häufig nicht die gesundheitliche Bedeutung beigemessen, die ihr zukommt. Immer wieder kann man beobachten, daß bei Erkrankungen der Unterleibsorgane wie z. B. Myomblutungen oder anderen Blutungsanomalien, geringfügigen Beschwerden durch Senkungen oder Verlagerungen bzw. bei anderen krankhaften Erscheinungen, durch operative Entfernung des Uterus, ohne dringliche Indikation, oft schon viele Jahre vor der natürlichen Menopause ein künstliches Klimakterium herbeigeführt wird mit allen unvorhersehbaren Folgen und Beschwerden. Meist wird hierbei den weiblichen Patienten der operative Eingriff nahegelegt mit dem Hinweis darauf, daß, falls Kindersegen sowieso nicht mehr erwünscht, die Gebärmutter nur noch ein lästiges und nutzloses Organ sei, dessen Nichtentfernung überdies noch das Risiko in sich berge, an allen möglichen nicht vorauszusehenden Leiden wie Blutungen, Fluor (Ausfluß) oder womöglich gar an Gebärmutterkrebs zu erkranken. Sofern bei der Uterusextirpation nicht zugleich auch die Ovarien entfernt werden müßten, bestehe ja nicht die Gefahr bedenklicher Ausfallerscheinungen. Völlig übersehen wird hierbei, daß die pünktliche und ausreichende Regelblutung — nicht umsonst auch als monatliche Reinigung bezeichnet — für die Erhaltung der Gesundheit des weiblichen Organismus von größter Wichtigkeit ist. Daß allgemein die periodische Ausscheidung und Reinigung als das monatliche Unwohlsein bezeichnet wird, weist darauf hin, daß die kritischen Tage für die Mehrzahl der Frauen mit einer mehr oder weniger lästigen Beeinträchtigung des Wohlbefindens verbunden sind, als Folge des nicht immer störungsfrei verlaufenden Regelflusses und der damit zusammenhängenden Retention von auszuscheidenden Stoffwechsel- und anderen Giften. Tritt die Menstruation nur noch spärlich bzw. selten auf, bleibt sie womöglich völlig aus oder wird durch Hysterektomie (Herausnahme der Gebärmutter) vorzeitig ein künstliches Klimakterium provoziert, so kann trotz Erhaltung der ovariellen Funktionen eine bunte Palette der verschiedensten Krankheitssymptome in Erscheinung treten. Am häufigsten beobachtet werden Kreislaufstörungen mit Herzsensationen und unmotivierten Schweißausbrüchen, Bluthochdruck und Vollblütigkeit mit Kopfschmerzen, Schwindel, Ohrensausen und Erbrechen, Blutungen aus Zahnfleisch, Nase, Magen und Darm, Neigung zu Thrombosen, Fettsucht, Arthritis und Arthrosen der Gelenke, Ekzeme, Psychosen, Schlafstörungen, depressive Verstimmungen, Reizbarkeit, Verlust der Vitalität usw.

Anstelle der verbreitet üblichen einseitigen Hormontherapie empfiehlt Aschner die kombinierte Behandlung der Amenorrhoe (fehlende Regel), der Hypomenorrhoe (zu schwache Regel) oder der klimakterischen Ausfallserscheinungen mit Hilfe der schon in der historischen Vergangenheit mit Erfolg angewandten emmenagonen (regelfördernden) Verfahren. Durch Beseitigung der zugrunde liegenden Ursache können bei Vorliegen einer Ausscheidungs- oder Stoffwechselstörung mittels geeigneter, die Ausscheidung fördernder oder die Stoffwechselstörung regulierender Maßnahmen die Folgezustände wie Amenorrhoe, Menstruationsanomalien, klimakterische Retentionstoxikosen usw. behoben oder regulierend beeinflußt werden.

Liegt z. B. bei Menstruationsstörungen oder hormonalen Ausfallerscheinungen eine Fettsucht oder Stoffwechselstörung mit begleitender Obstipation vor, so vermag eine geeignete Abmagerungskur bzw. die Verordnung von menstruationsfördernden Laxantien, wie Aloe, Senna usw., die Anomalien zu beheben oder zumindest günstig zu beeinflussen. Hierbei kann als erfreuliche Nebenwirkung der Stoffwechselregulierung z. B. u. U. auch eine retentionstoxisch bedingte Akne zur Ausheilung gebracht werden. Entsprechend sollten bei anämischen und unterernährten Patientinnen roborierende und bei vollblütigen stoffwechselgestörten blutentziehende Maßnahmen Anwendung finden.

Älteren Berichten zufolge soll der Aderlaß am Fußknöchel besonders zuverlässig menstruationsfördernd wirken.

Unter den äußerlich zur Anwendung kommenden emmenagogen Verfahren wäre die Wärmetherapie in Form von heißen Lehm- oder Fangopackungen, ansteigenden Fuß- und Sitzbädern mit und ohne den Zusatz von hautreizenden Substanzen, von Moorbädern usw. zu nennen.
Über die Möglichkeiten der Therapie mit ableitenden und hautreizenden Methoden oder der Injektionstechnik in die Zustimmungspunkte der Akupunktur bzw. in die korrespondierenden Hautsegmente wurde bereits berichtet.
Während die Medizin der Vergangenheit über ein umfangreiches Wissen und einen kostbaren Erfahrungsschatz in bezug auf die innerliche Anwendung von Emmenagoga (menstruationsfördernde Mittel) verfügte, sind diese Kenntnisse zum Nachteil der Kranken in der Therapie gynäkologischer Erkrankungen größtenteils verlorengegangen oder von jener fortschrittlichen Forschung verdrängt worden, die den Frauen die chemisch definierten synthetischen Hormonpräparate bescherte.
Man unterschied in der Erfahrungsheilkunde der Vergangenheit zwischen den harzig-aromatischen pflanzlichen Inhaltsstoffen, enthalten u. a. in der Aloe, den Sennesblättern, dem Mutterharz oder Galbanum, dem Weihrauch, dem Myrrhenharz, dem Guajakharz, den terpenhaltigen Absonderungen der Nadelhölzer, insbesondere des Sadebaumes, den hyperaemisierenden Gewürzen (Safran oder Crocus, Muskatnuß, Zimt, Ingwer, Pfeffer, Senfkörner usw.), den scharfstoffigen Mitteln (Gratiola, Arnica, Geißblatt, Pfingstrose, Nieswurz, Eumenol aus der japanischen Tangkui-Pflanze, Apiol aus der Petersilie) usw.
Geschätzt wurde schon von Hippokrates das Kantharidenpulver (Pulvis Cantharidum) als sicher wirkendes Emmenagogum, das sich als Aphrodisiakum auch bei der Behandlung der Sterilität und Frigidität als zuverlässig bewährt, während die herkömmliche Hormontherapie hier zumeist versagt.

Synthetische Hormone, das Danaergeschenk der chemischen Pharmaindustrie

Wenn man bedenkt, daß Hormone als physiologisch hochwirksame Substanzen in minimalsten Mengen (Hypophysenhormone z. B. noch in Mengen von ein Tausendstel Milligramm, Adrenalin noch in Verdünnungen von 1 : 1000000000000) regulierend auf die vegetativen Funktionen der Organe bzw. der Gewebe einwirken, dann kann man ermessen, daß die übliche Behandlung mit natürlichen oder synthetischen Hormonen in der gebräuchlichen Dosierung einen schwerwiegenden Eingriff in die übergeordnet steuernden, über den Hypothalamus (Teil des Zwischenhirns) und den Hypophysenvorderlappen verlaufenden äußerst sensiblen neuro-hormonalen Regulationen bedeutet und daß die herkömmliche Hormontherapie für das vegetative und hormonale Gleichgewicht gefährliche und unvorhersehbare Folgen haben kann.

Aus Tierversuchen und den Erfahrungen am Krankenbett weiß man, daß die massive exogene Hormonzufuhr von den steuernden Regulationszentren als Überdosierung registriert und mit einer Minderung bzw. Einstellung der körpereigenen Hormonproduktion beantwortet wird. Bei länger dauernder Hormonbehandlung kommt es schließlich zur Atrophie und völligen Degeneration des betroffenen Drüsengewebes mit entsprechenden irreparablen Ausfallserscheinungen.

Andere Beobachtungen haben gezeigt, daß eine Vielzahl von Arzneichemikalien mit ihren schädigenden und unkontrollierbaren Auswirkungen auf übergeordnete Regulationen ebenfalls endokrine Nebenwirkungen haben, die weder erwünscht sind noch trotz aller Tierversuche vorher aufgedeckt werden konnten. Durch Beeinträchtigung der über den Hypothalamus und die Hypophyse gesteuerten neuro-hormonalen Regulationen vermögen z. B. zentral wirkende Substanzen, wie die Tranquilizer, Antidepressiva, Neuroleptika usw. eine Vielzahl von Symptomen zu verursachen. Neben endokrinen Ausfallserscheinungen muß beim Einsatz der üblichen Hormonpräparate und hormonal wirksamen Substanzen mit vielfältigen Nebenwirkungen gerechnet werden. Dazu gehören u. a.: Übelkeit, Magenbeschwerden, Erbrechen, Gewichtszunahme, Fettsucht, Ödeme, Gebärmutterblutungen nach der Menopause, Amenorrhoe, Hirsutismus (verstärkte Behaarung), Brustspannungen, Kopfschmerzen, Migräne, Sehstörungen, Venenentzündungen, Thrombosen, Embolien, Leber- und Gallestauungen, Gelbsucht, Blutdruckanstieg, Ausfluß, Änderung der Libido, Impotenz, Appetitsteigerung, Muskelschwäche, Schwindel, Blutbildveränderungen, Agranulozytose, Tachycardie (Herzjagen), Herzbeklemmungen, Rhythmusstörungen, Psychosen, depressive Verstimmungen, Hautausschläge, Fieber, Durst, Nierenschäden, Osteoporose, Diabetes, Akne, Magengeschwüre, Störungen der Immunvorgänge mit Erhöhung des Infektionsrisikos, aseptische Knochennekrosen, grüner und grauer Star und andere unangenehme Überraschungen. Sie wären vermeidbar, wenn man sich der von der Natur in verschwenderischer Fülle angebotenen pflanzlichen und tierischen Hormone und hormonähnlichen bzw. hormonwirksamen Verbindungen bedienen würde.

Stimulierung neuro-hormonaler Regulationen mit Hilfe von pflanzlichen und tierischen Hormonen

In fast allen mehrzelligen tierischen und pflanzlichen Organismen werden neuro-hormonale Impulse für die Steuerung physiologischer Funktionsabläufe benötigt. Auch in der Welt der Pflanzen können zahlreiche Hormone, die sogenannten Phytohormone, gefunden werden, die die gleichen oder ähnliche Aufgaben zu erfüllen haben wie die menschlichen Hormone. Sie steuern die Samenreifung, die Keimruhe, die Zellteilung, das Wachstum, den Blührhythmus und die Befruchtungsvorgänge mit Hilfe von Sexualhormonen, die den im menschlichen Organismus wirkenden Hormonen entsprechen. Bekannt sind z. B. die südamerikanische Barbascowurzel durch ihren hohen Gehalt an Vitamin D, Cholsäure, Herzglykosiden, Kortikosteroiden, Testosteron, Östradiol und Progesteron als Vorstufe östrogener und androgener Sexualhormone und der Nebennierenrindenhormone oder die hormonwirksamen Inhaltsstoffe im Mönchspfeffer (Vitex Agnus castus), im Schweigrohr (Caladium Seguinum), in der Frauenwurz (Caulophyllum), im Wanzenkraut (Cimicifuga), in der Ginsengwurzel, in der mexikanischen Turnera Aphrodisiaca (Damiana), im brasilianischen Potenzholz (Muira Puama), in der gelben Teichrose (Nuphar Luteum), in der afrikanischen Yohimbe, in der Küchenschelle (Pulsatilla Pratensis), in der Osterluzei (Aristolochia Clematidis) und in vielen anderen Pflanzen. Wie im menschlichen Organismus werden auch die pflanzlichen Hormone nur in äußerst geringen Mengen produziert, etwa vergleichbar den in der Homöopathie gebräuchlichen Verdünnungen. Häufig sind es sogar nur Spuren, die lediglich mit komplizierten Meßmethoden aufgefunden werden können. Daß im Gegensatz zur landläufigen massiven Hormontherapie pflanzliche und tierische Hormone in hohen und höchsten Verdünnungen stimulierend oder sedierend auf die hochempfindlich reagierende neuro-hormonale Steuerung im Sinne eines heilenden Ausgleichs einzuwirken vermögen, wird durch die neueren Forschungsergebnisse der Molekular-Biologie vollauf bestätigt. Danach sind pflanzliche, tierische und menschliche Hormone (z. B. im Rahmen der sogenannten Humanzellkultur-Therapie, über die noch zu sprechen sein wird) oder hormonwirksame Substanzen in entsprechenden Verdünnungen oder Potenzierungen in der Lage, durch Stimulierung neurohormonaler Regulationszentren zahlreiche unterschiedliche Symptome und die verschiedensten, scheinbar voneinander unabhängigen Krankheitsbilder heilend zu beeinflussen.

So ist es, wie Riedweg mitteilt, möglich, durch mehrwöchige Medikation mit einem pflanzlichen Hypophysen-Stimulans in geeigneter Verdünnung bzw. Potenzierung und in Kombination mit der Applikation eines biologischen Leberpräparates folgende scheinbar völlig differente Krankheitsbilder mit Erfolg zu therapieren: Dermatosen, Allergien, Migräne, Gastritis, Magen-Darm-Ulcera, Cholecystopathien (Gallenblasenleiden), Colitis, Hepatosen (Leberleiden), Arthritis, Cystadenome (blasige Drüsengeschwülste), Hypogonadismus (Keimdrüsenunterfunktion), Dysmenorrhoen, Libidoschwäche, Hypotonie, Leistungs-, Gedächtnis- und Konzentrationsschwäche usw. „Es wirkt auf den ersten Blick befremdend, in der Schlußfolgerung fast unseriös", schreibt Riedweg, „daß eine einzige Medikation eine derart breite, ubiquitäre (überall verbreitete) Wirkung im Organismus entfalten soll. Dies ist allein dadurch zu erklären, daß diese Medikation offenbar auf eines der dominanten Regulierungszentren normalisierend wirkt.

Wir wissen, daß dem heute so oft dominanten grobschlächtig-materialistischen Denken in der Human-Physiologie solche sublimen (verstandesmäßig schwer zugänglichen) Phänomene der Molekular-Biologie nicht adäquat (entsprechend) sind und gerne in den so bequemen Abstellraum der Phantasie geschoben werden. Aber die Medizin von morgen wird sich wohl, will sie endlich aus dem heutigen Zustand der Ignoranz des Kausalgeschehens unzähliger Krankheitsbilder herauskommen, mit solchem Neuland, wie es der pflanzliche Therapieweg insuffizienter Hormondrüsen darstellt, ernstlich beschäftigen müssen."

Für die Behandlung neuro-hormonaler Dysfunktionen oder Mangelzustände mit Hilfe von Phytohormonen hatte man schon im Altertum gangbare Wege gefunden. Honig, Weiselfuttersaft und Pollen sind uralte Heilmittel, die schon in den ältesten Schriften der menschlichen Geschichte erwähnt werden. Ihr Lieferant ist die blühende Pflanze, so daß sie mit einem hohen Gehalt an Phytohormonen (Pflanzenhormonen) ausgestattet sind. Das erklärt ihre Wirksamkeit bei neuro-hormonalen Regulationsstörungen und die Tatsache, daß der den Kopfdrüsen junger Arbeitsbienen entstammende Weiselfuttersaft — Gelée Royale — infolge seines Gehaltes an pflanzlichen Wachstumshormonen, insbesondere der Gibberelinsäure, in der Lage ist, bei Verfütterung an eine gewöhnliche Bienenlarve aus dieser eine Königin mit außergewöhnlichen Fähigkeiten und Eigenschaften zu entwickeln. Genauso wie die Gibberelinsäure, verwandt mit den Auxinen, den Wachstumshormonen, für den Risenwuchs bei Pflanzen verantwortlich ist, so vermag sie auch im Weiselfuttersaft der Bienenkönigin zu einem besonderen Größenwachstum zu verhelfen. Während die Arbeitsbiene im Sommer nur etwa sechs Wochen alt wird, erreicht die Königin, dank der einzigartigen, im Gelée Royale enthaltenen Wirkstoffe, oft ein Alter von sechs Jahren. Dazu legt sie während der Entwicklungszeit des Bienenvolkes (April bis Juni) täglich 2000 bis 3000 Eier, das Mehrfache ihres eigenen Körpergewichtes. Verständlich, daß die im Weiselfuttersaft enthaltenen Kräfte auch im tierischen und menschlichen Organismus wirksam werden. So schreibt man dem Gelée Royale in der Geriatrie ebenfalls lebensverlängernde Eigenschaften insofern zu, als durch Aktivierung insuffizienter Hormonfunktionen eine vorzeitige Vergreisung verhütet sowie eine Stärkung der körpereigenen Abwehr und Verbesserung der Durchblutung und Sauerstoffversorgung der Gewebe bewirkt wird. Frauen mit anhaltenden Beschwerden in den Wechseljahren, wie Nervosität, Schlaflosigkeit, Hitzewallungen, hartnäckigen Kopf- und Rückenschmerzen, Depressionen und Vitalitätsverlust bekamen nach der Behandlung mit Königinnen-Futtersaft wieder Interesse an ihrer Arbeit, konnten wieder schlafen und fanden nach Abklingen der qualvollen hormonalen Ausfallserscheinungen durch Steigerung des allgemeinen Wohlbefindens ihr

psychisches Gleichgewicht wieder. Besonders bewährt hat sich hierbei eine Kombination von Weiselfuttersaft mit hormonwirksamen pflanzlichen und tierischen Substanzen in geeigneter Verdünnung oder Potenzierung und mit Biokatalysatoren, wie sie u. a. im Königinnenserum-F der Großimkerei Arnold Hansch zur Verfügung steht.
Im Tierversuch (Zwieauer) konnte nachgewiesen werden, daß z. B. Injektionen von Gelée Royale das Wachstum von Jungtieren wesentlich beschleunigen, das Haarkleid schneller und reicher ausbilden und die Fruchtbarkeit erhöhen. Zytologische Untersuchungen zeigen, daß Injektionen von Gelée Royale bei Frauen östrogenartig (weibl. hormonanregend), bei Männern androgenähnlich (männl. hormonanregend) wirken (Rückel und Klein). Diese Reaktion ist als dienzephal-hypophysär ausgelöste vegetativ-hormonale Stimulierung des Organismus zu verstehen, die auch die Beeinflussung des Fett- bzw. Cholesterin-Stoffwechsels erklärt (Hammerl und Pichler).
Nach den gesammelten Erfahrungen sind Injektionen mit Gelée Royal besonders angezeigt in der Geriatrie, bei Arteriosklerose, Kreislauf- und Durchblutungsstörungen, Hyper- und Hypotonie, allergischen Erkrankungen, Asthma bronchiale, Schwächezuständen, Müdigkeit, verzögerter Rekonvaleszenz, Schlaflosigkeit, neurovegetativen Störungen, Neuralgien, therapieresistenten Kopfschmerzen, mangelnder Follikelhormonbildung, Impotenz, Dysmenorrhoe (schmerzhafte Regelblutung), Hypoplasia Mammae et uteri (Unterentwicklung der Brüste und Gebärmutter), bei klimakterischen Beschwerden und anderen hormonalen Dysfunktionen.
Auffallend ist die günstige Wirkung der Gelée-Royal-Injektionen bei Nervenlähmungen, wie Multipler Sklerose, Syringomyelie (Höhlenbildung im Rückenmark) usw., vielleicht erklärbar durch die Stimulierung der dienzephal-hypohysär gesteuerten vegetativ-hormonalen Regulationen in Verbindung mit einer Verbesserung der Durchblutung und Sauerstoffversorung sowie der Aktivierung von Abwehrfunktionen durch biologisch wirksame Antibiotika.
Neben dem Weiselfuttersaft sind die Blütenpollen aus dem Blütenstaub, den männlichen Samen der Pflanzen, dem Hauptnahrungsmittel für die Aufzucht der Bienenlarven, wegen ihres Gehaltes an lebenswichtigen Substanzen ein wertvolles Mittel zur Regeneration des Organismus.

Außer aktiven Kohlehydraten, Fetten, Lipoiden, Aminosäuren, Mineralien und Spurenelementen weisen die Pollen einen außerordentlich hohen Wirkstoffgehalt an Vitaminen, Hormonen, Fermenten, Pigmenten, Farbstoffen, Flavonen und natürlichen antibiotischen Substanzen auf. Wie P. G. Seeger berichtet, beseitigt Pollen infolge seines Gehaltes an östrogenen und androgenen Phytohormonen Mangelkrankheiten und hormonale Fehlregulationen. Im Tierversuch erhöhte ein zehnprozentiger Pollengehalt die Fruchtbarkeit, ein zwanzigprozentiger ergab das Optimum an Lebenskraft und Widerstandsfähigkeit.
S. Schmidt beobachtete eine Verkleinerung der Prostata und das Verschwinden der Prostatabeschwerden infolge der Androgenwirkung von Pollen. Von den Bienen gesammelt, wird der Pollen zusammen mit Honig, Harz aus den Knospen von Bäumen und Nadelgehölzen, Staub, Schmutz, Wasser, Unkrautsamen und allen möglichen Krankheitserregern in den Bienenstock eingebracht. Daß dieser nicht zu einem völlig verschmutzten Seuchenherd wird, verdanken die Bienen dem aus den Knospen gesammelten Harzleimstoff, den sie mit enzymhaltigen Drüsensekreten, Wachs und einem körpereigenen Antibiotikum vermischt als Kittharzleimstoff, dem sogenannten „Propolis", dazu verwenden, den Bienenstock gegen Feuchtigkeit und Zugluft abzudichten und vor Mikroben zu schützen. Propolis enthält etwa 55 % Harze und Balsame, bis zu 30 % Wachs, ca. 5 % Blütenstaub (Pollen) und etwa 10 % aromatische ätherische Öle.

Neben Honig liefern Bienen zahlreiche biologisch wirksame Antibiotika

In umfassenden wissenschaftlichen Versuchsreihen mit Bakterien, Viren und Insektenparasiten fand der französische Wissenschaftler Chauvin, daß im Gegensatz zu allen anderen Insekten bei Bienen weder Bakterien, Viren noch andere Mikroben aufgefunden werden können, weil Bienen ein Antibiotikum ausscheiden, das sie sicher vor dem Angriff von Mikroben schützt. Darüber hinaus verfügen die Bienen über weitere sechs Antibiotika, die enthalten sind im Honig, im Bienenwachs, im Weiselfuttersaft, in den Blütenpollen, im Kittharzleimstoff und im Bienengift, das ein besonders stark wirkendes biologisches Antibiotikum darstellt. Wenn man bedenkt, daß in einem einzelnen Bienenstock

50 000 bis 60 000 Bienen auf engstem Raum dicht gedrängt zusammenleben, versteht man, daß ein besonders wirksamer Schutz erforderlich ist, damit eine Gemeinschaft wie der Bienenstaat die Angriffe von Mikroorganismen erfolgreich abwehren kann.
Schon in grauer Vorzeit war das Kittharz der Bienen bei den verschiedensten Völkern bekannt, z. B. im Reich der Inka. Unter anderem wird dieser Naturstoff im Koran erwähnt und seine Anwendung bei allen möglichen Entzündungszuständen empfohlen. Ohne ihn hätte man nicht bereits im Altertum komplizierte chirurgische Eingriffe vornehmen können, sondern das Risiko in Kauf nehmen müssen, daß der Patient an nachfolgenden Infektionen verstarb.
Während die offizielle Wissenschaft von den heilenden Möglichkeiten des Kittharzleimstoffes bisher kaum Kenntnis genommen hat, kann die Anwendung von Propolis als Naturheilmittel in der Volksmedizin und in der geschichtlichen Vergangenheit hervorragende und oft geradezu überraschende Erfolge verzeichnen, die im Hinblick auf die Inhaltsstoffe und die Wirksamkeit der natürlichen Antibiotika durchaus verständlich sind.
Neuere Erkenntnisse, insbesondere hinsichtlich der vielfältigen Indikationen, verdankt die Erfahrungsheilkunde den Untersuchungen und Beobachtungen des dänischen Bienenzüchters und -forschers K. Lund Aagaard. Er berichtet von seinen eigenen Erfahrungen bei hochfieberhaften Halsentzündungen, Infektionen in allen Körperbereichen, Geschwüren, entzündlichen Erkrankungen aller Art und neurohormonalen Regulationsstörungen.
Da die Anwendung von Propolis in hohen Konzentrationen leicht zu Reizungen empfindlicher Haut und der Schleimhäute führen kann, ist es wichtig, das Kittharz in gereinigter Form und geeigneter Dosierung anzuwenden. Füttert man z. B. Bienen mit einer 20%igen Propolis-Lösung in Honig, so gehen sie an einer Nervenlähmung ein. Behandelt man hingegen gelähmte Patienten mit Propolis und Gelée Royal in entsprechender Verdünnung bzw. Potenzierung, so kann man selbst in hoffnungslosen Fällen oft erstaunliche Besserungen, wenn nicht gar Heilungen beobachten. Propolis vermag, in hohen Konzentrationen auf die Haut gebracht, allergische Reizungen und Ekzeme zu provozieren. In höheren Verdünnungen bzw. in geeigneter Dosierung ist Kittharz

dagegen ein hervorragendes Heilmittel bei allergischen Erkrankungen, Ekzemen, Akne und anderen hartnäckigen Hautleiden. Zur unterstützenden Behandlung der oft therapieresistenten Akne vulgaris, der Pickel- und Pustelerkrankung, unter der zahlreiche junge Menschen körperlich und seelisch leiden, hat sich eine Kombination von Kittharz mit Bienenwachs und pflanzlichen Schwefelverbindungen in Salbenform bewährt. Bekanntlich enthält Bienenwachs neben einem biologisch wirksamen Antibiotikum reichlich Vitamin A, dessen Wirksamkeit bei Hautleiden in klinischen Untersuchungen nachgewiesen werden konnte.

Andere Salben enthalten den Gesamtwirkstoffkomplex der Bienen in Form eines Bienenbrutauszuges in Verbindung mit pflanzlichen Extrakten und Ölen, wie die Hormonapin-Heilsalben (Bienenzell) und Hormonapin-Bäder. Im Hinblick auf ihre komplexe Zusammensetzung haben sie eine große Indikationsbreite. Sie wirken antiphlogistisch, analgetisch, durchblutungs- und resorptionsfördernd, abschwellend, sedativ, krampf- und stauungslösend bei allen Entzündungszuständen, Bronchialasthma, Drüsenschwellungen, Menstruationsbeschwerden, Durchblutungsstörungen, Erfrierungen, Erkrankungen des rheumatischen Formenkreises usw.

Für die Anwendung von menschlichen oder tierischen Hormonen bzw. von hormonal wirksamen menschlichen oder tierischen Substanzen bei Störungen der neuro-hormonalen Regulationen und ihren Folgezuständen gelten sinngemäß die gleichen Grundsätze wie für die Therapie mit Phytohormonen (Pflanzenhormonen). Auch sie werden nur in den jeweils angezeigten Verdünnungen oder Potenzierungen heilend und regulierend wirksam und stören bzw. zerstören bei hochdosierter Medikation das neurohormonale Gleichgewicht.

Von den bei der Behandlung neuro-hormonaler Regulationsstörungen angewandten tierischen Wirkstoffen wurden die von den Bienen und Schlangen erzeugten Toxine bereits erwähnt. Interessant mag der Hinweis sein, daß das Gift der Honigbiene in geeigneter Potenzierung vorwiegend auf die Funktion des rechten Eierstockes und das der lanzenförmigen Viper (Lachesis) oder der Klapperschlange (Crotalus) in entsprechender Dilution mehr auf die innersekretorische Funktion des linken Ovars Einfluß nimmt.

Hormonal wirksam sind ferner das aus den Beuteln der Vorhaut des männlichen Bisam gewonnene Moschus, das noch in einer Verdünnung von 1 : 1 000 000 000 Gramm in 1 Liter Luft am typischen Geruch erkennbar ist, das Cantharidenpulver aus der getrockneten spanischen Fliege (Cantharis), der getrocknete Saft aus dem Beutel des Tintenfisches (Sepia), das Gift aus den Hautdrüsen der Kröte (Bufo rana), Ambra — eine Ausscheidung des Pottwals, die Hundemilch (Lac caninum), die aus dem Harn von Schwangeren oder von trächtigen Stuten und andere aus tierischen Drüsen, Organen, Geweben und Ausscheidungen auf biologischem Wege gewonnenen natürlichen Hormone oder hormonähnlichen Substanzen.
Dazu gehören u. a. der Thymus-Extrakt, die Wirkstoffe aus der Placenta, Schilddrüse, Hypophyse, den Sexualorganen, den Nebennieren mit dem Adrenalin und den Corticosteroiden, die Gewebshormone, wie das Histamin, das Cholin und das Acetylcholin, der Antagonist des Adrenalins usw. Sie alle sind physiologisch hochwirksame Stoffe, die in minimalsten Mengen die neurohormonale Steuerung der Körperfunktionen beeinflussen. So wirken z. B. die Hypophysenhormone noch in Verdünnungen von ein Tausendstel Milligramm, Adrenalin noch in einer Dilution von eins zu einer Billion usw.
Obwohl Forschungsarbeiten auf dem Gebiete der Humanphysiologie gezeigt haben, daß die im Organismus ablaufenden, feinst abgestimmten Regulationsvorgänge sich kaum oder nicht mehr meßbarer Spuren hormonal wirksamer Materie bedienen, wird auch heute noch unter dem Einfluß materialistisch fundierter Dogmen durch grobschlächtige Eingriffe in die sublim regulierenden Körperfunktionen mit einer unphysiologisch hochdosierten Hormontherapie nicht nur Heilung verhindert, sondern häufig unvorstellbares Unheil angerichtet.
Wesentlich sanfter und in zahlreichen Fällen hilfreich ist die Zelltherapie mit tierischen Zellen, Hormonen und hormonal wirksamen Gewebeextrakten, wie sie von Niehans ursprünglich als Therapie mit lebenden Frischzellen entwickelt wurde. Neben den Frischzellen werden noch die Eis- und die unter Tiefkühlung im Luftvakuum getrockneten, sogenannten Trockenzellen injiziert. Gegenüber der Frischzellenbehandlung bietet die Trockenzelltherapie den Vorteil, daß die Präparate haltbar und gut dosierbar sind, wobei die Injektionstechnik einfach und

ungefährlich ist. Trotz der nachweislichen Erfolge ist die Therapie mit tierischen Zellen umstritten, wobei immer wieder darauf hingewiesen wird, daß das mit der Zell-Implantation auf den Patienten übertragene körperfremde Eiweiß der Spender-Tiere eine Antigen-Antikörper-Reaktion und damit allergische Krankheitsbilder und Schockzustände auslösen kann. Abgesehen davon sind tierische Zellen nicht in der Lage, degenerierte oder abgestorbene menschliche Zellen zu ersetzen, da sie unmittelbar nach der Injektion von der körpereigenen Abwehr angegriffen, zerstört und abgebaut werden.
Aufgrund jüngster Forschungsergebnisse wird deshalb ausschließlich eine Form der Zelltherapie empfohlen, bei welcher alle artfremden Eiweiße gemieden und nur noch der hochwirksame Zell-Extrakt ausgesuchter Spender-Tiere verarbeitet wird. Diesem können, dem jeweiligen Krankheitsbilde entsprechend, biologische Zell-Bausteine, homöopathisch potenzierte Organpräparate, hormonwirksame Substanzen, Enzyme, Bio-Katalysatoren, Nosoden usw. zugefügt werden.

Ungeahnte Möglichkeiten bietet die Human-Zellkultur-Therapie

Ganz neue und bisher unvorstellbare Möglichkeiten für die Behandlung von neuro-hormonalen Funktionsstörungen, Ausfallerscheinungen und degenerativen oder atrophischen Veränderungen innersekretorisch aktiver Organe, Zellen oder Gewebe bietet die Human-Zellkultur-Therapie. Sie ist als eine Injektions-Implantation von gezüchteten homologen (entsprechenden) fetalen oder juvenilen Zell-, Organ- oder Gewebssuspensionen in physiologischen Lösungen zu verstehen. Hierbei werden fetale oder frühjuvenile Zellen, Organe und Gewebe deshalb verwendet, weil sie gegenüber adulten (erwachsenen) Zellen und Geweben den Vorteil haben, daß sie keine oder nur eine geringe Antigenität aufweisen. Bekanntlich ist der Fetus im Mutterleib in etwa als toleriertes Implantat zu betrachten, das physiologischerweise im mütterlichen Organismus keine Antikörperbildung auslösen darf. Ein weiterer Grund für den therapeutischen Einsatz von Humanzellkulturen ist die außergewöhnlich starke biologische Potenz jugendlicher Gewebe, hinsichtlich Erhaltungsstoffwechsel, endokriner Aktivität und Wachstumsdynamik.

Gegenüber dem konventionellen Verfahren der Zelltherapie mit tierischen Zellen hat die Injektions-Implantation von Human-Zellen den wesentlichen Vorteil, daß das injizierte Zellmaterial nicht als Fremdkörper betrachtet, angegriffen und abgebaut, sondern schnellstens vom Empfänger auf seinen eigenen Stoffwechselwegen transportiert und dort verwendet wird, wo es erforderlich ist. Die Auswahl des Einbaues überwacht und bewerkstelligt also der Organismus selbst.

Die Human-Zellkultur-Therapie ist eine molekular-biologische Heilmethode, wobei die aus human-fetalem oder frühjuvenilem Material entnommenen Zellen und Gewebe bis zu einem bestimmten Wachstumsstadium kultiviert, dann präpariert und anschließend injiziert werden. Durch die Verwendung des Zellmaterials in suspendierter Form ist eine rasche Einschleusung der jeweils injizierten Human-Zellen in die metabolischen Prozesse des Organismus möglich, so daß die Zellen auf dem schnellsten Wege in die homologen Organe gelangen. Im neuen Wirtsorgan lassen sie sich nieder und vermehren sich schnell, während die alten degenerierten Zellen absterben und abgebaut werden. Auf diese Weise ist die völlige Regeneration eines Organes oder Gewebes möglich und die Voraussetzung gegeben für die erfolgreiche Behandlung von Krankheiten und Krankheitsgruppen, die bisher als therapeutisch nicht zugänglich, als nur symptomatisch therapierbar oder als unheilbar angesehen wurden. Zu diesen mit der Human-Zellkultur-Therapie mit Erfolg zu behandelnden oder heilbaren Krankheitsgruppen gehören einmal die anlagebedingten Insuffizienzen, wie Chromosomen-Aberrationen, Erbleiden, Stoffwechsel- und Speicherkrankheiten, perinatale und sonstige Hirnschäden mit ihren Folgen, dann die degenerativen Organ- und Gewebsveränderungen, die mit den üblichen konservativen oder operativen Mitteln nicht mehr zu beeinflussen sind, wie die Nephrosklerosen, die Leberzirrhosen, die Gehirn- und Gefäßsklerosen und schließlich der altersbedingte Leistungsabfall, der im wesentlichen auf eine Degeneration und Sklerose der Organe und Gefäße, auf die physiologische Alterung sowie den Parenchymschwund der endokrinen Organe zurückzuführen ist.

Besonders das zuletzt erwähnte, u. a. vom Nachlassen oder Versagen der neuro-hormonalen Funktionen geprägte Indikationsgebiet hat das spezielle Interesse vieler Zelltherapeuten und ihrer Patienten gefunden.

Die physiologischen und pathologischen Alterungsprozesse können durch den Einsatz der hohen biologischen Potenzen juveniler oder fetaler Humanzellen und -gewebe nicht nur aufgehalten werden, sondern der Ersatz der gealterten Zellen und Organe durch fetale oder jugendlich vitale, frühjuvenile Human-Kultur-Zellen ermöglicht ganz offensichtlich eine mit einer sichtbaren Verjüngung einhergehende echte Verlängerung der Lebensdauer.
Mit Hilfe von Tierversuchen konnte diese Beobachtung auf folgende Weise bestätigt werden: Die Versuche wurden mit 21 Monate alten Albino-Ratten durchgeführt, die ausnahmslos die ihrem Alter entsprechenden Abbauerscheinungen aufwiesen und nicht mehr fähig waren, sich zu paaren. Von der einen Kontrollgruppe wurden die männlichen Tiere mit homologen männlichen (Testes-)Organzellen, fetalen Hypophysen-Zellkulturen und Zellkulturen aus männlicher Placenta behandelt, während die weiblichen Tiere derselben Gruppe mit fetalem Ovar, weiblicher Hypophyse und weiblichen Placenta-Zellkulturen behandelt wurden. Die andere Kontrollgruppe blieb unbehandelt.
Während die Tiere dieser Gruppe ohne Ausnahme im Alter von 26 bis 29 Monaten an Erschöpfung und Altersschwäche starben, erholten sich sämtliche Tiere der anderen Gruppe, die mit fetalen Rattenzellkulturpräparaten, entsprechend ihrem Geschlecht, behandelt worden waren, schnell von ihren Alterserscheinungen, zeigten ein gesundes glänzendes Haarkleid und munteres Verhalten. Sie paarten sich, die weiblichen Tiere wurden trächtig und brachten nach 75 bis 78 Tagen je 5—8 Junge zur Welt. Wie die Eltern verhielten sich auch die Jungtiere völlig normal und blieben gesund. Mehrfach serienweise durchgeführte Versuche erbrachten jedesmal die gleichen Ergebnisse. Danach dürften kaum Zweifel daran bestehen, daß die Anwendung von endokrin wirksamen Human-Zellkulturen bei älteren weiblichen und männlichen Patienten ähnliche erfolgreiche Resultate zeitigen würden.

Eine meiner Mitarbeiterinnen leidet seit Ausbleiben der Menstruation im 47. Lebensjahr unter Kreislaufstörungen, Hitzewallungen, Ohrensausen, zunehmend heftigen Migräneanfällen, Blutungen aus Zahnfleisch und Nase, Schlafstörungen sowie Depressionen. Ableitende Maßnahmen und wiederholte Blutentziehungen bringen zwar

eine wesentliche Erleichterung, aber noch kein völliges Verschwinden der lästigen Beschwerden.
Nach der Behandlung mit fetalen Ovar-, Hypophysen- und Placenta-Human-Zellkulturen sind sämtliche klimakterischen Ausfallserscheinungen verschwunden. In gewohnter Stärke und Regelmäßigkeit setzt die Menstruation wieder ein. Die Patientin ist nicht wiederzuerkennen. Sie sieht um viele Jahre jünger aus und berichtet, daß sie sich seit Jahren nicht mehr so leistungsfähig und vital gefühlt habe.

Neben den verschiedenen Möglichkeiten des Einsatzes der Human-Zellkultur-Therapie für die Behandlung hormonal bedingter Krankheitsbilder hat sich die Verordnung von Kombinationspräparaten mit pflanzlichen und tierischen endokrin wirksamen Inhaltsstoffen bzw. mit pflanzlichen und tierischen Hormonen in den physiologischen Bedingungen entsprechenden Dilutionen und Potenzierungen bewährt. Zu ihnen gehören u. a. die Adenomtropfen (Syxyl), Pubersan (Iso-Werke), Neuwiefemin (Neuwie pharm), Fem. Neural-Komplex (Rödler), Fem. Hormonal-Komplex (Rödler), Fem. Sanguinaria-Komplex (Rödler), Petzo-Kliman (Rödler), Ero-Sexin-forte (Milan), Testes-Extrakt (Mulli), Thymus-Extrakt (Mulli), Hocura-Femin (Pascoe), Cantharis oplx. (Madaus), Sepia oplx. (Madaus), Femina-Dolan (Gripp), Adnex-Complex (Vogel & Weber), Femisana forte (Dr. Hotz), Sejungin (Bock), Agnolyt (Madaus), Klimaktoplant (DHU), Lophakomp-Pulsatilla (Lomapharm), Menstrualin (Diabetylin), Rephamen (Repha), Agnus castus (Hevert), Cimicifuga oplx. (Madaus), Bomaklim (Hevert), Menoselect (Dreluso) usw.

Fieber, Entzündungen und Infektionen bekämpfen oder erfolgreich behandeln

Ebenso unverständlich und gefährlich wie die massive Substitutionstherapie bei neuro-endokrinen Regulationsstörungen ist die sinnlose Bekämpfung von Symptomen mit den folgenschweren, die Gesundheit und womöglich sogar das Leben des Patienten gefährdenden Unterdrückungsmaßnahmen bei fieberhaften, entzündlichen und infektiösen Erkrankungen.

Mit der Bekämpfung akuter Entzündungsvorgänge und fieberhafter Erkrankungen mit Hilfe der üblichen antibakteriellen Therapie, den Antipyretika (fieberherabsetzende Mittel), Salizylaten (Schmerz- und Rheumamittel), Pyrazolonen (Schmerz- und Rheumamittel), Sulfonamiden, Antibiotika usw. beginnt der durch Unterdrückung der Abwehr- und Selbstheilvorgänge eingeleitete unheilvolle und oft dramatisch endende Verlauf der aus dem akuten in das chronische Stadium überführten Erkrankung.
Kriege hinterließen schon immer ein Schlachtfeld mit vielen Toten, wobei es wiederholt vorgekommen sein soll, daß besonders geniale Strategen auf die eigenen Truppen schießen ließen, weil sie nicht zu erkennen vermochten, wo der Feind stand. Eine durch unbiologische Therapiemaßnahmen ständig geschädigte körpereigene Abwehr, ihr fortschreitendes Versagen und ihr schließlicher Zusammenbruch sind die Voraussetzung für die Entstehung, den schleichenden Verlauf und das bittere Ende der laufend zunehmenden chronischen Erkrankungen und Geschwulstleiden.
Auch das Fieber ist eine vom Organismus eingeleitete sinnvolle Maßnahme und die Erhöhung der Körpertemperatur ein Hinweis auf einen hochaktiven „fieberhaften" Abwehrkampf mit dem Ziel der Entgiftung, Ausscheidung und Heilung. Lwoff wies nach, daß Viren allein schon durch Temperaturerhöhung vernichtet werden.
Eine verständnisvolle Heilbehandlung wird es nicht nur vermeiden, das Fieber symptomatisch zu unterdrücken, sondern wird den Organismus in seinen Abwehr-, Entgiftungs- und Selbstheilbestrebungen mit geeigneten biologisch zweckmäßigen Anwendungen und Heilmitteln unterstützen. Siegert empfiehlt „bei fieberhaften Virus-Infektionen keinesfalls dem Körper mit Antipyretika oder Steroidhormonen in den Rücken zu fallen". Daß Fieber kein zu bekämpfendes Krankheitssymptom, sondern eines der wirksamsten und zuverlässigsten Heilmittel ist, zeigen die erstaunlichen Heilerfolge bei Erzeugung eines künstlichen Fiebers mit Hilfe der Überwärmungstherapie in Form von heißen Dauerbädern, heißen Dauerbrausen, bei den Anwendungen von heißen Packungen, Wickeln usw., einer fiebererzeugenden Injektionstherapie oder beim Einsatz von abwehraktivierenden Heilmitteln mit temperaturerhöhender Wirkung.

Wie neuere Forschungen und therapeutische Erfahrungen gezeigt haben, ist auch das bösartige Geschwulstleiden — der Krebs — keinesfalls nur eine örtliche Erkrankung, sondern die Folge einer nicht mehr funktionstüchtigen immunologischen Abwehr. Das ist u. a. der Grund dafür, daß die besonders in den USA auf breiter Basis und mit hohem technischem Aufwand durchgeführte Überwärmungstherapie, zwecks Aktivierung der darniederliegenden körpereigenen Abwehr, so erfolgreich ist. Wer glaubt, Fieber und akute, fieberhaft-entzündliche Erkrankungen mit den landläufig angewandten fiebersenkenden, entzündungswidrigen und bakterienfeindlichen Chemotherapeutika bekämpfen zu müssen, sollte bedenken, daß er damit auch die vom Organismus eingeleitete Heilung bekämpft, die körpereigene Abwehr schwächt, die für die Heilung so entscheidend wichtigen Entgiftungs- bzw. Ausscheidungsvorgänge blockiert und mit den bakterienfeindlichen Arzneichemikalien auch die physiologische Bakterienflora des Organismus für lange Zeit schädigt oder zerstört.
Damit sind alle Voraussetzungen erfüllt für den Übergang der aktuten Erkrankung in das chronische Stadium mit seinen bedrohlichen Erscheinungen, den degenerativen Veränderungen und u. U. bösartigen Neubildungen. Von den zahllosen Nebenwirkungen bei Anwendung der fiebersenkenden, entzündungswidrigen und bakterienfeindlichen Antipyretika, Salizylate, Pyrazolone, Sulfonamide, Glukokortikoide, Antibiotika usw. seien hier nur erwähnt: Hautreaktionen, Leukopenien, Agranulozytose, aseptische Knochennekrosen, Osteoporose, Fettsucht, Diabetes, Amenorrhoe, Impotenz, Ödeme, Drüsenatrophien, Magengeschwüre, Schädigungen der Immunvorgänge, Glaukom, Katarakt, Thrombosen, Embolien, Blutbild- und Nierenschäden, gastrointestinale Blutungen, Anämien, Obstipation, Leberschäden, Schlafstörungen, Herz- und Kreislaufsensationen, psychische Störungen, Schwindel, Übelkeit, Erbrechen, Benommenheit, Krämpfe, Arzneimittelfieber, Hör- und Gleichgewichtsstörungen, allergische und andere immunpathologische Reaktionen, Paraesthesien und Sehstörungen, neuromuskuläre Blockaden und Muskelschmerzen, Cholestase, Knochenmarkschäden, Colitis, Kopfschmerzen, Bronchospasmen, Haarausfall, Thrombopenien usw. — eine reichhaltige Auswahl verordneter und provozierter Krankheitssymptome als Folge der wissenschaftlich aner-

kannten und empfohlenen Therapie entzündlicher und infektiöser Erkrankungen.
Fudalla weist darauf hin, daß die Immunität und die Entwicklung der körpereigenen Abwehrbereitschaft abhängig ist vom normalen bakteriellen Kontakt mit gesunden Symbionten aus einer gesunden Umwelt. So gesehen ist die zunehmende Anfälligkeit für Entzündungen, Erkältungen und Infektionen die Folge der sinnlosen Zerstörung des ökologischen Gleichgewichtes in einer ehemals gesunden Umwelt und des bedingungslosen Kampfes gegen die Welt der Mikroorganismen, der Bakterien, Viren und sogenannten Krankheitserreger. Anstatt die pflanzlichen und höher entwickelten Organismen mit einem Schutzwall lebensfeindlicher Maßnahmen zu umgeben, statt mit der Bekämpfung der Erreger auch die physiologisch lebensnotwendige Bakterienflora zu vernichten und dadurch Gesundheit und menschliches Leben zu gefährden, wäre es sinnvoller, die Abwehr- und Regenerationskraft des Organismus durch geeignete biologische Anwendungen zu fördern und mit Hilfe der täglichen Auseinandersetzung mit einer lebendigen und gesunden Umwelt zu üben und zu kräftigen.

Der fragwürdige Segen antibiotischer Maßnahmen

Der Ausspruch von Claude Bernard: „Le microbe n'est rien, le terrain c'est tout" — sinngemäß übersetzt: Der Erreger ist unwichtig, der Boden, auf dem er gedeihen kann entscheidet — „hat sogar", so schreibt Fudalla, „auch heute nach dem Desaster, das die Medizin mit der grenzenlosen Übertreibung in der Anwendung von Antibiotika erlebt hat, wieder mehr Berechtigung. Diese Art einer lebhaft propagierten Pauschalbehandlung ist gleichsam zu einem ärztlichen Reflexverhalten gediehen, das nachgerade eine erdrückende Fülle nachweislicher Folgeschäden erzeugt hat und noch weiterhin bedingt.

Die medizinische Literatur verzeichnet bereits eine große Zahl von Organmykosen (Pilzerkrankungen innerer Organe), z. B. mit Candida albicans mit schweren allgemeinen Krankheitserscheinungen, sowie sogar tödlich ausgegangene Fälle durch Candida-Moniliasis- oder andere Kleinstpilz-Infektionen in der Folge solcher antibiotischer Maßnahmen. Die nahezu restlose Vernichtung der jeweiligen Eigenflora dank der bezeichneten Therapie läßt diese Pilze hemmungslos wuchern."

E. Grundmann berichtet über die Möglichkeiten einer unspezifischen Reiztherapie bei Infektionen. „Warum unspezifische Reiztherapie? Einfach aus der Überlegung des biologischen Grundgesetzes heraus, das Arndt/Schulz aufstellten und das besagt, daß kleine Reize fördern, große hemmen und größte lähmen. — Diese Therapie hat heute um so mehr Berechtigung, als sich die Stimmen mehren, die gegen eine kritiklose Anwendung von spezifischen Arzneimitteln (als solche sollen hier in erster Linie Sulfonamide und Antibiotika verstanden werden) zu Felde ziehen.

W. Kikuth sagt, daß der körpereigene Abwehrmechanismus bei allen akuten Infektionen eine unvergleichlich stärkere Vernichtungskraft besitzt als ein bakterizides Antibiotikum.

Sind die Blutbildungsstätten nicht oder nicht mehr in der Lage, genügend Nachschub an Leukozyten zu gewährleisten, so entsteht eine Leukopenie (Mangel an weißen Blutkörperchen). Bei einem derartigen Zustand erscheint es geradezu paradox, spezifische Medikamente einzusetzen, die einen begünstigenden Effekt auf die Auslösung von Granulocyten haben. Dies gilt nicht nur für Sulfonamide und Antibiotika, sondern auch für Pyrazolon-Präparate und andere. Die Zufuhr dieser Mittel kann u. U. zur Agranulocytose (Fehlen von weißen Blutkörperchen) führen, die heute trotz intensiver Therapie noch immer eine Letalität von ca. 80 % aufweist (E. Schliephake).

In Zeiten von Grippeepidemien und -pandemien werden Wagenladungen von derartigen Medikamenten verbraucht, die außer einem rein symptomatischen Einfluß auf die lästigen Kopfschmerzen und Gliederbeschwerden wohl keine heilende Wirkung aufweisen dürften (H. Dennig). Bei anderen Erkrankungen kann das Einnehmen solcher Mittel das Krankheitsbild verschleiern und so zu Fehldiagnosen Anlaß geben, ganz zu schweigen von den Nebenwirkungen. So betont J. Zinzius, daß z. B. Chloromycetin Veränderungen des Blutes macht, die von reversiblen Schädigungen bis zur aplastischen Anämie reichen. Nach L. Heilmeyer hemmen sämtliche Sulfonamide die Funktion des Knochenmarkes.

E. Gabka und D. Schlegel sahen bei Kindern, die eine unspezifische Behandlung erfuhren, im Sinne einer Aktivierung der körpereigenen Abwehrkraft, einen normalen Ablauf im körperlichen Abwehrgeschehen, während dies bei Kindern, die mit Antibiotices behandelt wurden, nicht zutraf. Im ersteren Fall kam es bei raschem Fieberanstieg zu einer starken Leukocytose, welche am 5.–7. Tage von der neutrophilen Kampfphase in die monocytäre Abwehrphase überging. Die mit Antibiotika behandelten Kinder wiesen einen Rückgang der Lymphocyten auf, bei einem unzureichenden Anstieg der Neutrophilen. Die monocytäre Abwehrphase fehlte völlig. Analog verhielt sich jeweils das Bluteiweißbild. Aus diesem Geschehen ziehen Gabka und Schlegel den Schluß, daß jede antibiotische Theraphie auch eine antibiologische ist, und zwar antibiologisch im Sinne der veränderten Abläufe im Immunisationsgeschehen. Auch der wahllos angewandte sog. Antibiotikaschutz bei Zahnextraktionen, Herdsanierungen und sonstigen chirurgischen Eingriffen stößt auf zunehmende Kritik, weil dieses Vorgehen nicht unbedenklich erscheint. Der Mechanismus der Abwehr, der durch geeignete biologisch orientierte Maßnahmen angeregt und unterstützt wird, ist ein komplexer. Er ist durch das Zusammenspiel zellulärer, humoraler, hormonaler und nervöser Faktoren gekennzeichnet. Belak und seine Schule haben durch intensive Untersuchung diese Steuerungsfunktion des Nervensystems nachgewiesen. Hier ist m. E. auch der Schlüssel für die Wirksamkeit dieser Substanzen über das Vegetativum zu suchen.
Es hat sich gezeigt, daß es unter dem Einfluß unspezifischer Reiztherapeutika niemals zu einer Ermüdung des myeloischen und lymphatischen Gewebes kommt. Das Gegenteil ist der Fall; es gelingt, den Abwehrapparat durch deren Einsatz zu trainieren."

Bewährte entzündungswidrige Heilmethoden

Daneben sollten die ableitenden, entgiftenden und ausscheidenden Verfahren nicht vergessen werden. Wer die erstaunliche und prompte Wirkung einfacher physikalischer Anwendungen erlebt hat, die z. B. in Form von Wadenwickeln oder anderen ableitenden Methoden in Verbindung mit einer Reinigung über den Darm durch Abführen oder Klistiere bei hochfieberhaften, entzündlichen oder infektiösen Erkrankungen eingesetzt werden sollten, weiß, daß die Natur über Heilkräfte verfügt, die den mit gefährlichen Nebenwirkungen belasteten Arzneichemikalien nicht nur ebenbürtig, sondern besonders im Hinblick auf eine heilende Wirkung unvergleichlich hoch überlegen sind.

Zu den altbewährten antiphlogistischen Heilmaßnahmen gehört die Steigerung der Schweißabsonderung genauso wie die Ableitung auf die Haut und den Darm sowie die Blutentziehung durch Aderlaß, Blutegel, blutiges Schröpfen usw. Neben der Verabreichung von Klistieren kommt der Anwendung der verschiedenen Purgantien wegen ihrer ableitenden, entgiftenden, fiebersenkenden und entzündungswidrigen Eigenschaften eine erhöhte Bedeutung zu. Sie wurden in der Erfahrungsheilkunde der Vergangenheit als Remedia febrifuga, d. h. als fiebersenkende Mittel hoch geschätzt und mit großem Erfolg bei akuten und chronischen Entzündungszuständen eingesetzt. Besonders beliebt waren bei Fieber die kühlenden Abführmittel, wie das Glaubersalz (Natrium sulfuricum), das Bittersalz (Magnesium sulfuricum), die Kalisalze (Kalium sulfuricum, Kalium nitrat, Kalium bitartrat) und die Weinsteinsäure und ihre Salze. Um den Durst des fiebernden Kranken zu stillen, gibt man auch heute noch gern verdünnte organische Säuren in Form von Fruchtsäften, milchsauren Getränken, wie Molke usw., wobei den organischen Säuren eine temperaturherabsetzende und blutverdünnende Wirkung zugesprochen wird. Dieselbe Wirkung haben offensichtlich auch die anorganischen Säuren, wie die Salzsäure, Salpetersäure, Schwefelsäure oder Phosphorsäure und ihre Salze in entsprechenden Verdünnungen und Potenzierungen.

Bei Fieber und Entzündung ist eine Entlastung des Stoffwechsels durch eine kalorienarme Ernährung mit Frucht- und Gemüsesäften oder Gemüsebrühen, Obst und Rohkost eine wertvolle Hilfe. Die eindrucksvollsten Erfolge, insbesondere bei chronischen Entzündungen, werden mit einer Fastenkur erzielt. Wie die Erfahrung lehrt, sind die besten Resultate bei der Behandlung von fieberhaften, entzündlichen und infektiösen Erkrankungen zu erreichen mit dem kombinierten Einsatz aller für das jeweilige Krankheitsbild geeignet erscheinenden Heilmethoden. Zusätzlich zu einer ableitenden, ausscheidenden, ausleerenden und reinigenden Physiotherapie kann auch eine Fokalsanierung, die Ausschaltung von Störfeldern oder die Einregulierung neurohormonaler oder bioenergetischer Fehlsteuerungen erforderlich werden.

Schon in der alten Medizin war eine Vielzahl von antiphlogistischen Heilmitteln bekannt, die auch heute noch mit besten Resultaten zur Anwendung gelangen. Zu den wirksamsten zählen die Quecksilberpräparate und unter diesen wieder das Kalomel wegen seiner abführenden und entzündungswidrigen Eigenschaften. Es wird als zuverlässiges Antiphlogistikum in niedrigen Verdünnungen ($D_2 - D_4$) in der Homöopathie auch heute noch gern verordnet. Kombiniert mit Scammonium oder Resina Jalapae war Kalomel schon im 17. Jahrhundert als prompt und verläßlich wirkendes Remedium bei hartnäckigen Fieberzuständen hoch geschätzt.

Gerühmt wurde auch die Heilwirkung des Salpeters (Kalium nitricum) als Mittel zur Blutverdünnung und Herabsetzung der Gerinnungstendenz. An Hand von eigenen Untersuchungen konnte Aschner nachweisen, daß die bei Entzündungen erhöhte Blutsenkungsgeschwindigkeit sowohl durch Aderlaß als auch durch Salpeter deutlich herabgesetzt wird.

Zu den fieber- und entzündungswidrigen Salzen gehören ferner das Kalium chloratum, das Ammonium chloratum (Salmiak), der Brechweinstein (Tartarus stibiatum), das Ferrum phosphoricum, das Kalium phosphoricum, das Natrium phosphoricum, das Kalium sulfuricum, das Natrium sulfuricum, die Kieselsäure (Silicea) usw.

Die sich von Jahr zu Jahr mehrenden Stimmen, die vor einer kritiklosen Anwendung von bakteriziden Chemikalien, Sulfonamiden, Antibiotika usw. warnen, waren der Anlaß dafür, nach anderen Heilmitteln zu suchen, die durch Aktivierung körpereigener Abwehrkräfte den Organismus in die Lage versetzen, mit Infektionen aller Art verblüffend schnell und ohne Neben- oder Nachwirkungen fertig zu werden.

Glücklicherweise gibt es eine unübersehbare Auswahl biologisch hochwirksamer Substanzen für den Einsatz bei Fieber und Entzündungen, so daß es, abgesehen von Notfällen, keineswegs erforderlich ist, die Gesundheit und das Leben des Kranken durch die Verordnung von nur symptomatisch wirksamen Chemopharmaka mit ihren bedrohlichen Nebenwirkungen zu gefährden.

Von den pflanzlichen und tierischen Mitteln sowie den Mineralsalzen sollen in erster Linie jene aufgeführt werden, die sich auf Grund von jahrzehntelangen Erfahrungen bei fieberhaften, entzündlichen und infektiösen Erkrankungen besonders bewährt haben. Zu ihnen gehören: der blaue Eisenhut (Aconitum), die Tollkirsche (Belladonna), der Sonnenhut (Echinacea), die Osterluzei (Aristolochia), die Zaunrübe (Bryonia), die Chinarinde und die Chininsalze, der wilde Indigo (Baptisia), der Wasserhanf (Eupatorium perfoliatum), der Fieberbaum (Eucalyptus globulus), die Weide (Salix), der weiße Germer (Veratrum album), der Kampfer, die Kermesbeere (Phytolacca), der Lebensbaum (Thuja), der Talgmuskatnußbaum (Myristica sebifera), die bereits mehrfach erwähnten Bienen- und Schlangengifte, das Pyrogenium (aus autolysiertem Fleisch), Schwefel, Phosphor, Arsen, Jod, Mercur und ihre Salze, wie Arsen jodat, Hepar sulfuris, Sulfur jodat, Mercur solubilis, Mercur bijodat, Mercurius dulcis (Kalomel), Calcium sulfuricum, Kalium bichromicum, Kalium phosphoricum usw. in geeigneter Dosierung und Verdünnung.

Sie werden angeboten in einer Unzahl der verschiedensten Kombinationspräparate wie z. B. im Mercur solubilis oplx. (Madaus), Lymphokausan (Kremer), Aristolochia (Kremer), Echinacea (Nestmann), Meta-RES (meta-Fackler), RES-comp. (meta-Fackler), Meta virulent (meta-Fackler), Rufebran 5 und 10 (Staufen-Pharma), Tonsiotren (DHU), Mes-Acton (Südmedica), Lymphadenomtropfen (Syxyl), Eupatorium oplx. (Madaus), Apia-Tox (Apia), Toxi-loges (Dr. Loges), Elpimed (forte) (Uzara), Echinacea oplx. (Madaus), Anti-Infekt (Infirmarius), Entzündungs-Injektion (Infirmarius), Influex (Steigerwald), Inflammatio Kplx. (Spemann), Influenzinum (meta-Fackler), Ulcerith (Rödler), Ulcus (Rödler), Pyrogenium (Hanosan), Toxorephan (Repha), Aristolochia-Entzündungskomplex (Infirmarius), Contramutan (Müller-Rorer), Arthrisinal U (Pharma Selz) und in vielen anderen.

Daß es bei unkritischem Einsatz von bakteriziden Chemikalien, insbesondere Antibiotika zu einem dramatischen Krankheitsablauf kommen kann, zeigen die sich mehrenden Fälle von Leukämie nach Antibiotikabehandlung fieberhafter Erkrankungen besonders bei Kindern.

Bei der fünfjährigen Tochter einer Patientin wird nach Antibiotikabehandlung eines fieberhaften grippalen Infektes eine Leukämie diagnostiziert.
Hilfesuchend kommt die Mutter mit dem Kind zur Sprechstunde. Nach Aktivierung der körpereigenen Abwehr mit Hilfe von biologisch orientierten Maßnahmen, wozu u. a. auch die Injektionen einer Mischung, bestehend aus Echinacea, Aristolochia, Lachesis, Crotalus, Vipera Berus, Sulfur jodatum, Mercur solubilis, von Mes-Acton, Elpimed und R.E.S. comp. gehören, ist nach mehr oder weniger heftigen Anfangsreaktionen eine fortschreitende Besserung zu beobachten. Trotzdem läßt sich der Vater des Kindes davon überzeugen, daß es unbedingt erforderlich sei, das Kind nach wissenschaftlich anerkannten Methoden klinisch behandeln zu lassen. Mit Hilfe von Zytostatika wird die soeben aktivierte körpereigene Abwehr erneut zerschlagen. Bleich und ohne Haare geht das Kind nach jahrelangem qualvollen Leiden elend zugrunde.

Vergebliche Suche nach der Ätiologie und einer erfolgreichen Therapie rheumatischer Erkrankungen

Zu den entzündlichen Erkrankungen gehören auch die sogenannten Krankheiten des rheumatischen Formenkreises, ganz gleich, ob ihre Erscheinungsformen in den Reaktions-, Depositions- oder Degenerationsphasen (nach Reckeweg) sichtbar werden.
Nachdem sich mit den üblichen analytisch-technischen Meßmethoden und Laborbefunden ursächliche Zusammenhänge nicht erkennen lassen und nur Symptome registriert werden können, ist es kein Wunder, wenn bei der Vielfalt rheumatischer Krankheitsbilder selbst führende Rheumatologen sich nicht einig sind, wie und wo diese vielfältige Symptomatik einzuordnen ist und wie sie zustande kommt. Von bakteriellen und Virusinfektionen als Ursache bis zur Annahme eines pathologischen Autoimmunprozesses reichen die diagnostischen Vermutungen bei der vergeblichen Suche nach der Ätiologie der entzündlichen Rheumaformen. Bei den degenerativen Erkrankungen der Gelenke des Stütz- und Bewegungsapparates, den sogenannten Arthrosen, handelt es sich angeblich um besonders im Alter zu beobachtende Verschleiß- und Ab-

nutzungserscheinungen, vergleichbar etwa mit dem im Laufe der Zeit auftretenden mechanischen Verschleiß lebloser Maschinenteile.
Unter Nichtbeachtung des in Jahrtausenden gesammelten Erfahrungsgutes vermag man nicht mehr zu erkennen, daß die in einem lebenden Organismus waltenden natürlichen Regulationsvorgänge nicht nach den für die Materie geltenden chemisch-physikalischen Gesetzen ablaufen. Wie die Erfahrung am Krankenbett lehrt, sind bei Anwendung unphysiologischer, die Heilungsvorgänge unterbindenden Maßnahmen sowohl Verschlechterungen des Gesundheitszustandes über akute und chronische Krankheitsbilder zu degenerativen Veränderungen und zum Neoplasma möglich, als auch umgekehrt mit natürlichen Heilmethoden eine weitgehende Regeneration zu erreichen. Im Gegensatz zu dem erstaunlichen Regenerationsvermögen und den natürlichen Selbstheilkräften lebender Organismen verfügen Physik und Technik nicht über solche Möglichkeiten. Hier kann unbrauchbar gewordenes Material allenfalls ausgebaut und durch Ersatzteile ausgetauscht werden.
Kein Wunder, wenn eine chemisch-physikalisch-technisch orientierte Medizin glaubt, die durch den Einbruch von Technik und Chemie in den menschlichen Lebensraum zerstörten Organe und Gewebe durch Einbau von Ersatzteilen wieder reparieren zu können. So feiert die Technik in der Medizin ihre großen Triumphe in Form der Organtransplantationen, des Ersatzes von allen möglichen Körperteilen, Knochen und Gelenken durch synthetisches Material und in Form des Zahnersatzes durch ein künstliches Gebiß, das seinem Besitzer wieder ein jugendliches Aussehen und eine höhere Kreditwürdigkeit verleiht. „Das Ziel scheint zu sein", schreibt Speiser, „ein Organ nach dem anderen transplantierbar zu machen, den Menschen wie ein Autowrack auszuschlachten, selbstverständlich immer unter dem Deckmantel wohltönender humaner und sozialer Phrasen, und das, wohlgemerkt, in ständigem Kampf gegen die Natur, welche diese Fremdkörper abstoßen will. Mit schmetternden Fanfaren werden jeweils die ‚epochalen Fortschritte in der Medizin' dem staunenden Volk in die Ohren geblasen, nicht zuletzt des Geldes wegen, das man ihm herauslocken will. Diese umsichgreifende Handlungsweise ist augenfällige Frucht des durch und durch einseitig materialistisch-mechanistischen Denkens. Die Schulmedizin ist davon bis ins Mark ergriffen. Kraft dieses Denkens kann sie einfach

nicht erkennen, daß ein kaputtes Organ lediglich das traurige Endprodukt eines unsichtbar verlaufenden Krankheitsgeschehens ist, dessen Ursachen uns meist verborgen bleiben, und daß darum mit der Auswechslung von Organen das Krankheitsgeschehen keineswegs zum Stillstand kommt, geschweige denn eine echte Heilung erfolgt."

Ursächliche Zusammenhänge und therapeutische Konsequenzen

Es wäre „eine Ungeheuerlichkeit", meint Wendt im Hinblick auf die Hypothese vom Ablauf von pathologischen Autoimmunprozessen im Sinne einer Autoaggression, „wenn Regulationen, die den Körper schützen sollen, ihn angreifen." Allgemein verständlich heißt das, daß es höchst unwahrscheinlich ist, daß körpereigenes Gewebe, also körpereigenes Eiweiß, aus bisher nicht bekannter Ursache plötzlich Antigencharakter annimmt und eine entzündliche Antigen-Antikörperreaktion im Gewebe oder in den Gelenken auslöst.
In der Natur geschieht nichts Sinnloses, ihr unterlaufen keine Irrtümer, auch wenn eine lebensfremde Forschung ihren verschlungenen Pfaden nicht zu folgen und ihre versteckten Wege nicht zu erkennen vermag. Im übrigen besteht keinerlei Veranlassung dafür, die normalen humoralen und zellulären Immunabwehrvorgänge bei der Pathogenese rheumatischer Erkrankungen als Auto-Aggressions-Prozesse zu deuten, da sie nicht von körpereigenem, sondern von Fremdeiweiß ausgelöst werden. Nachdem bei den chronischen Bindegewebsentzündungen, den sogenannten Kollagenosen, Fremdantigene und Antikörper sowohl im Blut als auch in der Synovia (Gelenkschmiere) und Synovial-Flüssigkeit nachgewiesen werden konnten, ist anzunehmen, daß Fremdantigene aus Fremdeiweiß oder denaturiertem körpereigenem Eiweiß die Ursache der Kollagenosen und der anderen entzündlich-rheumatischen Erkrankungen sind. Möglicherweise ist die Vielgestaltigkeit der Bindegewebskrankheiten der Grund für die verwirrende Namensgebung und die diagnostischen Widersprüche auf dem Gebiete der Rheumatologie. Soweit Fremdeiweiß mit Antigencharakter, zu dem u. a. auch Bakterien-Toxine und Allergene gehören, nicht bereits von den Endothel- und Epithelzellen der Kapillarwand abgebaut und unschädlich gemacht wurde, können die verbleibenden Antigene entzündliche

Reaktionen sowohl im Gefäßsystem wie im Bindegewebe, z. B. in Form eines entzündlichen Muskelrheumatismus oder einer Myositis (Muskelentzündung) oder auch im Gelenk auslösen. Durch die entzündlichen Veränderungen im Gelenkbereich und die damit verbundene schlechtere Sauerstoffversorgung des Gelenkknorpels, der nicht mit eigenen Blutgefäßen ausgestattet ist, nekrotisiert dieser und es kommt zu den typischen arthrotischen „Verschleißerscheinungen".

Die häufigsten Ursachen für eine ständige Antigeneinschwemmung ins Blut und Gewebe sind die Fokalinfekte und die fortwährende enterale (über den Darm) Resorption von nicht abgebauten Allergenen bei einer Dysbakterie und Fermentschwäche im Bereich des Magen-Darm-Kanals. Wie bereits diskutiert, besteht offensichtlich ein enges Zusammenspiel zwischen dem Lymphsystem als Teil der zellulären immunologischen Abwehr und der Bakterienflora des Darmes und der Mundhöhle als intestinales Abwehr- und Entgiftungssystem. So sind z. B. die vergrößerten, entzündlich geröteten Tonsillen ein sicherer Hinweis auf eine bestehende Dysbakterie und auf eine im Einsatz befindliche immunologische Abwehr, die die mehr oder weniger ausgefallenen abwehrenden und entgiftenden Funktionen der krankhaft veränderten intestinalen Flora zu übernehmen versucht und womöglich sogar gezwungen ist, die Invasion pathologischer intestinaler Keime zu verhindern. Bei geringer Leistungsfähigkeit bzw. Schwäche der Abwehrfunktionen oder nach einer Tonsillektomie kann es zu einer massiven Antigen- bzw. Allergeneinschwemmung in das Blut und Gewebe kommen mit den bereits geschilderten mehr oder weniger heftigen akutentzündlichen Erscheinungen oder allergischen Reaktionen.

Das dürfte u. a. auch ein Grund dafür sein, daß z. B. mit Impletol-Injektionen oder der Injectio lymphatica in die oberen und unteren Mandelpole oder in Tonsillektomienarben als neural-therapeutische Maßnahme oft überraschende und augenblickliche Erfolge zu erzielen sind, selbst bei hartnäckigen Erkrankungen des rheumatischen Formenkreises oder ständig rezividierenden allergischen Reaktionen. Nimmt man bei einem Rheumatiker eine sorgfältige Anamnese auf, wird man in fast allen Fällen feststellen, daß vor dem Auftreten der ersten Krankheitserscheinungen entweder durch gravierende Fehler in der Ernährungs- und Lebensweise, durch Behandlung mit einem Antibioti-

kum bzw. dem langfristigen Gebrauch eines starken Medikamentes oder durch andere Ursachen eine Schädigung der Intestinalflora provoziert wurde. Aus den oben genannten Gründen können dann auch fast immer Tonsillektomienarben oder chronisch entzündete bzw. narbig degenerierte Tonsillen als fokale, die Antigen- oder Allergeneinschwemmung ins Blut und Gewebe aufrechterhaltende Herde diagnostiziert werden. Grundsätzlich dürften danach die vielfältigen Erscheinungsformen rheumatischer Erkrankungen und die allergischer Reaktionen die gleichen Ursachen haben. Beide werden ausgelöst durch toxisch wirkendes, nicht entgiftetes und abgebautes Fremdeiweiß oder denaturiertes körpereigenes Eiweiß mit Antigencharakter. Diese lösen entweder in Form von Toxinen aus fokalen Herden oder von Allergenen aus einer intestinalen Dysbiose eine Antigen-Antikörperreaktion und damit die beschriebenen akut entzündlichen oder chronisch-degenerativen Reaktionen aus. Hierbei ist es ursächlich und therapeutisch gesehen gleichgültig, ob sich die krankhaften Vorgänge auf der Haut, den Schleimhäuten der Nase bzw. in den Nebenhöhlen und den Bronchien oder im Gefäßsystem, den Geweben oder in den Gelenken abspielen. Ätiologisch gesehen besteht demnach zwischen den Kollagenosen und den Allergosen kein grundsätzlicher Unterschied. Deshalb kann auch das rheumatische Geschehen als eine allergische Reaktion aufgefaßt und entsprechend mit Erfolg behandelt werden.
Wie Hantel berichtet, fand Nissle schon 1916 bei Rheumakranken abartige Coli-Stämme im Darm, die bei Gesunden nicht vorhanden waren. Durch Zufuhr körpereigener Coli konnten die Rheumasymptome zum Verschwinden gebracht werden. Meist kann allerdings der geschwächte Organismus Colikulturen nicht bewältigen, so daß zunächst eine stufenweise Rückgewöhnung an bakterielle Substanzen und vorbereitende Reimmunisierung mit den Symbiose-Streptokokken des Nasen-Rachen-Raumes (Symbioflor I) und mit Milchsäurekeimen, wie Bifidus- und Acidophilusbazillen (Bioghurt) usw. erforderlich ist.
„Man vervollständigte diesen therapeutischen Weg", schreibt Hantel, „mit Autovakzinen aus Colikeimen der eigenen Flora und schloß dann erst die dosierte Gabe körpereigener Colistämme an. Hiermit war eine Methodik geschaffen, das bakterielle Milieu des Darmes zu rekultivieren, die große Fläche von 150 qm wieder für die Entgiftung verfügbar

zu machen. So gelingt es, das regulationsstarre Grundgewebe, das Mesenchym (Bindegewebe), zu entlasten, ein Gefälle zu schaffen, auf dem es Toxine loswerden kann, seine Regulationsfähigkeit, seine Abbaufähigkeit für Toxine in kleinen Schritten wieder zu ermöglichen und damit kausal einen Ausweg aus der toxischen Blockade des Organismus zu schaffen."

Die wichtigste Aufgabe einer ursächlichen Heilbehandlung muß die Ausschaltung der ständigen antigenen Eiweiß-Invasion mit ihren Folgen sein. Dazu gehört sowohl die gezielte Herdsanierung und Beseitigung der Fokalinfektion als auch die Behebung der Dysbakterie sowie der Irritation und Permeabilitätsstörung der Darmschleimhaut nach den erörterten Grundsätzen. Im Gegensatz zu einer radikalen, meist operativen Herdsanierung, der in der Vergangenheit unzählige Gaumenmandeln, Wurmfortsätze, Gallenblasen, Zähne und ganze Gebisse zum Opfer fielen, kommt man mit einer Ausschaltung von fokalen Herden durch Einwirkung auf die neuro-hormonalen immunologischen und bioenergetischen Regulationen mit Hilfe der Akupunktur, Neuraltherapie, Reflexzonenbehandlung usw. meist schneller und sicherer zum Ziel.

Im Hinblick auf die überaus sensibel reagierenden vegetativen und bioenergetischen Steuerungen scheint äußerste Zurückhaltung gegenüber der Vornahme radikaler chirurgischer Eingriffe geboten zu sein. Dies um so mehr, wenn man bedenkt, daß Operationsnarben, Extraktionswunden, Restostitiden und dergleichen wieder ein neues Herdgeschehen auszulösen vermögen.

Wie Wendt mitteilt, erleben Frauen während der Schwangerschaft häufig eine auffallende Besserung ihrer chronisch-entzündlichen Bindegewebserkrankungen. Offenbar werden Kollagenosen durch Eiweißverluste und dadurch bedingte Verminderung der Antigen-Eiweiß-Zufuhr günstig beeinflußt. Demnach müßten eine eiweißarme Ernährung, Fastenkuren oder zumindest das Eiweiß-Fasten und der von den alten Ärzten in großem Umfange und mit bestem Erfolg vorgenommene Aderlaß, das blutige Schröpfen, die Blutegelbehandlung und sonstige blutverdünnende und eiweißeinschränkende Maßnahmen einen wesentlichen Beitrag zur Heilung der akut- und chronisch-entzündlichen Bindegewebserkrankungen leisten. Diese Annahme wird von der Erfahrungsheilkunde und von den besten Ärzten und Behandlern der Vergangenheit und Gegenwart anhand unzähliger Krankengeschichten in vollem Umfang bestätigt. Auf die blutverdünnenden, resolvierenden und entzündungswidrigen Eigenschaften des Salpeters, des Salmiaks, des Brechweinsteins, des Kalomels, der salinischen Abführmittel, der organischen und anorganischen Säuren usw. bei entzündlichen Erkrankungen wurde bereits hingewiesen.

Zusammen mit den Verfahren der Blutentziehung, den ausleerenden und ableitenden Behandlungsmethoden und geeigneten Heilmitteln aus dem Tier- und Pflanzenbereich bildeten sie das Gerüst für die erstaunlich erfolgreichen Kuren und Heilmethoden einer ruhmreichen Vergangenheit. Sie sind auch heute noch das Fundament für eine wirksame Heilbehandlung rheumatischer Erkrankungen, auch wenn eine am Krankenbett erfolglos theoretisierende Medizin ohne Traditionsbewußtsein glaubt, auf uralte positive Erfahrungen verzichten zu können. „Mit all den alten Regeln", meint schon Paracelsus, „kann man hier nichts erreichen, weil sie alle miteinander die Auflösung des Tartarus (die arthritisch-rheumatischen Ablagerungen) nicht verstanden haben und auch heute noch nicht verstehen. Darum ernten sie auf diesem Felde nur Schimpf und Schande und bringen bald ihre Kranken um mit ihren Rezepten."

Auf die blutverdünnende und blutreinigende Eigenschaft des Aderlasses weist schon Botallis im 16. Jahrhundert hin mit den Worten: „Je mehr unreines Wasser man aus einem Brunnen zieht, desto mehr reines strömt hinzu."

So ist neben dem Eiweißfasten der Aderlaß eine der wirksamsten Maßnahmen, um das Blut von Antigen-Fremdeiweiß zu befreien bzw. rein zu halten und bedeutet eine entscheidende Hilfe bei der Behandlung rheumatischer Erkrankungen. Wie nötig die Medikation blutverdünnender Mittel und die Anwendung blutentziehender Maßnahmen bei Rheumatikern ist, beweist die Tatsache, daß diese Patienten fast immer ein zähflüssiges Blut mit stark erhöhter Gerinnungstendenz aufweisen, das nach einem Aderlaß wie Asphalt im Meßtopf klebt.

Auf die verblüffenden Erfolge bei Rheumakranken durch Fastenkuren bzw. durch Eiweißfasten mit Frucht- und Gemüsesäften, Gemüsebrü-

hen oder Kräutertees mit anschließender Umstellung auf eine eiweißarme Kost wird immer wieder hingewiesen.
In seinem lesenswerten Buch „There is a cure for arthritis", zu deutsch: „Rheuma ist heilbar" berichtet Paavo O. Airola von seinen Erfahrungen und Beobachtungen sowie von seinen Besuchen in schwedischen Fasten-Kliniken und -Sanatorien. Als Erinnerung an zahllose geheilte Rheumatiker zieren unzählige, nicht mehr benötigte Krücken und Rollstühle die Wände und Flure der Häuser.
In verschiedenen Krankengeschichten beschreibt Aschner die erstaunlichen Heilwirkungen der Schrotkur, einer Hunger- und Durstkur, verbunden mit Schwitzanwendungen mittels feuchter Packungen. Dazu werden täglich zwei altbackene trockene Semmeln und eine Tasse Pflaumenbrühe und am siebten Tag, dem sogenannten Trinktag, ein Liter leichter Weißwein gereicht. Hierbei dürfte die günstige Wirkung der Kur sowohl auf den ableitenden Ausscheidungen über die Haut als auch auf der eiweißarmen Fastendiät und der blutverdünnenden Wirkung der Weinsäure beruhen.
Infolge der von Wendt beschriebenen verminderten Kapillarmembranpermeabilität (verminderte Durchlässigkeit der Blutgefäßkapillarwand) durch Ablagerungen und entzündliche Veränderungen im Bereich der Gefäßwand wird der Stoffaustausch von Blut ins Gewebe und zurück behindert. Auf diese Weise wird nicht nur die Ernährung und Sauerstoffversorgung der Zellen und Gewebe gefährdet, sondern auch der Rücktransport der Stoffwechselrückstände und der im Gewebe abgelagerten ausscheidungspflichtigen Substanzen (u. a. auch der Harnsäure) erschwert.
Eine zunehmende Verschlackung der Gewebe und Organe ist die Folge, die nicht nur für das vorzeitige Altern, sondern auch für die Entstehung der rheumatischen Ablagerungskrankheiten im Rahmen der vielfältigen klinischen Symptomatik eine entscheidende Rolle spielen.
Traditionsreiche Erfahrung und Beobachtungsgabe bestimmten die Auswahl und Anwendung der Behandlungsmethoden und Heilmittel in den historischen Epochen ärztlicher Kunst. Für die Behandlung rheumatischer Leiden wurden vor allen Dingen resolvierende antidyskratische Mittel und Verfahren einzeln oder in Kombination verwendet. Neben den Methoden der Blutentziehung standen zahlreiche Heilmittel

mit blutverdünnender und die Gerinnungstendenz des Blutes herabsetzender Wirkung zur Verfügung, die im Gegensatz zu den heute üblichen Antikoagulantien (gerinnungshemmende Mittel) keinerlei schädliche Nebenwirkungen aufwiesen. Ganz abgesehen davon, daß die mit den chemisch definierten, die Blutgerinnung verhindernden Pharmaka behandelten Patienten unter der ständigen Gefahr stehen, bei Verletzungen tödlich zu verbluten, werden auch noch Übelkeit, Erbrechen, Haut- und Schleimhautblutungen, Haarausfall usw. beobachtet.

Neben den ausleerenden, ableitenden, ausschwemmenden, refulierenden, blutentziehenden und blutverdünnenden Verfahren ist zweifellos zu empfehlen der zusätzliche Einsatz stoffwechsel-, kreislauf- und leberwirksamer Naturstoffe, eine geeignete Bewegungstherapie sowie Fastenkuren mit anschließender Umstellung auf eine vitalstoffreiche Vollwertkost unter Bevorzugung von Rohkost, Früchten und Vollkornbreigerichten.

Von den außerordentlich zahlreichen, zum Teil schon im Altertum gebräuchlichen Heilmitteln sollen hier nur die wichtigsten genannt werden. Zu ihnen gehören die schon erwähnten biologisch wirksamen Antiphlogistika und Antipyretika, ferner das Gottesgnadenkraut (Herba Gratiolae), der Sauerdorn (Berberis vulgaris), die Herbstzeitlose (Colchicum), der Löwenzahn (Taraxacum), das Pockholz (Lignum Guajaci), die Alpenrose (Rhododendron), der Giftsumach (Rhus toxicodendron), die Brennessel (Urtica), das Ruhrkraut (Gnaphalium), der Wacholder (Juniperus), das Wintergrün (Gaultheria), der Sumpfporst (Ledum palustre), der knollige Hahnenfuß (Ranunculus bulbosus), die Sarsaparilla, die Kiefer (Pinus sylvestris), der Berglorbeer (Kalmia), der bittersüße Nachtschatten (Dulcamara), die Teufelskralle (Harpagophytum), der Bärlapp (Lycopodium), die schwarze Nachtspinne (Aranea ixobola), die Benzoesäure (Acidum benzoicum), Ichthyolum, das kohlensaure Lithium (Lithium carbonicum), der phosphorsaure Kalk (Calcium phosphoricum), das phosporsaure Natrium (Natrium phosphoricum), die Kieselsäure (Silicea), das kohlensaure Calcium (Calcium carbonicum) und viele andere, wie sie z. B. enthalten sind in Arthrorobal (Bindergass-Apotheke, Nürnberg), Anti-rheuma A. S. (A.S.), Antirheumaticum Trpf. (Reinecke), Arthrisan-Tbl. (Hanosan), Arthro-A (Schloß-Apotheke, Aschau), AS 101 VA (Müller-Göppingen), Discus compositum (Heel), Polyarthritis (Rödler), Polyarthrol (Rödler), Mixtura Antirheumatica (Rödler), Restructa forte (Fides), Rheumin-A (Schloß-Apotheke, Aschau), Vertebra cpl. (Pascoe), Deformarthren A + B (Mauch), Rheucostan M (Hanosan), Arthrosetten (Brenner), Plenosol (Madaus), Berberis oplx. (Madaus), Ledum oplx. (Madaus), Tartarus (Hevert), Berberis Tonikum (Pascoe), Myogeloticum (Hanosan), Rheuma-Pasc (Pascoe), Rheuma-loges (Loges), Zeel (Heel), Sepdelen 7 (Hameln), Arthrisinal (Pharma Selz) u. a.

Die einseitige symptomatische Schmerzbekämpfung und das Maltraitement mit Stützkorsett, Antiphlogistika, Kortisonabkömmlingen usw. vermag auch die 62jährige Zahnärztin A. M. nicht von ihrer schmerzhaften Spondylarthrosis der Brust- und Lendenwirbelsäule zu befreien. Fast ständig ans Bett gefesselt, ist sie nicht mehr in der Lage, sich selbst zu versorgen.

Auch hier ergibt die Anamnese, daß im Alter von 23 Jahren nach Sulfonamid- und Antibiotikabehandlung eine operative Entfernung der Gaumenmandeln vorgenommen wurde. Seitdem klagt die Patientin über ständige Magen- und Darmbeschwerden mit Stuhlträgheit sowie über zunehmende Rückenschmerzen.

Nach Dysbakteriebehandlung und Vorbehandlung mit antirheumatisch wirksamen Biotherapeutika wie C_{35} + C_{34} (Strath), Polyarthritis + Inflammatio Kplx. (Spemann), Reparil (Madaus), Vertebra Cpl. (Pascoe) u. a. wird eine einmalige Injektion in die Mandelnarben im Sinne der Neuraltherapie verabreicht. Sie wirkt als Sekundenphänomen dergestalt, daß sich die seit Jahrzehnten Leidende plötzlich wieder strecken kann und schmerzfrei beweglich ist.

Am nächsten Tag stellt sie sich dem ungläubig staunenden Orthopäden vor.

Fast heiter ist die Geschichte einer 48jährigen korpulenten Französin, die seit vielen Jahren wegen einer sehr schmerzhaften chronischen Wurzelneuritis der Ischiasnerven mit Analgetika, Antirheumatika, Kortisonderivaten und lokalen Einreibungen vergeblich behandelt wird.

Neben der Verordnung der beschriebenen Entfettungskur mit natürlichen Schilddrüsentrockensubstanzen und Karlsbader Salz erhält die

Patientin eine Mischinjektion enthaltend Aconit, Gnaphalium, Colocynthis, Formica rufa, Apis, Gelsemium, Rhus-tox, Magnes. phos. und ein Neuraltherapeuticum an den Schmerzpunkt der Ischiaswurzel. Als sie nach drei Tagen wieder zur Behandlung kommt, beklagt sie sich lachend, daß die Entfettungskur so wirksam sei, daß sie auch die Nacht auf der Toilette habe zubringen müssen und auf dem Weg zur Praxis mehrfach in Not gewesen sei. Ihre Ischiasbeschwerden habe sie darüber völlig vergessen.

Sie machten sich auch später bei der inzwischen jünger und schlanker gewordenen Patientin nicht mehr bemerkbar.

Weitere Einzelheiten in bezug auf die Möglichkeiten und Erfolge einer biologisch sinnvollen Rheumatherapie können u. a. in dem im Econ-Verlag erschienenen Büchlein „Rheuma ist heilbar" von Maximilian Alexander nachgelesen werden.

Im Gegensatz zu den chemischen Antirheumatika bedroht das Rheuma das Leben nicht unmittelbar

Im Gegensatz zu der dort beschriebenen ursächlichen Heilbehandlung rheumatischer Erkrankungen mit natürlichen Mitteln und Maßnahmen, entsprechend der Forderung einer traditionsreichen Erfahrungsheilkunde, daß es oberstes Gesetz sein müsse, dem Kranken nicht zu schaden, werden üblicherweise die Symptome mit allen Mitteln der Gewalt unterdrückt und dem Patienten schwere bis schwerste Schäden zugefügt. Unter den unphysiologischen, die Selbstheilvorgänge unterbindenden Behandlungsmethoden hat er nicht nur keine Aussicht, von seinem Leiden befreit zu werden, sondern muß außerdem das Risiko in Kauf nehmen, noch zusätzlich an weiteren gefährlichen Symptomen zu erkranken.

Vor Jahren schon hatte der Berliner Pharmakologe Kewitz darauf hingewiesen, daß das Rheuma das Leben zwar nicht unmittelbar bedrohe, die Therapie mit den Antirheumatika dagegen sehr wohl.

Im wesentlichen beschränkt sich der Kampf gegen die Krankheiten des rheumatischen Formenkreises auf den Einsatz von schmerzlindernden und entzündungswidrigen Chemotherapeutika. Über die bedrohlichen Nebenwirkungen bei Anwendung der entzündungswidrigen und bakterienfeindlichen Antipyretika, Antiphlogistika, Salizylate, Pyrazolone, Sulfonamide, Glukokortikoide, Antibiotika usw. wurde bereits berichtet, so daß es sich erübrigt, ängstliche Gemüter nochmals damit zu erschrecken. In der jedem Behandler zur Verfügung stehenden „Roten Liste“, dem Verzeichnis von Fertigarzneimitteln der Mitglieder des Bundesverbandes der Pharmazeutischen Industrie, werden die Analgetika und Antirheumatika im Hauptgruppenverzeichnis gemeinsam aufgeführt, weil nahezu alle chemisch definierten Antirheumatika mehr oder weniger stark wirkende Analgetika enthalten und deshalb gleichzeitig schmerzlindernde Eigenschaften haben. Ihre Nebenwirkungen reichen von gastro-intestinalen Störungen mit Übelkeit, Erbrechen, Obstipation über Beschwerden beim Wasserlassen, Herz- und Kreislaufstörungen, Bronchospasmen und Atemdepressionen, Schwellungen der Speicheldrüsen und der Schilddrüse, okkulten gastro-intestinalen Blutungen mit Anämie, Magengeschwüren, Störungen der Blutbildung, Kopfschmerzen und Schwindel, Seh- und Hörstörungen, Benommenheit, Leber-und Nierenschäden, Herabsetzung des Reaktionsvermögens, allergischen und toxischen Haut- und Schleimhautreaktionen, Gehirn- und Nervenentzündungen, Hautverfärbungen, Geschmacksstörungen, Lähmungen, Ekzemen, Haarausfall, Gallestauungen, Krämpfen, Schockzuständen, Hornhauttrübungen, Netzhautschäden, Linsentrübungen, Unruhezuständen, Medikamentensucht, pectanginösen Beschwerden bis zu Blutbildveränderungen, Leukopenie und Agranulozytose.

Durch die Anwendung der in den Antirheumatika enthaltenen Analgetica gerät der an chronischen Schmerzzuständen leidende Rheumatiker zunehmend in ein Abhängigkeitsverhältnis zu den ihm verordneten Drogen und muß schließlich enttäuscht feststellen, daß selbst die stärksten Chemopharmaka seine Schmerzen nur vorübergehend lindern können, weil sie in unverminderter Stärke wiederkehren, wenn er keine Analgetika oder stärkeren Betäubungsmittel nimmt. Nur eine ursächliche Heilbehandlung nach den aufgezeigten Richtlinien kann ihn letzten Endes von seinem qualvollen Leiden befreien.

Dazu gehört u. a. die Berücksichtigung der in der historischen Vergangenheit gesammelten Erfahrungen und hervorragenden Erfolge mit einer kausalen, dem Selbstheilbestreben des Organismus entsprechenden

Schmerzbekämpfung, worüber an anderer Stelle noch zu berichten sein wird.
Obwohl die mit der Verordnung der Antipyretika, Antiphlogistika, Antibiotika, Sulfonamide, Glukokortikoide, Pyrazolone, Salizylate, Antirheumatika und Analgetika verbundenen Risiken und Gefahren seit vielen Jahren bekannt sind, werden allein in Deutschland in den Apotheken jährlich über hundert Millionen Packungen dieser „bewährten Heilmittel" verkauft und der Umsatz steigt „erfreulich" weiter.

Tranquilizer, Schlafmittel und Glückspillen lassen die rauhe Wirklichkeit vergessen

Weit höher noch ist der Gewinn, der mit dem Verkauf der sogenannten Psychopharmaka erzielt wird, jener Pillen, die entweder als entspannende, beruhigende und schlaffördernde „tranquilizers" bei Angst- und Erregungszuständen oder als „Glückspillen" bei Müdigkeit, Erschöpfung und depressiver Verstimmung verschrieben werden. Im weiteren Sinne gehören auch die Schmerzmittel (Analgetika) dazu.
Daß sie alle in großem Ausmaß bei den Krankheiten des rheumatischen Formenkreises zusätzlich Anwendung finden, versteht sich von selbst. Sind doch gerade die mit den Methoden der Schulmedizin unheilbaren, langwierigen und chronischen Verlaufsformen besonders geeignet, dem Leidenden qualvolle Schmerzen und schlaflose Nächte zu bereiten. Kein Wunder auch, wenn ihn seine verzweifelte Lage in eine depressive Stimmung versetzt.
Außer zahlreichen Nebenwirkungen, wie gastro-intestinale Störungen, Schwächezustände, Atem- und Kreislaufstörungen, Schwindel, Müdigkeit, Menstruationsstörungen, Benommenheit, Leber- und Nierenschäden, Sprachstörungen, Mundtrockenheit, Kopfschmerzen, Blutbildungsstörungen, Blutdrucksenkung, Erregungsleitungsstörungen, Abnahme der Libido, Ejakulationsstörungen, Tremor (Zittern), epilepsieähnliche Erscheinungen, Sehstörungen, Dyskinesien (Bewegungsstörungen), Schiefhals, Koordinationsstörungen, Krampfzustände, Beschwerden beim Wasserlassen, Hautreaktionen, Gallestauungen, Augenlinsentrübungen, Schlafstörungen, Obstipation, Harnverhaltung, Agranulozytose, Neigung zu Selbstmord, Glaukomauslösung, Schweiß-

ausbruch, Polyurie (vermehrtes Wasserlassen), Durst, Struma, Myxödem, zerebrale Krampfanfälle, Herzklopfen usw. haben die Psychopharmaka die unangenehme Eigenschaft, daß sie süchtig machen, d. h. daß der Kranke, besonders bei längerer Einnahme, von den Drogen abhängig wird und ohne sie nicht mehr leben kann. Außerdem muß er die Dosis ständig erhöhen, um die gewünschte Wirkung zu erreichen.
Wird er nicht durch eine geeignete Entziehungskur von seiner Sucht befreit, geht das Drama einer fortschreitenden seelischen Verwahrlosung unaufhaltsam seinem traurigen Ende entgegen. In diesem Stadium ist die Versuchung groß, durch Selbstmord freiwillig aus dem Leben zu scheiden, um nicht als hilfloses, pflegebedürftiges Wrack zu enden.
Typisch auch hier die Unterdrückung von Symptomen unter Inkaufnahme schwerer bis schwerster Schäden, der Suchtgefahr und des Risikos einer zunehmenden Verblödung. Dabei ist die erfolgreiche Behandlung von Depressionen kein Problem, wenn man die zugrunde liegende Ursache beseitigt. Sie ist zumeist in der von Wendt beschriebenen verminderten Kapillarmembranpermeabilität zu suchen. Die darauf beruhenden Durchblutungs- und Ernährungsstörungen im Großhirn- und Zwischenhirnbereich vermögen erfahrungsgemäß leichte bis schwerste Depressionen und neurohormonale Fehlsteuerungen auszulösen, wobei man sich ausgiebig und nutzlos darüber streiten kann, ob primär seelische Ursachen körperliche Symptome oder körperliche Ursachen seelische Symptome auslösen.
Der Wiener Professor Birkmayer betont: „Wenn jemand glaubt, daß durch Psychotherapie eine Depression geheilt werden könne, gehört er selber in psychotherapeutische Behandlung."
Wie immer entscheidet auch hier der Erfolg am Krankenbett. Ableitende, ausleitende und durchblutungsfördernde Maßnahmen in Kombination mit geeigneten, dem Krankheitsbild angepaßten, biologisch orientierten Heilmaßnahmen führen fast immer zum Ziel.
Wie die Erfahrung zeigt, führt selbst schon die Einnahme chemisch definierter Schlafmittel bei anfänglich nur gelegentlichen Schlafstörungen zu einer chronischen Schlaflosigkeit und Abhängigkeit von dem betreffenden Hypnotikum.
Diese Abhängigkeit wird erschreckend deutlich, wenn der Schlafgestörte versucht, ohne Schlafmittel auszukommen. War die Nachtruhe frü-

her nur gelegentlich beeinträchtigt, so findet der Betreffende jetzt ohne chemisches Sedativum überhaupt keinen Schlaf mehr und kann nur durch eine längerdauernde entwöhnende Heilbehandlung nach biologischen Richtlinien, unter Berücksichtigung der zugrunde liegenden Ursache, von seiner Schlaflosigkeit befreit werden.

Häufigster Anlaß für Schlafstörungen, Nervosität, Angst- und Erregungszustände sind Fehlregulationen im neurohormonalen Gleichgewicht im Sinne einer Sympathikotonie, oft verbunden mit einer Hyperthyreose (Schilddrüsenüberfunktion). Angetroffen werden diese Zustandsbilder meist beim Konstitutionstyp des Sympathikotonikers. Sie wurden dort bereits eingehend beschrieben.

Das gegenteilige Verhalten kann beim Vagotoniker beobachtet werden, mit seiner Neigung zu Müdigkeit, Antriebsarmut und oft depressiver Unlust. In beiden Fällen wäre es sinnvoll, als kausale Therapie das gestörte neurohormonale Gleichgewicht wiederherzustellen und die Behandlung gegebenenfalls mit nebenwirkungsfreien, sedierenden bzw. stimulierenden Maßnahmen zu kombinieren. Über die Möglichkeiten einer wirksamen und nebenwirkungsfreien Therapie neurohormonaler Störungen wurde schon berichtet.

Zu den schilddrüsenwirksamen Heilmitteln gehören neben dem Organextrakt, der Schilddrüsentrockensubstanz oder dem Schilddrüsenhormon (Thyreoidin), das Jod und seine Salze, wie das Arsen-jodat, Sulfur jodat, Mercur bijodat, Ferrum jodat, Calcium jodat, Kalium jodat usw., der Phosphor, besonders als Kalium phosphoricum, das Chinin arsenicosum, das Meerwasser (Aqua marina), das Fluorcalciumsilikat (Lapis albus), der geröstete Meerschwamm (Spongia marina), der Flußschwamm (Badiaga), der Riementang (Laminaria), der Blasentang (Fucus vesiculosus), der virginische Wolfsfuß (Lycopus virginicus) u. a. Ihr therapeutischer Einsatz hat sich sowohl bei der Über- als auch bei der Unterfunktion der Schilddrüse bewährt. Hierbei ist darauf zu achten, daß bei der Hyperthyreose nur hohe bis mittlere Potenzen und bei der Hypothyreose nur niedrige Verdünnungen, entsprechend der Reaktionslage des Patienten, Verwendung finden sollten. In vielen Fällen ist eine Kombination mit sedierend und spasmolytisch wirkenden Heilmitteln und -methoden beim Sympathikotoniker und mit stimulierenden Maßnahmen beim Vagotoniker angezeigt. Dagegen muß vor der

Anwendung von chemischen Sedativa und Hypnotika beim übererregten Sympathikotoniker ebenso gewarnt werden, wie vor der Verschreibung von synthetischen Schilddrüsenhormonen für den müden Vagotoniker.

Zu den im Handel befindlichen, die gestörte Funktion der Schilddrüse normalisierenden Heilmitteln gehören u. a.: Crocivowen (Vogel & Weber), Fuculacca (elha), Remedium Adiposum (EKF), Strumetten (Roland), Strumex (Robugen), Strumeel (Heel), Badiaga oplx. (Madaus), Vespa oplx. (Madaus), Rö-Strumal (Rödler), Destrumin (Herbrand), Spongiosal (Dr. Wörrwag), Strumadragées (Fides), Kropfkur nach Ottinger (Robugen), Krophan (Repha), Hewethyreon (Hevert), Lycopus Spezial (Nestmann), Lycovowen (Vogel & Weber), Thyreo-Pasc. (Pascoe), Spongisyx (Syxyl), Thyreo-loges (Dr. Loges) usw.

Die diagnostische Erfassung einer Hyperthyreose (Schilddrüsenüberfunktion) ist für die messende Wissenschaft insofern ein Problem, weil sich die neurohormonal bedingte Fehlsteuerung nicht sehen, messen oder analysieren und genausowenig wiegen läßt wie die Stecknadel auf einer Viehwaage. Weist man die Patienten darauf hin, daß ihre Beschwerden durch eine neurohormonal bedingte Schilddrüsenüberfunktion verursacht werden, so erfolgt meist die prompte Antwort, daß dieser Verdacht sich bei der klinischen Untersuchung nicht bestätigt habe. So wird also rein symptomatisch die Nervosität, die Unruhe, Migräne und Schlaflosigkeit mit den chemotherapeutisch wirksamen Sedativa, Tranquillantien, Hypnotika und Analgetika bekämpft, die Hypotonie mit Antihypotonika behoben, die hormonalen Störungen mit synthetischen Hormonen repariert und die Herzrhythmusstörungen mit chemisch definierten Antiarrhythmika einreguliert. Die Kranken werden zwar dadurch nicht gesund, aber die Symptome wenigstens vorübergehend zum Verschwinden gebracht.

Gerät der Patient nicht in psychiatrische Behandlung, sondern hat das Glück, einen erfahrenen und mit den biologischen Heilmethoden vertrauten Behandler zu finden, so hat dieser zunächst einmal alle Hände voll zu tun, um die gesetzten mehr oder weniger schweren Schäden zu beheben und den Patienten von den Medikamenten- und sonstigen Süchten zu befreien. Aber auch danach ist es nicht immer leicht, den meist ungeduldigen Sympathikotoniker ins neurohormonale Gleichgewicht zu bringen.

Zu empfehlen ist die Einregulierung der Fehlsteuerung mit Hilfe der Neuraltherapie durch wiederholte Injektionen in die Schilddrüse an den von Dosch in seinem Lehrbuch angegebenen Punkten, evtl. in Verbindung mit der intravenösen Injektion. Gleichzeitig sollte eine gezielte Behandlung der gestörten Schilddrüsenfunktion in Form einer biotherapeutisch orientierten Kausaltherapie erfolgen. Hierbei hat sich die Kombination von Organextrakten mit Jodsalzen, den jodhaltigen Naturprodukten, mit Lycopus virginicus, Chinin arsenicosum, sowie mit spasmolytisch und sedierend wirkenden Heilmitteln am besten bewährt. Wie die Erfahrung zeigt, ist die o. a. Therapie gleichzeitig ein probater Weg zu einer erfolgreichen Kausalbehandlung hartnäckiger, meist thyreogen bedingter Schlafstörungen.

Bei den chemisch definierten Sedativa und Hypnotika werden an Nebenwirkungen beobachtet: Orthostatische Regulationsstörungen, Sinusbradykardie, gesteigerte Magen- und Darm-Motilität, Magen-Darm-Geschwüre, Libidoabnahme, Potenzstörungen, depressive Verstimmungen, extrapyramidale Symptome, Ödeme, Nasenverstopfung, Gynäkomastie (Brustschwellungen), gastro-intestinale Störungen, Schwindel, Nystagmus (Augenzittern), Seh- und Hörstörungen, Kammerflimmern, Asystolie, Thrombopenie, Parästhesien, Dyskinesien (Bewegungsstörungen), Benommenheit, Kopfschmerzen, Mundtrockenheit, Übelkeit, Erbrechen, Sodbrennen, bittere Geschmacksempfindungen, Hautjucken, Hautrötung und Ekzeme, Lichtempfindlichkeit, Muskelschwäche, Koordinationsstörungen, Schluckauf, Herzklopfen, Oberbauchbeschwerden, Verstopfung, Durchfall, Augenbrennen, Vergeßlichkeit, Schläfrigkeit, Bewegungsunsicherheit, Abhängigkeit und Gewöhnung, Nervosität, Reizbarkeit, Beschwerden beim Wasserlassen, Akkomodationsstörungen, Glaukomauslösung, paradoxe zentrale Reaktionen, Durchblutungsstörungen, Blutbildveränderungen, Leukopenie, Agranulozytose, Störungen in der Blutbildung, Parkinsonoid, Akathisie (Unruhezustände), Sekretionsstörungen der Speichel- und Schweißdrüsen, Gallestauungen, Provokation epileptischer Anfälle, Hornhaut- und Linseneinlagerungen, Nierenschäden usw.

Die sthenischen und asthenischen Krankheitsbilder der geschichtlichen Vergangenheit und ihre erfolgreiche Behandlung

Im Gegensatz zur heutigen Auffassung wurden in der Vergangenheit die pathologischen Erscheinungen einer krankhaft gesteigerten Aktivität, Nervosität, Schmerz- und Krampfbereitschaft als sthenische bzw. hypersthenische Zustände betrachtet und mit antisthenischen Mitteln und Verfahren behandelt.

Hingegen kamen bei asthenischen bzw. atonischen Krankheitsbildern tonisierende, roborierende oder stimulierende Heilmittel und Maßnahmen zur Anwendung. Man war der Meinung, daß die übersteigerte Körperaktivität mit einer Tonuserhöhung, d. h. also mit den Symptomen der Hypertonie, der Vollblütigkeit, der Fettsucht, der vermehrten Entzündungs-, Schmerz- und Krampfbereitschaft auf einer Anhäufung bzw. auf einem Überschuß von schädlichen Stoffen beruhe. Durch Anwendung der wiederholt beschriebenen ausleerenden und ableitenden Verfahren bemühte man sich, die schädigenden Substanzen auszuscheiden und so die Ursache der beschriebenen Symptome zu beseitigen. Wie die auch heute noch zu beobachtenden, oft überraschenden Erfolge am Krankenbett beweisen, waren die Vorstellungen der alten Schule offensichtlich doch nicht so abwegig, wie man vielleicht im fortschrittlichen Zeitalter von Wissenschaft und Technik glauben könnte.

Im Gegensatz zu einer rein symptomatischen Unterdrückung mit körperfremden Arzneichemikalien sind die erfolgreichen kausalen Behandlungsmethoden einer traditionsreichen Vergangenheit ein erfreulicher Lichtblick und die mitgeteilten Erfahrungen eine kostbare Fundgrube für diejenigen Ärzte und Behandler der Gegenwart, für die es Aufgabe und Berufung ist, zu helfen und zu heilen, ohne den Kranken durch schädigende Einwirkungen zu gefährden. Daß man durch Beseitigung der von der analysierenden Labordiagnostik nicht zu erfassenden Krankheitsursache selbst hartnäckige Krankheitssymptome nicht nur vorübergehend unterdrücken, sondern heilend beeinflussen kann, beweisen die oft schlagartigen Erfolge bei der Therapie der Arteriosklerose, des hohen Blutdruckes, der Angina pectoris, der chronischen Durchblutungsstörungen, der Neuralgien und anderer persistierender Schmerzzustände, der Fettsucht, der aktuten und chronischen Entzündungen usw. mit Hilfe der ausleerenden und ableitenden Heilmethoden. Dazu gehört wie o. a. die Blutentziehung mit ihrer den Tonus und damit den Blutdruck herabsetzenden, krampflösenden und entspannenden Wirkung.

Symptomatische Blutdrucksenkung mit Antihypertonika — unphysiologisch und gefährlich

In Verbindung mit den anderen ursächlich wirkenden blutverdünnenden Maßnahmen und Mitteln ist die Blutentziehung eine absolut zuverlässige Methode zur Behandlung von Durchblutungsstörungen, Gefäßkrämpfen, erhöhter Blutgerinnungstendenz, Vollblütigkeit und erhöhtem Blutdruck. Mit Sicherheit gelingt es z. B., durch den Aderlaß hypertone Blutdruckwerte sofort mehr oder weniger stark herabzusetzen. Im Gegensatz zu den üblicherweise zur Anwendung kommenden Antihypertonika mit ihren Nebenwirkungen sind die Blutentziehungen eine unschädliche, kausal und zuverlässig wirksame Therapiemaßnahme.

Als Beweis mag u. a. der Fall des 62jährigen Gastwirtes K. M. dienen, der seine Frau in die Praxis begleitet, aber selbst nicht behandelt werden will. Er sei völlig gesund, und die kürzlich durchgeführte klinische Generaluntersuchung habe ebenso wie die Laborkontrolle keinen krankhaften Befund ergeben. Die bläulich-rote Hautfarbe und das gedunsene Gesicht veranlassen mich zu der kühnen Behauptung, daß der Blutdruck zu hoch sei. Die wiederholte Messung ergab die Werte RR. 190/110 und die Augendiagnose die typische Opaleszenz der Linsenkapsel und den Grauschleier in der Irisperipherie. Diese sind ein sicherer Beweis für die von Wendt beschriebenen arteriosklerotischen Veränderungen der Blutgefäße. Erfahrungsgemäß können in der Laboranalyse die Eiweißabscheidungen und die Stauungs-Hypercholesterinämie auf der Gefäßwand nicht nachgewiesen werden, so daß die Bluteiweiß- und Blutfettwerte selbst bei einer fortgeschrittenen Arteriosklerose durchaus normal sein können.

Nach einem Aderlaß von ca. 250 ccm sind die Blutdruckwerte auf 160/100 abgesunken. Das entnommene Blut ist dunkelrot, zähflüssig und hat eine erhöhte Gerinnungstendenz. Interessant ist die gegen Ende des Aderlaß sichtbar werdende orangegelbe Schlierenbildung, die den beginnenden Abbau der Stauungs-Hypercholesterinämie und der Eiweißabscheidungen anzeigt.

Auf diese Weise gelingt es durch wiederholte Aderlässe, in Verbindung mit den beschriebenen blutverdünnenden Maßnahmen, den Blutdruck langsam, aber sicher und auf Dauer zu senken, die arteriosklerotischen Gefäßveränderungen zu beheben und die gestörte Durchblutung zu normalisieren.
Bei bestehender Apoplexie- oder Infarktgefahr sind die oben beschriebenen Anwendungen ein schnell und sicher wirkendes natürliches Prophylaktikum. Häufig genügt zur Blutentziehung die Verwendung einer Injektionskanüle Nr. 1.
Wie die Beobachtung human-physiologischer Körpervorgänge zeigt, ist der Organismus mit allen Mitteln bestrebt, durch Regulation des Blutdruckes den Stoffaustausch zwischen Blutkapillaren und Gewebe in der erforderlichen Größenordnung aufrechtzuerhalten, um die Ernährung und die Funktion der Zellen und Gewebe nicht zu gefährden. Ist die Kapillarmembranpermeabilität durch die von Wendt beschriebenen pathologischen Veränderungen vermindert, ist die Erhöhung des Blutdruckes eine lebensnotwendige, vom Organismus gesteuerte sinnvolle Maßnahme. Ihre Verhinderung oder Beeinträchtigung durch eine symptomatische Blutdrucksenkung mit Antihypertonika ist deshalb ein ebenso unphysiologischer wie gefährlicher Eingriff in zweckdienliche, lebenserhaltende Regulationsvorgänge.
Solange die blutdruckregulierenden Funktionen des Organismus noch unversehrt sind, ist nach Absetzen des chemotherapeutischen Antihypertonikums, bedingt durch die physiologischen Gegenregulationen der Blutdruck zumeist noch höher als zuvor. Dazu kommen die schädlichen Nebenwirkungen, wie Gleichgewichtsstörungen, Schwindel, Müdigkeit, Benommenheit, Schwächezustände, Herzbeschwerden, Kreislaufstörungen, Verstopfung der Nase, Ödeme, Mundtrockenheit, Appetitlosigkeit, gastro-intestinale Störungen, Übelkeit, Erbrechen, Magen- und Darmgeschwüre, Diarrhoe, Obstipation, Sehstörungen, Glaukomauslösung, Augenreizungen, Abnahme der Libido, Potenzstörungen, depressive Verstimmungen, Lethargie, Halluzinationen, Brustdrüsenschwellungen, Erniedrigung des Kaliums und Erhöhung der Harnsäure im Blut, Erhöhung des Blutzuckers, Verminderung des Reaktionsvermögens, Wärmestau, Hautreaktionen, Beschwerden beim Wasserlassen, Hörschäden, Blutbildveränderungen, Leukopenie, Agranulozytose, Stö-

rungen der Blutbildung, Hämolytische Anämie, Leberschäden, Gallestauungen, Nierenschäden, Kopfschmerzen, Lymphdrüsenschwellungen, Unterfunktion der Schilddrüse, Einlagerungen in Hornhaut und Linse, Provokation epileptischer Anfälle, Unruhe- und Krampfzustände, Schlafstörungen, Nervenentzündungen, Muskelzuckungen, Tremor, Atemnot, Bronchospasmen usw.
Folgt man den Gedankengängen einer in der Vergangenheit so erfolgreichen Heilkunst, die die entzündlichen, schmerzhaften oder mit Krampfzuständen einhergehenden Krankheiten als ein pathologisches Übermaß an Lebensenergie und einen Überschuß an im Körper angehäuften Substanzen (Stoffwechselgiften, Vollblütigkeit, Fettsucht usw.) betrachtete, kann man wie die großen Vorbilder einer vergangenen Epoche durch ableitende, ausleerende, antisthenische (schwächende) Heilverfahren die erstaunlichsten Erfolge beobachten bei der Behandlung von Krankheiten, die sonst als schwer beeinflußbar oder unheilbar angesehen werden.

Zuverlässig wirksame, unschädliche, beruhigende, schmerzstillende und krampflösende Maßnahmen und Therapeutika

Neben der Blutentziehung gehören zu den zuverlässig wirksamen und unschädlichen, entzündungswidrigen, beruhigenden, schmerzstillenden und krampflösenden Maßnahmen die Ableitung auf den Darm durch Purgation, das Brechverfahren als das wohl wichtigste Heilmittel bei Krampfzuständen aller Art (Epilepsie, Asthma, Keuchhusten usw.), die Ableitung auf die Haut, bei Schmerzen, Neuralgien, Migräne, Koliken, Magen-, Muskel- und Gefäßkrämpfen, die verschiedenen Formen der eiweißarmen Entziehungsdiäten, wie das Fasten, die Rohkost, das Eiweißfasten usw., die Steigerung der Hautausscheidung und Schweißabsonderung als fiebersenkendes, entzündungswidriges und entspannendes Verfahren, die Neuraltherapie, die Akupunktur oder Akupressur, die Reflexzonentherapie, die Chiropraktik, die Ozontherapie und die zahlreichen bewährten Heilmittel und ihre Kombinationen.
Von den nebenwirkungsfreien biologisch wirksamen Hypnotika, Sedativa, Spasmolytika und Analgetika sollen hier nur genannt werden: Als Hypnotika und Sedativa — der Hafer (Avena sativa), das Johanniskraut

(Hypericum), das Bilsenkraut (Hyoscyamus), die Ignatiusbohne (Ignatia), der Hopfen (Lupulinum), die Passionsblume (Passiflora), der Fischfänger (Piscidia erythrina), der Baldrian (Valeriana), die Zitronenmelisse (Melissa), der Lavendel (Lavandula), der Kaffee (Coffea), der behaarte Frauenschuh (Cypripedium pubescens), das baldriansaure Zink (Zincum valerianicum) usw., die in diversen Variationen zu finden sind, z. B. in den Pasconal-Nerventropfen-forte (Pascoe), Seda-Pasc (Pascoe), Apia-Plantadorm (Apia), Bonased (Boxberger), Calmonervin (Neuwiepharm), Nerventonikum (Reinecke), Plantival (Schwabe), Sedatruw (Truw), Nervostabil (Schuck), Remedium Somniferum (EKF), Valeriana Comp. (Hevert), Zincum valerianicum (Hevert), Val-S (Pharma-Stark), Passiflora Avena comp. (Wala), Rephasativa (Repha), Sedaphin (Rödler), Nervipan (Medopharm), Nerventropfen (Syxyl), Melval (Kattwiga), Avena-Nervenkomplex (Infirmarius), metaneuron (meta Fackler), Nervibosan (Bock), Passiflora Nerventonikum (Wala), Nervoliquid (Hanosan), Remedium nervinum (EKF), Tylasoporal (Tyla-Werk) u. a.
Als Spasmolyticum haben sich bewährt: der Stechapfel (Stramonium), das Bilsenkraut (Hyoscyamus), die Tollkirsche (Belladonna), der Tabak (Tabacum), das Pfeilgift (Curare), die weiße Nieswurz (Veratrum album), das Mutterkorn (Secale cornutum), der Giftlattich (Lactuca virosa), der Fliegenpilz (Agaricus muscarius), der Wasserschierling (Cicuta virosa), die Kockelskörner (Cocculus), die Brechnuß (Nux vomica), die Khella (Ammi visnaga), der Kampfer (Camphora), das Gänsefingerkraut (Potentilla anserina), die Hundszunge (Cynoglossus), die Rebendolde (Oenanthe crocata), das salpetersaure Strychnin (Strychninum nitricum), das Atropinsulfat (Atropin sulfuricum), das Nitroglyzerin (Glonoinum), die Blausäure (Acidum hydrocyanicum), das essigsaure Kupfer (Cuprum aceticum), das Zink und seine Salze (Zinkoxyd, Zincum bromatum, Zincum valerianicum usw.), das Kaliumbromid (Kalium bromatum), das phosphorsaure Magnesium (Magnesium phosphoricum) u. a. in geeigneter Dosierung und Verdünnung.
Sie stehen in vielfältigen Kombinationen, auch mit anderen Wirkstoffen, zur Verfügung im Spasmosyx (Syxyl), Apia-Spasmolyt (Apia), Apo-Spast (Pekana), Biosanum Spasticum (Bindergaß-Apotheke, Nürnberg), Retivetin (Gottlieb), Atrovalith (Zwintscher), Cefaspasmon (Cefak),

Koliktropfen (Cosmochema), Föhntropfen (EKF), Spasmolyticum (Infirmarius), Aranisan (Vogel & Weber), Cerebrosan (Hanosan), Iris (Hevert), Spasmo-Injektopas (Pascoe), Spasmol (Rödler), Cicuta-Syndrom (Rödler) usw.

Neben den erwähnten ausleerenden oder ableitenden Maßnahmen und natürlichen Heilmethoden, die entweder in Vergessenheit geraten sind oder von einer sich als allein selig machend verstehenden Schulmedizin als „nicht wissenschaftlich" anerkannt abqualifiziert werden, gibt es durchaus wirksame Heilmittel bei Schmerzzuständen aller Art. Erinnert sei hier nur an die Neuraltherapie, die Akupunktur, die Chiropraktik und andere ursächlich wirksame Heilanwendungen, mit denen es in den meisten Fällen gelingt, z. B. ständig wiederkehrende Kopfschmerzen oder qualvolle Migräneanfälle schlagartig und für alle Zeiten zu beheben. Wie ein Wunder beeindruckt hierbei immer wieder der Erfolg der intravenösen Impletol-Injektion bei Kopfschmerzen und Migräne. Erstaunlich ist auch die sofortige Schmerzbeseitigung bei Nierenstein- oder Gallenkoliken z. B. durch die Injektion der in den Nephrolithiasis-Ampullen (Rödler) oder im Rufebran 6 (Staufen-Pharma) enthaltenen Wirkstoffe, zusammen mit einem geeigneten Neuraltherapeutikum in die korrespondierenden Akupunkturpunkte der Niere oder der Gallenblase. In entsprechender Weise können quälende Neuritiden (Nervenentzündungen) und Neuralgien (Nervenschmerzen) erfolgreich behandelt und zur Ausheilung gebracht werden. Primitive Völkerstämme kannten schon vor Jahrtausenden wildwachsende Pflanzen, Blätter und Früchte, deren Dornen oder Säfte stark hautreizende Bestandteile enthalten. Sie wußten diese Wirkstoffe mit besten Erfolgen als Ableitungsmittel auf die Haut bei Neuritiden, Neuralgien, rheumatischen Leiden usw. einzusetzen.

Schmerzen, als schriller Notschrei des Organismus zu verstehendes Alarmzeichen, werden im allgemeinen erst einmal mit den in großem Umfang angebotenen chemischen Schmerzkillern (Analgetika) bekämpft, besser gesagt betäubt. Da die betäubende Wirkung erfahrungsgemäß nur immer eine mehr oder weniger lange Zeit anhält, ohne auch nur den geringsten Heileffekt zu haben, müssen immer wieder und immer stärkere Analgetika eingesetzt werden, die außer den geschilderten Nebenwirkungen die Gefahr der Gewöhnung mit sich bringen und den

Leidenden schließlich davon abhängig, d. h. süchtig machen. Damit ist häufig der unmittelbaren Beseitigung der Schmerzursache zunächst einmal der Weg verschlossen. Selbst ein erfahrener Behandler muß alle Register seiner Heilkunst ziehen, um den Kranken von seiner Medikamentensucht zu befreien, ehe er ihn endgültig von seinen Qualen erlösen kann.

Trotzdem haben sich die biologisch wirksamen Schmerzmittel im Rahmen einer ursächlichen Heilbehandlung als zuverlässig und effektvoll erwiesen. Am häufigsten finden Verwendung: Der blaue Eisenhut (Aconitum), die Tollkirsche (Belladonna) und ihr Wirkstoff Atropin, der wilde Jasmin (Gelsenium), das Johanniskraut (Hypericum), die buntfarbige Schwertlilie (Iris versicolor), der Giftsumach (Rhus toxicodendron), der Kaffee (Coffea), der Knollenhahnenfuß (Ranunculus bulbosus), die Simarubasmen (Cedron), die Kamille (Chamomilla), das Wurmkraut (Spigelia), der Tabak (Tabacum), die zottige Yamswurzel (Dioscorea villosa), das amerikanische Wintergrün (Gaultheria procumbens), das Ruhr- oder Wollkraut (Gnaphalium), der Seidelbast (Mezereum), die Einbeere (Paris quadrifolia), die goldgelbe Alpenrose (Rhododendron), der Holundersaft (Succus Sambuci inspissatus e fructibus), die Koloquinte (Colocynthis), die schwarze Nachtspinne (Aranea ixoloba), das weiße Arsenik (Arsenicum album), die Vitamin-B-Gruppe und ihre Abkömmlinge u. a. Sie werden einzeln oder in Form verschiedener Komplexpräparate verordnet und zweckmäßig mit den aufgeführten schmerzstillenden Anwendungen kombiniert.

Unter den zahlreichen im Handel befindlichen Präparaten seien hier aufgeführt: Gelsemium-Komplex (Hanosan), Gelsemium oplx. (Madaus), Rhus toxicodendron oplx. (Madaus), Ranunculus oplx. (Madaus), Rephalgin (Repha), Sanalgutt (Hormosan), Phytodolor (Steigerwald), Spiramon (Robugen), Schmerztabletten (Infirmarius), Aranidolor (Vogel & Weber), Aconitrop (Elha), Dismigon (Zilly), Cefanalgin (Cefak), Spigelon (Heel), Migräne-Injektion (Infirmarius), Cephalgie-Injektion (Infirmarius), Biologische Migräne-Ampullen (Rödler), Unotex (Müller-Rorer), Antineuralgicum (Rödler), Neurobion (Cascan), Neurolysan (Steigerwald), Novidroxin (Fatol), Iralgin (Nadrol), Rufebran 1 (Staufen-Pharma), Biosanum Neuralgicum, Biosanum Migränum, Biosanum Essenz (Bindergaß-Apotheke, Nürnberg) u. a.

Karies und Gebißverfall, die letzte, heute noch wütende große Seuche. Sie hört erst auf, wenn die letzte Zahnbürste im Ascheneimer gelandet ist (Cullen)

Ursächliche Zusammenhänge und prophylaktische Möglichkeiten

Nachweislich ist der Kopf der am häufigsten von Schmerzen betroffene Bereich im menschlichen Organismus. Neben Kopfschmerzen, Migräne und Neuralgien gehören Zahnschmerzen zu den Quälgeistern, die den Kranken am heftigsten peinigen können. Hauptursache ist die bei den zivilisierten Völkern weitverbreitete Zahnfäule (Karies), die u. a. bei unsachgemäßer Behandlung schuld sein kann an der Entstehung von Störfeldern im Zahn-Kiefer-Bereich. Auf die kausalen Zusammenhänge zwischen Kariesentstehung und Ernährung wurde bereits hingewiesen.
Der weitaus überwiegende Teil der wissenschaftlichen Arbeiten des In- und Auslandes, die sich kritisch mit dem Problem einer wirksamen Kariesprophylaxe auseinandersetzen, kommt zu dem Ergebnis, daß die Entstehung der Zahnkaries ein komplexer Vorgang ist, an dem sowohl endogene (innere) als auch exogene (äußere) Faktoren maßgeblich beteiligt sind.
Unter den exogenen Faktoren scheint die zugeführte Nahrung, insbesondere hinsichtlich Gehalt und Qualität der Kohlehydrate, von erheblicher Bedeutung zu sein. Leicht gärfähige isolierte Industrie-Zuckerarten und Feinmehle führen besonders beim Kariesanfälligen zu einer pathologischen Veränderung des Kohlehydratstoffwechsels und zur anaerob-glykolytischen (durch Gärung verursachte) Säurebildung anstelle des oxydativen Abbaues mit Entstehung eines pathologisch sauren Speichels und einer pathologisch sauren Bakterienflora des Mundes, die zusammen mit der Verschiebung des Säure-Basen-Gleichgewichts im Organismus zur Entkalkung und Zerstörung der Zähne führt.

Von besonderer Bedeutung sind in diesem Zusammenhang die Forschungsergebnisse von F. F. Sander über „Den Säure-Basen-Haushalt des menschlichen Organismus“ und von K. Rumler über „Den Säure-Basen-Haushalt im Rahmen der Gesetzmäßigkeit der biologischen Regulation“. Diese Arbeiten weisen nach, daß eine latente Azidose (Übersäuerung) immer mit einer vermehrten Kalkausscheidung und erhöhten Kariesanfälligkeit einhergeht, während eine Normalisierung des Säure-

Basen-Haushaltes die Kariesbereitschaft eindeutig herabsetzt. Der erhebliche Säureüberschuß unserer modernen Zivilisationskost steht in engem Zusammenhang mit einem Mangel an Mineralsalzen, Vitaminen und Spurenelementen. Zahlreiche Untersuchungen weisen nach, daß bei Zufuhr der erforderlichen Mineralsalze, Vitamine und Spurenelemente in biologisch gegebener Relation eine Karies, selbst bei kariesfördernder Ernährung, weitgehend verhütet werden kann. Dem mineralsalz-, vitamin- und spurenelementfreien Industriezucker beigegeben, würden sie diesem seine Kariogenität nehmen. Ein vom Verfasser verwendeter, durch ein besonderes Verfahren leicht resorptionsfähig gemachter natürlicher Mineralsalz- und Spurenelementkomplex hat in diesem Zusammenhang erstaunliche Wirkungen gezeigt und ermöglicht bei konsequenter Anwendung eine sichere Kariesprophylaxe. Hierbei ist es allerdings unbedingt erforderlich, daß die oben genannten biologischen Wirkstoffe im wesentlichen bereits in der Mundhöhle resorbiert werden, da die basischen Mineralsalze im Magen durch die dort vorhandene Salzsäure weitgehend neutralisiert und die Vitamine und Spurenelemente im Verdauungstrakt z. T. abgebaut, chemisch verändert oder nicht resorbiert werden. Vom U. S. Public Health Service angeregte Untersuchungen haben z. B. gezeigt, daß durch eine Schlundsonde zugeführte lösliche Phosphatmineralien nicht derart kariostatisch wirken, als wenn diese Salze über die Mundhöhle zugeführt werden. Die Resorption der o. a. Wirkstoffe ist von der Verweildauer in der Mundhöhle abhängig.

Ein weiterer exogener Faktor für die Entstehung der Karies ist die Tatsache, daß die gebräuchliche Koch- und Weichkost den für die natürliche Mund- und Zahnreinigung erforderlichen intensiven Kauprozeß überflüssig macht. Gutes Kauen fördert die Sekretion von Spülspeichel, der für die vollständige Entfernung von Nahrungsresten, insbesondere aus den Interdentalräumen, von Bedeutung ist und im Gegensatz zur pathologischen Mundspeichelflora immer eine alkalische Reaktion aufweist. Zu den endogenen Faktoren gehört u. a. eine vererbte konstitutionsbedingte Kariesanfälligkeit. Der Mineralsalzhaushalt, die oxydativen Abbau- und Stoffwechselvorgänge, die Speichelsekretion, die Zusammensetzung des Speichels, das Säure-Basen-Gleichgewicht, die

Durchblutung von Zahnfleisch und Mundhöhle usw. werden z. T. innersekretorisch und über vegetative Nervenzentren gesteuert.

Das Ausmaß der Funktion der innersekretorischen Drüsen und vegetativen Nervenzentren ist konstitutionsbedingt, aber auch von Umwelteinflüssen abhängig. Beim Kariesanfälligen sind z. B. die auf Kohlehydrate einwirkenden Enzyme des Speichels im Vergleich zum Kariesresistenten vermindert und der Speichel selbst zu sauer, woraus ein verminderter Abbau von Kohlehydraten in der Mundhöhle mit glykolytischer Säurebildung resultiert.

Kauend gegen Zahnverfall

Für die praktische Durchführung einer sinnvollen Mund- und Zahnpflege mag es interessant sein, daß die Beobachtung von Naturvölkern gezeigt hat, daß diese ihr gesundes Gebiß bis ins hohe Alter nicht allein natürlicheren Ernährungsbedingungen, sondern auch der Gewohnheit verdanken, regelmäßig Baumharze oder harzähnliche Pflanzenbestandteile zu kauen. In einem Referat aus der Westdeutschen Kieferklinik Düsseldorf über „Beeinflussung der Speichelsekretion mit Kaugummis" wird von J. Gerke und W. Klemt berichtet: „Die Sitte des Kauens von Pflanzensubstraten ist uralt und ist heute in den verschiedensten Teilen der Welt verbreitet. Sie dürfte besonders jenen Ländern entstammen, in denen ein heißes Klima vorherrscht, da durch das Kauen und die Reizung der Mundschleimhaut die Salivation (Speichelfluß) beträchtlich gesteigert und somit die Mundtrockenheit beseitigt wird. Zwei besondere Beispiele stellen das Kolakauen in Afrika und das Betelkauen in Ostasien dar, das heute von rund 200 Millionen Menschen ausgeübt wird. Zu der großen Zahl der Reiz- und Anregungsstoffe zählen eine Reihe von Kaugenußmitteln, die als nicht eßbare und unverdaubare, harmlose Anregungsmittel von vielen Menschen gekaut werden, z. B. in Neuseeland das Harz der Kauri-Fichte, in Sibirien das harzige Sjera-Kaumittel aus der Rinde der Lärche. In Südamerika wird Maki gekaut, ein Gummiharz aus dem Weihrauchbusch. Mastix stellt ein Kaugenußmittel dar und wird besonders von Arabern bevorzugt. Und nicht zuletzt ist zu erwähnen das Chicle Gum, jener heute so bekannte Kaugummi, der in der Tasche fast eines jeden Amerikaners zu finden ist.

Chicle bedeutet im Sprachgebrauch der Indianer Mexikos Saft. Es stellt die Grundmasse des Kaugummis dar und wird aus dem Sapotebaum in ähnlicher Weise wie Kautschuk gewonnen. Bei niedrigen Temperaturen erweicht es und wird weder vom Speichel des Mundes zersetzt noch durch das Kauen zerstört, eignet sich also ausgezeichnet für diesen Zweck.
Es ist offensichtlich, daß ein länger anhaltendes Kauen einen Einfluß auf die Speichelflüssigkeit ausübt. Dem Speichel wird eine große physiologische Bedeutung zugesprochen. Mit ‚Euler' gehört zu seinen wichtigsten Aufgaben neben der enzymatischen Wirkung die Spül- und Reinigungstätigkeit, die chemische Wirkung als Pufferungsflüssigkeit für Säuren und Alkalien und ferner die Verdünnung der auftretenden Säuren. Diese Faktoren hängen weitgehend von der Speichelmenge ab, und es ist einleuchtend, daß ein so konstantes Einwirken auf die Salivation, wie es beim Kauen eines Kaugummis vor sich geht, tiefgreifende und nachhaltige Folgen für alle Geschehnisse in der Mundhöhle und darüber hinaus haben muß."
Durch ebenfalls in der Westdeutschen Kieferklinik von J. Gerke und W. Klemt durchgeführte wissenschaftliche Untersuchungen des mechanischen Reinigungseffektes einer spezifischen plastischen Kaumasse mit Hilfe von geeigneten fluoreszierenden Farbstoffen konnte die oben beschriebene Beobachtung eindeutig erhärtet werden. Das regelmäßige Kauen einer Kombination von Baumharzen und harzähnlichen Pflanzenbestandteilen mit für den Kauapparat und die Mundhöhle spezifischen biologischen Wirkstoffen regt die bei den meisten Menschen mangelhafte Speichelsekretion lebhaft an und bewirkt eine gute Durchspülung der Mundhöhle, der Interdentalräume und eine ausgezeichnete mechanische Reinigung durch Saugwirkung der plastischen Masse auch in engen Interdentalräumen und an den Stellen, die von der üblichen Zahnbürste nicht erreicht werden können. Darüber hinaus fördert der intensive Kauvorgang die Durchblutung von Zahnfleisch und Zahnwurzel, kräftigt die Kaumuskulatur und den Zahnhalteapparat und ist ein wirksames Mittel und Prophylaktikum gegen die Parodontose.
Besondere Beachtung verdient hier eine Bemerkung von Rebel, der von der Zahn- und Mundpflege ganz allgemein sagt: „Der Unzivilisierte übt sie stundenlang, der Zivilisierte nur wenige Minuten."

Gerke und Klemt folgern daraus: „Ein Zusammenhang zwischen Mundpflege und Gebißzustand dürfte also außer Zweifel stehen, zumal man bei Unzivilisierten mit ihren zweckmäßigen, durch moderne Konservierungs-, Zerkleinerungs-, Erweichungs-, Koch- und Dünstverfahren nicht ungünstig beeinflußten Ernährungsweise und -art meist ausgezeichnete Gebisse findet und erst nach Einführung dieser hier erwähnten Kulturerrungenschaften plötzlich ein Verfall des Zahnsystems eintritt. Der natürlichen durch den Kauvorgang bedingten Mundreinigung und der Beanspruchung des Kauapparates kommt also bei der oralen Hygiene die Hauptbedeutung zu, die heute jedoch bei der zivilisierten Menschheit in ihrer Schnellebigkeit und Hast, ihrer vorerwähnten Zubereitung von Speisen stark in den Hintergrund tritt. Selbst für die mechanische Säuberung des Gebisses stehen täglich nur kurze Minuten zur Verfügung. Wenn es sich nun zunächst darum handelt, die Mundhöhle, aber ganz besonders die Interdentalräume und Retentionsstellen von aller Art von Speiseresten, Detritus (Zerfallsprodukte) usw. zu befreien, so gibt es hierfür zahlreiche Vorschläge. Beim Studium der umfangreichen Literatur über die orale Hygiene stößt man kaum auf irgendeine Methode, die nicht fast ebenso viele Fürsprecher wie Gegner hätte. Es sind die Ansichten am zahlreichsten vertreten, die in der mechanischen Reinigung der Zähne die wesentliche prophylaktische Maßnahme gegen die Karies erblicken, während den Zahnpasten und -pulvern sowie den Mundwässern nur eine unterstützende Rolle zugeschrieben wird. Betrüblich ist allerdings die Feststellung, daß es sich bei den meisten dieser Literaturstimmen um Polemiken handelt, während sich experimentell untermauerte Ansichten nur selten finden.

Angelpunkt dieses Gebietes ist die Zahnbürste als das heute noch am meisten gebräuchliche Instrument zur mechanischen Mundreinigung. Vom radikalen Gegner bis zum begeisterten Fürsprecher sind alle Ansichten vertreten. Die Schwierigkeit, eine wirksame mechanische Reinigung mit der Zahnbürste zu erreichen, liegt vor allem darin, daß die Borsten der Zahnbürste 3- bis 5mal dicker sind als die Zugänge zu engen Grübchen und Fissuren, so daß es unmöglich ist, diese mit Hilfe der Bürste von Speiseresten zu befreien.

Es fehlt naturgemäß nun auch nicht an Vorschlägen zum Ersatz der angefeindeten Bürste. Manche begnügen sich mit ähnlichen Konstruktionen, z. T. aus anderem Material (z. B. Gummizahnbürste von Varga), andere sehen die letzte Rettung im Zahnstocher, dem Seidenfaden, dem Heimatomiseur oder schließlich nur der Zunge. Trotz allem ist die Borstenzahnbürste nach wie vor das verbreitetste Mittel zur Mundpflege. Daß sie die ihr gestellten Aufgaben in der meist üblichen nachlässigen Anwendungsart auch nicht annähernd zu erfüllen vermag, beweist ein Blick in die Kariesstatistik.

Unübersehbar sind die Ausführungen über die zur Zahn- und Mundpflege herangezogenen Mittel wie Zahnpasten, Zahnpulver und Mundwässer, die eine Reinigungsaufgabe übernehmen sollen. Nur in einem kleinen Teil der vorliegenden Arbeiten ist man bemüht, den angestrebten Reinigungseffekt irdendwie nachzuweisen. Die meisten Autoren begnügen sich mit der Behauptung, daß die mechanische Reinigungskraft der Grundsubstanz im Verein mit der Zahnbürste den Detritus entfernt, außerdem bei seifenhaltigen und sauerstoffhaltigen Pasten durch die Schaumbildung auch die Stellen erfaßt werden, die der Zahnbürste nicht zugänglich sind. Der Beweis für diese Behauptung bleibt aber meist aus."

Die mechanische Reinigung ist also, wie oben näher dargelegt, für den Erfolg der oralen Hygiene von ausschlaggebender Bedeutung. Um einen Nachweis der mechanischen Reinigung zu erbringen und um den Grad einer solchen darzustellen, müssen völlig neue Wege gegangen werden, da derartige oder ähnliche Versuche bisher noch nicht unternommen wurden. Das Prinzip der hier durchgeführten Versuchsmethode ist folgendes:

In den Mund der zu untersuchenden Versuchsperson wird ein fluoreszierender Stoff gebracht, wodurch eine Färbung der Zahnbeläge erfolgt. Mit Hilfe eines geeigneten Materials wird ein Abdruck des Gebisses hergestellt, an dem sich die dadurch mitentfernten Beläge und Detritusmassen mit der Fluoreszenzlampe nachweisen lassen. Das zu verwendende Abdruckmaterial muß eine haftende und plastische Konsistenz besitzen, um alle Interdentalräume und Fissuren gut ausfüllen und die Zahnbeläge abheben zu können. Es muß sich gut einpressen lassen, so daß beim Herausnehmen eine Saugwirkung entsteht, welche auch eine Entfernung der in den tiefsten Schlupfwinkeln befindlichen Detritusmassen gewährleistet. Von den zur Untersuchung gelangenden Abdruckmaterialien eignete sich eine indifferente naturreine Kaugummimasse am besten. Sie ist plastisch genug, um schärfste Abdrücke wiederzugeben, erzeugt beste Saugwirkung, erstarrt nicht, läßt sich leicht entfernen und besitzt eine weiße Farbe, welche einen vorteilhaften Untergrund für die Fluoreszenz abgibt. Bei der Suche nach einem geeigneten fluoreszierenden Farbstoff erwies sich Acridinorange als das Mittel der Wahl. Es ist gut löslich, unschädlich und besitzt hervorragende färbende Eigenschaften. Zu Eiweißkörpern hat es eine besonders starke Affinität. 15 ccm einer Lösung von Acridinorange und Wasser 1 : 100 wurden in den Mund einer Versuchsperson gebracht und hierin eine halbe Minute belassen. Die Person erhielt die Anweisung, die Flüssigkeit kräftig im Munde hin und her zu bewegen. Nach dem Ausspeien wurde mit klarem Wasser etwa 5 Sekunden nachgespült, um dadurch den stark gefärbten Speichel zu entfernen. Anschließend an diesen Vorgang wurde der Abdruck vorgenommen.

Die Zusammenfassung der Versuchsergebnisse erbrachte folgenden Tatbestand:

a) Eine natürliche Selbstreinigung des Mundes ist zwar erkennbar, aber nur sehr schwach vorhanden und ohne wirklichen Säuberungswert.
b) Die Reinigungswirkung durch das Kauen einer Scheibe Brot erwies sich als sehr mangelhaft. Nur die am Kaugeschäft beteiligten Zahnflächen erschienen sauber, ausgesprochene Retentionsstellen dagegen zeigten einen größeren Verschmutzungsgrad als vorher.
c) Eine vollständige Reinigung des Gebisses war durch ein „gewöhnliches" Zähneputzen nicht zu erzielen. Erst ein längeres intensives, unter Anleitung vorgenommenes Bürsten brachte den erwünschten Erfolg.
d) Durch das Kauen eines Kaugummis konnte zum Teil schon nach 15 Minuten, sicher aber nach 25 Minuten eine restlose Säuberung des Gebißsystems erreicht werden.

Trotz modernster Mund- und Zahnhygiene fortschreitender Gebißverfall

Im Gegensatz zu den Ergebnissen wissenschaftlicher Kariesforschung ist auch heute noch die Meinung weit verbreitet, daß die Karies die Folge mangelhafter Zahnpflege sei. Trotz modernster Mund- und Zahnhygiene mit immer mehr verbesserten Zahnpasten, Zahnbürsten, Mundwässern und dergleichen und trotz umfassender zahnärztlicher Fürsorge ist jedoch bei allen Kulturvölkern ein ständig fortschreitender Gebißverfall und eine erschreckende Zunahme der Parodontiden (mit entzündlichen Erscheinungen einhergehende Kieferknochenrückbildung) festzustellen, wie ein Blick in die entsprechenden Statistiken zeigt.

Von berufener Seite wird darauf hingewiesen, daß unsere moderne Zahnhygiene und Mundpflege ihre Aufgaben, den fortschreitenden Gebißverfall zu verhüten, nicht nur nicht zu erfüllen vermag, sondern daß durch den biologisch nicht unbedenklichen Eingriff in die physiologische Bakterienflora der Mundhöhle mittels der in Zahnpasten enthaltenen bakterienfeindlichen und aggressiven Substanzen, Detergentien, Schaum-, Reinigungsstoffe usw. und durch die ständige, den Zahnschmelz und den physiologischen Zahnkronenschutzbelag schädigende Abrasionswirkung der modernen Zahnpasten sowie der jetzt üblichen Nylon- und Perlonzahnbürsten eine auf die Dauer schädigende Wirkung auf den Zahnschmelz und den physiologischen Zahnkronenschutzbelag ausgeübt wird, so daß die in der Mundhöhle pathologisch gebildeten Säuren ihre zerstörende Wirkung noch leichter entfalten können. Ganz abgesehen davon ist, wie bereits betont, die Karies nicht die Folge mangelhafter Zahn- und Mundpflege, sondern wird durch eine endogen bedingte tiefgreifende Störung im Mineralsalzhaushalt und im Säure-Basen-Gleichgewicht des Organismus verursacht.

Wenn die Zahnbürste das „non plus ultra" der Zahnreinigung und Gebißpflege wäre, müßten die Naturvölker, die weder Zahnbürste noch Zahnpasta kennen, einen katastrophalen Gebißverfall aufweisen. Das ist aber keineswegs der Fall, sondern die fortschreitende Karies ist bei den zähnebürstenden Völkern zu Hause.

Tragisch wird die Annahme, daß die Karies die Folge mangelnder Zahnpflege ist, wenn man die Grundsätze der Hygiene und Körperpflege, die für die Anwendung auf Haut, Haare, Nägel etc., d. h. für den äußeren Adam gültig sein mögen, kritiklos auf Körperhöhlen überträgt, für die ganz andere biologische Gesetze gelten. Nenninger weist in seiner Arbeit „Mundhygiene und Kariesgeschehen" sehr treffend auf diese Zusammenhänge hin:

„Das biologische Milieu einer gesunden Körperhöhle darf durch artefizielle äußere Einflüsse nicht gestört werden. Dieser Grundsatz muß mit Einschränkung auch für die Mundhöhle Gültigkeit besitzen. Es ist wohl mit an Sicherheit grenzender Wahrscheinlichkeit anzunehmen, daß die Karies in erster Linie auf unsere zivilisatorisch bedingte Unterfunktionsernährung zurückzuführen ist und die Kariesfrequenz und Kariesintensität um so stärker ansteigen, je mehr sich unsere Lebensgewohnheiten von der Natur abwenden. Zweifellos ist die allgemeine Hygiene für den rezenten Kulturmenschen lebenswichtig und daher unentbehrlich geworden. Der Hygiene-Begriff muß aber dort seine natürlichen Grenzen finden, wo er die von der Natur eingerichtete Selbsthilfe des gesunden Organismus mehr und mehr ausschalten will.
Dabei ist naturgemäß streng zwischen der Hygiene der äußeren und der Hygiene der inneren Körperoberflächen zu unterscheiden. Die Natur verlangt von keinem Lebewesen, daß es die mit der Außenwelt in Verbindung stehenden Hohlorgane Enddarm, Vagina, Harnröhre, Nasenhöhle, Ohrgang und Mundhöhle mit künstlichen Mitteln reinigt, und auch in der Medizin werden Entzündungen des Darmes, der Vagina, der Harnröhre usw. erst dann medikamentös behandelt, wenn sie eingetreten sind. Wie verhält es sich aber mit der sogenannten vorbeugenden künstlichen Mundhygiene, die wir zur Zeit noch generell fordern? Die uneingeschränkte wahllose Anwendung mit Detergentien resultiert ganz offensichtlich aus einer gewissen Ratlosigkeit gegenüber dem Kariesgeschehen. Just dieser Umstand hat eine begriffliche Verwirrung geschaffen, die neuerdings um so größere Ausmaße anzunehmen droht, je stärker sich die Karies ausbreitet und je länger es dauert, Licht in das Dunkel ihrer kausalen Zusammenhänge zu bringen.
Allein die Tatsache, daß beim Zivilisationsmenschen die Zähne faulen, berechtigt nicht dazu, die Forderung nach einer vorbeugenden künstlichen Zahnpflege allgemein und bedingungslos zu erheben. Andererseits verursacht die Zahnfäule einen biologisch irreparablen Zahnsubstanzverlust, der bekanntlich auch nicht durch mechanische und desinfizierende Eingriffe, wie sie mit der herkömmlichen Art des Zähneputzens teilweise verbunden sind, zum Stehen gebracht werden kann."

Sinnloser und gefährlicher Kampf gegen den physiologischen Zahnkronenschutzbelag

Die Annahme, das Zähneputzen mit Detergentien stelle wenigstens eine karieseinschränkende Maßnahme dar, ist zumindest sehr gewagt. Schon aus rein biologischen Überlegungen heraus muß man zu dem Schluß kommen, daß die Natur nicht an absolut „belagfreie“ Zahnkronenoberflächen gedacht haben kann, wie sie durch den abrasiven Angriff der in den sogenannten Zahnreinigungsmitteln enthaltenen Schleifkörper und chemischen Substanzen in hohem Grade geschaffen werden. Auch die Epidermis und die Schleimhäute kommen auf die Dauer ohne einen drüsensekretorischen Schutzfilm nicht aus, den sie auf ihrer Oberfläche ablagern und im Bedarfsfalle erneuern. Genau dieselbe Einrichtung finden wir bei den Zähnen vor, auf deren Kronen sich ein spezifischer „Zahnbelag“ von bestimmter physiologischer Stärke und Zusammensetzung ausbildet, der den Schmelz vor Direktangriffen, wie sie von konzentrierteren, dehydrierenden, sauren und alkalischen Substanzen ausgehen, bewahren soll. Dabei dürften Art, Beschaffenheit und Zubereitung der Nahrung eine ebenso wichtige Rolle spielen wie die beim Kauakt entstehende Friktion, die auch für die Selbstreinigung des Gebisses in hohem Maße mitverantwortlich sind.

Die Kieler Schule konnte elektronenmikroskopisch nachweisen, daß sich im gesunden Mundmilieu auf der Oberfläche der Zahnkronen eine physiologische Schutzschicht ausbildet, deren Matrix einen Bakterienrasen darstellt, in den im Speichel gelöste Kalzium- und Phosphationen ausgefällt werden. Auf diese Weise werden die Bakterien „eingemauert“, die, wie gesagt, die organische Leitstruktur für die Verkalkung des exogenen Zahnoberhäutchens bilden. Entfernt man diese mineralische Schutzschicht der Zahnkrone (nach den Angaben von Spreter v. Kreudenstein erreicht sie erst nach mehreren Wochen etwa eine Maximalstärke von etwa 20 γ), so wird sie von neuem wiederhergestellt, vorausgesetzt, daß der Prozeß nicht durch äußere Einflüsse eine Störung erfährt. Diese Vorgänge dürfen als ein Zeichen dafür gewertet werden, daß nicht der Schmelz, sondern sein erneuerungsfähiger, gewissermaßen als vorderste Abwehrfront gegen die Karies gebildeter Schutzbelag (physiologischer Zahnkronenschutzbelag) den direkten Angriff der

Umwelt abzuwehren hat und sich in dieser Eigenschaft von den mukösen Belägen der Schleimhäute und dem Sekretfilm der Epidermis nicht unterscheidet.
Die exogene Entstehung der Karies dürfte demnach mithin auch eine Störung eines dynamischen Gleichgewichtes sein, das zwischen der Intensität des alimentären Säureangriffes des Mundhöhlenmilieus und der Bildung bzw. Erhaltung der schützenden Deckschicht über den Zahnkronen besteht.
Aus den genannten Gründen muß das Maltraitement unterbleiben, das unsere herkömmliche Art, die Zähne zu putzen, dem physiologischen Zahnkronenschutzbelag zufügt. Auf die Verwendung von sogenannten Zahnreinigungspasten und dergleichen sollte man unter allen Umständen verzichten, weil ihre Applikation sehr leicht zur Entblößung des Zahnschmelzes von seinem physiologischen Schutzbelag führen kann. Darüber hinaus verursachen die bei den zivilisierten Völkern üblichen Methoden der Zahnpflege mit Zahnbürsten und Zahnpasten neben der ständigen Schädigung bzw. Entfernung der physiologischen Schutzbeläge und der ständigen Störung des biologischen Mundmilieus einen bedenklichen Abrieb durch Zahnputzmittel und auch insbesondere durch die jetzt modernen Nylon- und Perlonborsten sowohl am Dentin als auch am Schmelzoberhäutchen des Zahnes. Exakte Angaben über die Methodik der Messung der Abrasivität, z. B. von Zahnputzmitteln an Dentin, wurden bereits 1965 von O. Pfrengle und Chr. Pietruck gemacht.

Zahnbürste und Zahnpasta nicht nur wirkungslos, sondern kariesfördernd und gefährlich

Zusammenfassend muß man konstatieren, daß die üblichen Methoden der Zahn- und Mundpflege mit Zahnbürste und Zahnpasta hinsichtlich einer Kariesprophylaxe nicht nur absolut wirkungslos sind, sondern daß sie infolge der durch sie gesetzten Schäden fatalerweise zusätzliche Voraussetzungen für die Entstehung der Karies schaffen und so der Karies weiter Vorschub leisten.
„Wenn ein profilierter Wissenschaftler der Zahnmedizin", so Hangert, „irgendwo in der Welt aus einer vernünftigen Überlegung heraus er-

klärt: Das Zähneputzen, beginnend beim Kleinkind, ist eine zwingende Notwendigkeit zur Vermeidung von Karies und zur Verhütung von Parodontiden, wenn ein anderer erklärt: unsere Ernährungsweise muß zu obigem Zwecke geändert werden, der Konsum von Süßigkeiten muß reduziert und das Wasser fluoridiert werden, dann sind das alles sicher ernstzunehmende Theorien, aber leider bleiben es Hypothesen, solange ihnen die Beweiskraft fehlt. Wie aber stellt sich die Situation dar, wenn entsprechend einer solchen Theorie über einen langen Zeitraum hinweg in Praxis verfahren wird und der Beweis nicht nur ausbleibt, sondern sich ganz offensichtlich ins Gegenteil verkehrt, wenn die Zähne trotz Putzens nicht besser, sondern schlechter werden und die Parodontiden nahezu eine Volksseuche darstellen?

Mit 16 Jahren, das war damals nichts Außergewöhnliches, reinigte ich erstmals meine Zähne mit Bürste und Paste. Mit Unbehagen stellte ich kurz darauf fest, daß der spiegelnde Glanz meiner Zähne dahin war und daß im Gegensatz zu früher während des ganzen Tages ein permanenter, manchmal kaum erkennbarer Film von Speiseresten die labialen und bukkalen Flächen der Zähne bedeckte, am deutlichsten erkennbar an den labialen Flächen der oberen Frontzähne.

Lange danach, Jahre nach dem Krieg, längst war das Zähneputzen der Kinder zur täglichen Übung geworden, erschien eine junge Patientin (Anfang 20) mit einer frappierenden Erscheinung an den oberen Frontzähnen. Der gesamte labiale Schmelz fehlte mit Ausnahme eines kleinen Rahmens im interdentalen Raum und an der untersten Schneidekante. Ganz offensichtlich und durch die Anamnese bestätigt, war dieser Schaden durch Abrieb entstanden. Die Patientin gab an, sie verbrauche pro Woche eine große Tube Zahnpasta und verschleiße im Monat eine mittelharte Zahnbürste. Ganz klar bewiesen war damit, daß handelsübliche Zahnpasten in Verbindung mit einer Bürste einen bemerkenswerten Abrieb am Zahn verursachen. Das war in diesem Ausmaß zwar eine eklatante, aber keineswegs neue Erkenntnis, und so stellte das Karies-Forschungsinstitut zu Mainz lange vorher lakonisch fest: Der keilförmige Defekt an den Zähnen entsteht durch Zähneputzen."

Als ein weiteres mahnendes Exempel möge der im folgenden abgedruckte Leserbrief einer Hausfrau dienen — eine Zuschrift von vielen:

Den Artikel über die „Putzwut" habe ich gelesen. Diese Erkenntnis, daß durch zuviel Putzen die Zähne in die Binsen gehen, habe ich schon lange. Ich habe es am eigenen Körper erfahren müssen. Mein Schwager Horst und ich, wir putzten unsere Zähne regelmäßig morgens und abends. Wenn wir dazu Gelgenheit hatten, auch noch nach dem Mittagessen.

Meine Schwester putzte sie überhaupt nicht.

Das Resultat: Als ich zum Zahnarzt kam, wurde mir gesagt: alle Zähne sind ja schön weiß, aber auch alle kaputt. Der Zahnarzt von Horst sagte zu ihm: „Was haben denn Sie für Scherben im Mund?" Dagegen meiner Schwester, die doch die Zähne nie putzt, wurde gesagt: „Da sieht man, daß die Zähne gepflegt werden, ein bißchen Zahnstein ist da, aber sonst sind die Zähne gesund."

Hangert fährt fort:

„Aus England erreichte uns vor kurzem die Nachricht, daß dort 90 000 schulpflichtige Kinder und Jugendliche prothetisch versorgt sind, in Deutschland dürften es eher mehr als weniger sein. Und das alles trotz eines Höchstumsatzes an Zahnbürsten und Zahnpflegemitteln, trotz Verbesserung der allgemeinen Hygiene und trotz der in Tausenden Zeitschriften erfolgten Aufklärung über zahngesunde Nahrungsmittel. Drängt sich nicht da ein Verdacht in den Vordergrund? Ich begann in meiner Praxis teils empirisch, teils spekulativ, gegen die Propagierung der Zahnpflege bei Kindern und Jugendlichen zu polemisieren, ohne klare Vorstellung, und die besorgten Fragen der Eltern: Was sollen wir tun, die Zähne werden trotz Zahnpflege immer schlechter? beantwortete ich mit der etwas hintergründigen Gegenfrage, die meine Großmutter immer stellte: Wer putzt eigentlich den Hasen die Zähne?

Kollege Hartlmaier, Hauptschriftleiter der ZM, hat in einem höchst bemerkenswerten Artikel seine Gedanken zu der Problematik hinsichtlich der verwendeten Mund- und Zahnpflegemittel niedergelegt. Ich zitiere: ‚In sehr vielen Mundpflegemitteln sind teils stark wirkende Agentien enthalten, Seifen, Netzmittel, Zellgifte, wie Formaldehyd, Thymol, Phenol, Quecksilberverbindungen usw., die täglich zweimal auf die Gewebe der Mundschleimhaut und den Speichel einwirken sollen. Bei nur einigem biologischen Vorstellungsvermögen läßt sich schon ohne wissenschaftliche Beweise sagen, daß hier etwas Unnatürliches geschieht, das nicht zweckmäßig sein kann.‘ Und weiter heißt es im Hinblick auf die schädigende Wirkung der Seifen und Netzmittel: ‚Nicht mehr darf üppige unkontrollierbare Firmenreklame die Situation beherrschen, wie dies zur Zeit tatsächlich der Fall ist.‘

Bei einem Kind, welches zum ersten Male seine Zähne mit Paste und Bürste geputzt hat, sind Sie in der Lage, mit bloßem Auge Veränderungen am Schmelzoberhäutchen festzustellen. Das Oberhäutchen ist aufgerauht, Lippen und Wangen sind dann nicht mehr in der Lage, in Verbindung mit Speichel und Zunge das jugendliche Gebiß biologisch sauber zu halten. Der Zahn verliert somit seinen natürlichen Schutz gegen chemische und thermische Einflüsse, ein Film resistierender Speisen, in der Hauptsache Kohlehydrate, unterliegt einem permanenten, im Mund beginnenden Verdauungsprozeß bei freiwerdender Milchsäure, der Zahn wird weiß und weich.

Eine kleine Sensation verursachte der Londoner Zahnarzt Dr. R. P. Cullen. Vor dem 16. Australischen Zahnärzte-Kongreß erklärte er, wer Wert auf ein gesundes Gebiß lege, solle schleunigst seine Zahnbürste wegwerfen. Der Zahnverfall sei die letzte heute noch wütende große Seuche, und sie höre wahrscheinlich erst auf, wenn die allerletzte Zahnbürste im Ascheneimer gelandet sei. Wenn das nicht geschieht, rief er aus, dann wird das unnütze Instrument auch weiterhin benutzt und wir müssen uns nach wie vor mit dem Zahnverfall herumschlagen.“

Wenn Naturvölker, die weder Zahnbürste noch Zahnpasta jemals kennengelernt haben, ein gesundes Gebiß bis ins hohe Alter aufweisen und bei zivilisierten Völkern, denen alle Methoden modernster Zahnhygiene zur Verfügung stehen, ein fortschreitender Gebißverfall konstatiert werden muß, dann kann man nur den Mut bewundern, mit dem immer wieder behauptet wird, daß regelmäßiges und richtiges Zähneputzen den Gebißverfall verhüten könne. Objektive wissenschaftliche Untersuchungen und die praktische Erfahrung zeigen genau das Gegenteil, wovon man sich mit einem Blick in die Kariesstatistik leicht überzeugen kann. Möglicherweise trüben aber auch hier, genauso wie in der Humanmedizin, wirtschaftliche Interessen, insbesondere der Zahnpasten- und Zahnbürstenindustrie, den Blick für physiologische Zusammenhänge und verhindern die Entwicklung wirksamer Maßnahmen und Anwendungen für eine sinnvolle orale Hygiene und Zahnpflege.

„Nicht überhört werden dürfen", so schreibt Gerke in der ZWR, „die letzten aufsehenerregenden Mitteilungen, besonders in der ausländischen Literatur, daß dreimal tägliches Zähneputzen zu stärkerem Zahnverfall führe und daß Zahnpasten kariesfördernd seien und auch andere Schäden zur Folge haben können. Erwähnt mögen hier nur die Ausführungen in der britischen Zeitschrift World Medicine, in Der Welt, von Prof. Eggers-Lura, von Heesen und Schaupp in der HNO-Zeitschrift 1970 Nr. 18 sein."

Dr. Heinrich Schaupp, Oberarzt an der Hals-Nasen-Ohrenklinik in Frankfurt/M., und der Zahnarzt W. von Heesen untersuchten die Mehrzahl der in der Bundesrepublik gehandelten Zahnpasten und mußten feststellen, daß bei Anwendung der Pasten fast ausnahmslos nicht nur anhaltende Geschmacksstörungen, sondern auch Zungen- und Lippenbrennen sowie bedenkliche Veränderungen der Mundschleimhaut zu beobachten waren, wie sie u. a. auch als Anfangssymptom für einen beginnenden Mundhöhlenkrebs auftreten können. Nach Ansicht der Wissenschaftler waren die sensorischen Effekte auf die Wirkung von Schaum- und Reinigungsstoffen (Tenside) in den Zahnputzmitteln zurückzuführen, wobei das Schaummittel Natrium-Laurylsulfat die stärksten Nebenwirkungen zeigte.

Die durch den Gebrauch der Zahnpasten verursachten harmlosen oder auch bedenklichen Veränderungen gingen in den meisten Fällen erst nach Wochen oder Monaten zurück, allerdings nur dann, wenn die betreffende Paste nicht mehr benutzt wurde.

Schon früher machte Gerke auf die durch Zahnputzmittel verursachten Schäden aufmerksam: „Mikroskopische Untersuchungen ergaben in vielen Pasten scharfkantige, spitze, sicherlich den Zahnschmelz und noch mehr die Übergangsregionen (Zahnkrone zum Zahnhals) schädigende Schleifkörper. Jedem Praktiker sind die keilförmigen Auskerbungen an den Zähnen bzw. Zahnhälsen bekannt, speziell an den Oberkieferzähnen. Sie sind nach allgemeiner Ansicht Folgen der Schleifkörper der Zahnpasten.

Sinnvolle Mundhygiene, Kariesverhütung und Parodontoseprophylaxe durch kaubares Zahnschutz- und Zahnpflegemittel

Bei der Suche nach weiteren Möglichkeiten der oralen Hygiene wurde von uns nach ausführlichen Untersuchungen und in Veröffentlichungen auf die Bedeutung des Kaugummis, besonders seines Reinigungs- und Massageeffektes aufmerksam gemacht. Auch frühere Forschungen unterstreichen die positiven Ergebnisse einer Kaugummiprophylaxe. Es sollen hier die Arbeiten von Jalowicz, Rebel, Packmann, Klemt, Heede, Götze und Lickint erwähnt werden.

Der Wirkungsmechanismus des Kaugummikauens besteht darin, daß sich die naturreine Masse beim Kauen in alle Fissuren und Taschen einpreßt, die dadurch weitgehend ausgefüllt werden. Beim steten Kauen wird der Kaugummi wieder von diesen Orten entfernt und die Beläge durch den hierbei entstehenden starken Saugeffekt einerseits und die Haftfähigkeit der Kaugummimasse und des Detritus andererseits abgehoben. Die sich entwickelnde starke Speichelproduktion unterstützt das Unterfließen und die erleichterte Abhebung der Beläge, die zum Teil von Speichel weggespült, zum anderen Teil von der Kaugummimasse aufgenommen werden. Durch die permanente Kaufunktion wird das Zahnfleisch dauernd massiert und besser durchblutet, die Kaumuskulatur gestärkt und die Nasenatmung gefördert und normalisiert. Da der Kaugummi im wesentlichen in gewissen Abständen nach den Mahlzeiten angewandt wird, wenn sich also noch Speisen im Magen befinden, kommt dem Leerkauvorgang wohl kaum eine Bedeutung zu, der m. E. sowieso überbewertet wird, da sonst bei der Frequenz des Kaugummikauens in Amerika z. B. Hunderte von Bewohnern an Magengeschwüren leiden müßten.

Schon die Naturvölker erhielten sich durch das Kauen von Naturharzen, Kräutern, Betelnüssen, besonderer Holzarten und Wurzeln, durch das Einreiben des Zahnfleisches und seiner Massage mit Salbeiblättern usw. ein gesundes Gebiß. Man sollte die Möglichkeit der Prophylaxe mit einem wirksamen, gutschmeckenden, desodorierenden, erfrischenden Kaugummi, der bequem zu jeder Zeit und zu jeder Stunde und auch an jedem Ort genommen werden kann, als zusätzliche Maßnahme der oralen Hygiene nicht ungenutzt lassen, insbesondere da das Kauen bei

Kindern und Jugendlichen sicherlich eine wesentlich beliebtere Tätigkeit darstellt als das lästige Zähneputzen. Welcher Erfolg wäre es, wenn es sich erreichen ließe, statt des überwiegend schädigenden zuckerhaltigen Normalkaugummis einen positiv wirkenden, besonders zubereiteten zuckerfreien Spezialkaugummi zu verwenden."
Diesem Wunsche entsprechend wurde aufbauend auf den Ergebnissen wissenschaftlicher Kariesforschung und den mitgeteilten Erfahrungen vom Verfasser ein zuckerloses, kaubares Zahnschutz- und Zahnpflegemittel auf biologischer Basis mit kariesfeindlichen Wirkstoffen entwickelt. Es enthält neben einer geeigneten plastischen Kaumasse ein durch ein besonderes Verfahren leicht resorptionsfähig gemachtes Mineralsalzkonzentrat mit Spurenelementen von optimaler Wirksamkeit zur Wiederherstellung des Säure-Basen-Gleichgewichtes und zur Regulierung des Mineralsalzhaushaltes, basische Neutralisationsmittel zur Umstimmung der sauren Mundflora in optimalen Mischungsverhältnissen und alle wesentlichen biologischen Wirkstoffe zur Gesunderhaltung des Zahnes, zur Kariesverhütung, gegen Erkrankung der Mundschleimhaut sowie gegen die Parodontose. Das kaubare Zahnschutz- und Zahnpflegemittel enthält keine schädigenden Bestandteile. Der physiologische Zahnkronenschutzbelag wird nicht zerstört. Neben der örtlichen Einwirkung wird durch Resorption der Inhaltstoffe über die Mundschleimhaut eine Normalisierung des gestörten Kohlehydrat- und Kalkstoffwechsels und des Säure-Basen-Haushaltes erreicht und eine Aktivierung körpereigener spezifischer Abwehrkräfte ausgelöst, die einen wirksamen Schutz der Mundhöhle — der Eingangspforte der meisten Infektionen —, des Zahnes und des Parodontiums gegen schädigende und zerstörende Einwirkungen von innen und von außen garantieren.

Trotz intensiver Forschung und Kampf mit allen Mitteln der Vernichtung laufende Zunahme der Krebsmorbidität und -mortalität

Wenn trotz ständiger Propagierung neuzeitlichster Zahn- und Mundpflegemaßnahmen und bester zahnärztlicher Versorgung seit Jahrzehnten nicht nur kein Fortschritt in der Bekämpfung der Karies und Parodontose zu verzeichnen, sondern ein fortschreitender Gebißverfall zu beobachten ist, so dürfte das die gleiche Ursache haben wie die Tatsache, daß auch dem Kampf gegen den Krebs, trotz massivsten Einsatzes aller aus Forschung und Technik zur Verfügung stehenden Mittel, bisher kein Erfolg beschieden war. Beide Krankheitsbilder bestätigen einmal mehr die Erfahrung, daß Krankheiten nur dann heilbar sind, wenn ihre Ursachen und nicht nur ihre Symptome beseitigt werden. Das gilt für die Geschwulstleiden genauso wie für alle anderen Erkrankungen. Genau wie diese ist die Krebsgeschwulst nicht nur eine örtliche Erscheinung, die man mit Stahl-, Strahl- und Chemotherapeutika ausrotten und vernichten kann, wobei häufig auch der Patient auf der Strecke bleibt, sondern die Folge einer tiefgreifenden Schädigung des gesamten Organismus. Hierbei spielt die ständige Überforderung immunologischer Abwehrvorgänge, z. B. durch chemotherapeutisch fehlbehandelte, langdauernde chronische Entzündungen oder durch Herderkrankungen bzw. durch Unterdrückung oder Blockierung der körpereigenen Abwehr mit Hilfe von Arzneichemikalien, mit den beschriebenen Nebenwirkungen eine entscheidende Rolle. So ist die heute verbreitete übliche Behandlung mit Chemopharmaka aus den genannten Gründen als eine der Ursachen für die Entstehung bösartiger Neubildungen anzusehen und u. a. mitschuldig an der Zunahme der Krebsmorbidität und -mortalität.

Körpereigene Abwehr und Krebs

In vielen Fällen konnte insbesondere bei Kindern eine durch den unkritischen Einsatz von Antibiotika verursachte Leukämie (Tumorbildung der blutbildenden Organe) beobachtet werden. Ebensowenig wie Bakterien, Viren und andere sogenannte Krankheitserreger die Erreger einer Krankheit, sondern ihre Folgen sind, so sind auch im Organismus sich vermehrende Krebszellen nicht die Ursache für eine Geschwulstbildung, sondern genauso wie die Krankheitserreger der Hinweis auf das Versagen der körpereigenen Abwehrfunktionen.

Die Voraussetzung für die Entwicklung und Erhaltung vielzelliger langlebiger Organismen wird durch die zuverlässige Funktion der immunologischen Abwehrvorgänge garantiert. Wie auch Neunhoeffer betont, verläuft der Ersatz gealterter, abgestorbener Zellen nicht immer störungsfrei, so daß vermutlich im menschlichen Organismus durch Muta-

tion täglich Krebszellen entstehen. Sie sind vermehrungsfähig und können zu einer Tumorbildung führen, wenn die Abwehr versagt.
„Die Möglichkeit zur Entstehung von Krebs", folgert Neunhoeffer, „ist im Zusammenhang mit intermediären Stoffwechselvorgängen im Organismus auch ohne äußere Einwirkungen dauernd gegeben. Wenn jemand bis ins biblische Alter von Krebs verschont bleibt, so kommt das daher, daß eine immer wache Abwehr dauernd korrigierend eingreift."
Daß Tumorzellen in vielen Fällen von der Immun-Abwehr des Organismus zerstört werden, bevor der Tumor klinisch diagnostiziert werden kann, wird bewiesen durch das Vorkommen von spezifischen Antikörpern im Blutserum von Patienten, die sich mit einer Tumorerkrankung auseinandergesetzt haben, ohne daß diese klinisch erfaßt werden konnte. Züchtet man Tumorzellen in Kulturen und bringt in diese Kulturen fetale humane Retikuloendothelzellen ein, so vermehren sich letztere schneller als die Tumorzellen, blockieren die Tumorzellkolonien, die in wenigen Tagen degenerieren, nekrotisieren und schließlich zerstört bzw. von den fetalen Humanzellen phagozytiert werden. Wie die Bilder zeigen, ist eine immunologische Abwehrreaktion und ein aktiver Kampf des Organismus gegen Krebs durchaus möglich und läuft mit Sicherheit ständig ab.
Als erster wies der Immunologe Thomas darauf hin, daß die Entwicklung und Erhaltung vielzelliger Organismen ohne die Ausbildung eines immunologischen Kontrollmechanismus, der mutierte Zellen als fremd zu erkennen und zu zerstören vermag, undenkbar ist. Im gleichen Sinne sind zahllose Äußerungen von Forschern, Ärzten und Behandlern zu werten, die sich bei der Suche nach einer wirksamen Tumortherapie mit den auftauchenden Problemen auseinandersetzten. Sie sind wie Domagk, Neunhoeffer u. a. der Meinung, „daß es wahrscheinlich viel öfter, als wir denken, zur Entwicklung von Tumorzellen kommt, die sich aber zurückbilden, wenn der Körper in der Lage ist, Abwehrreaktionen aufzubringen."
Die körpereigenen Abwehrreaktionen können, so glaubt man, sowohl bereits entstandene Tumorzellen am Weiterwachsen hindern und in ein Latenzstadium versetzen, wie auch sie ganz vernichten. Forschungsergebnisse auf dem Gebiet der Immunbiologie, die o. a. Versuche mit hu-

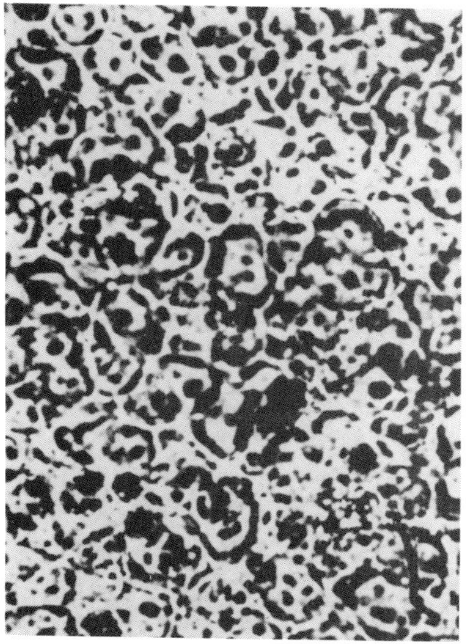

Abb. 21 Menschliche Gewebekultur eines Leberkarzinoms.

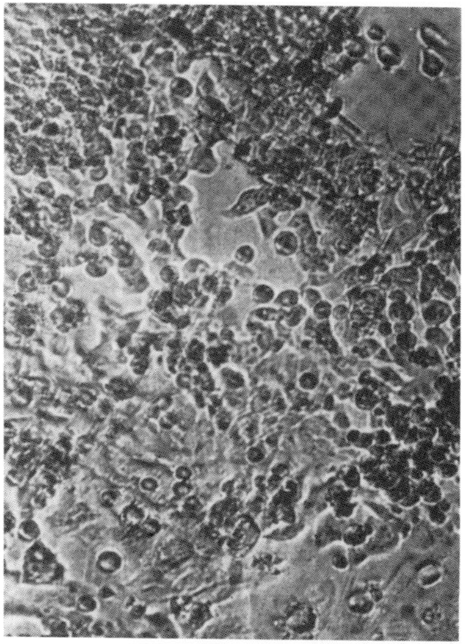

Abb. 22 Leberkarzinomzellkultur zus. kultiviert mit fetalen humanen Retikuloendothelzellen.

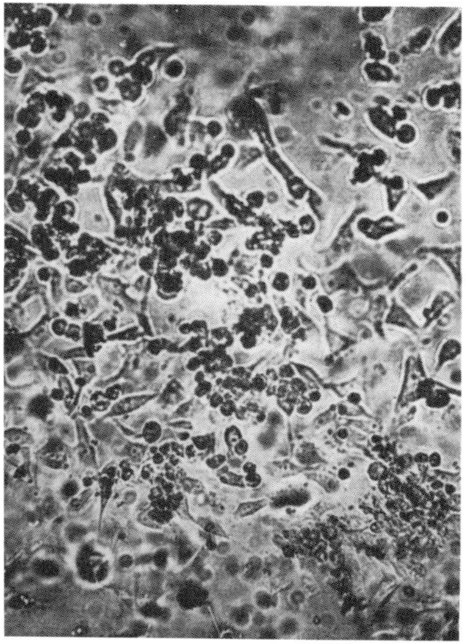

Abb. 23 Die in Abb. 22 dargestellte Kultur nach Ablauf von 72 Std.

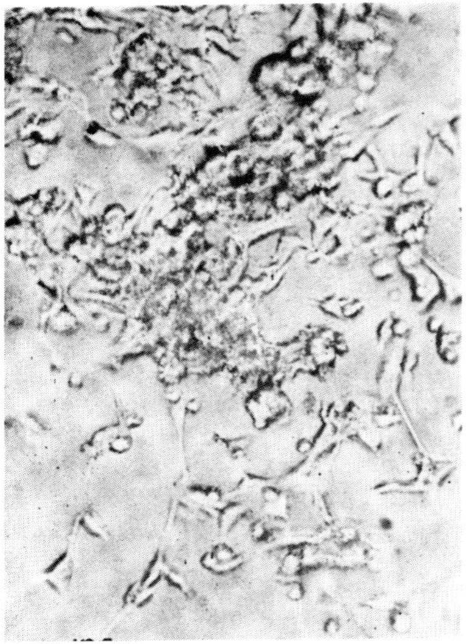

Abb. 24 Die in Abb. 22 dargestellte Kultur nach Ablauf von 96 Std.

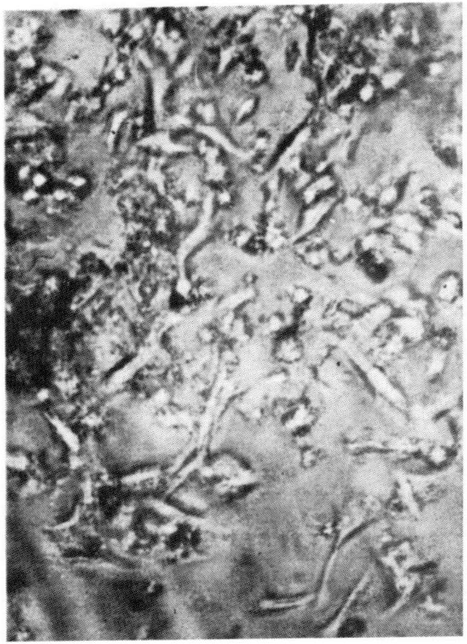

Abb. 25 Die in Abb. 22 dargestellte Kultur nach Ablauf von 6 Tagen.

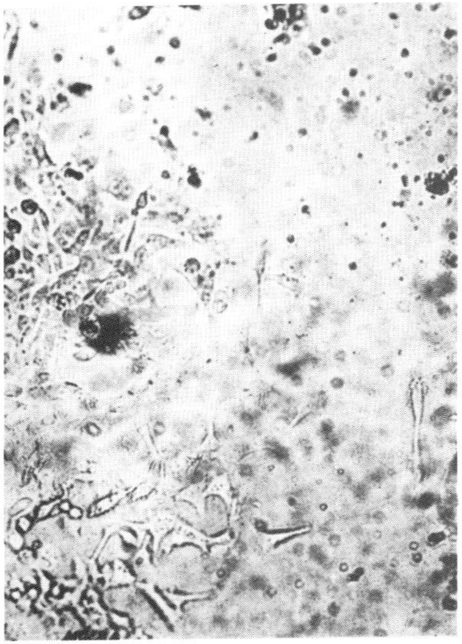

Abb. 26 Die in Abb. 22 dargestellte Kultur nach Ablauf von 10 Tagen. Nur noch nekrotisiertes Gewebe und einzelne tote Krebszellen sind zu erkennen.

manen Fetalzellkulturen usw. haben diese Ansichten bestätigen können. Danach ist die Entstehung von Krebszellen oder die Umwandlung von normalen Zellen in Krebszellen, aus welchem Anlaß auch immer, lediglich eine Folgeerscheinung, während als die eigentliche Ursache für die Entstehung eines Geschwulstleidens das Versagen der immunologischen Abwehrvorgänge anzusehen ist, das die Vermehrung von Krebszellen überhaupt erst ermöglicht.

Keinesfalls soll damit die Bedeutung der Einwirkung der zahllosen endogen oder exogen wirksamen krebsprovozierenden Faktoren, der sogenannten Carcinogene, bagatellisiert werden. Sie alle vermögen aber erst dann carcinogen wirksam zu werden, wenn das tief gestaffelte körpereigene Abwehrsystem überwunden ist und versagt. Insofern ist also die Suche nach krebserregenden Substanzen und Faktoren oder womöglich nach einem Krebserreger, in der Annahme, daß man damit die Ursache des Krebses entdeckt habe, von vornherein zum Scheitern verurteilt. Allerdings wird das die Krebsforschung nicht daran hindern, wie bisher nach weiteren Carcinogenen, Krebserregern und anderen Krebsursachen zu fahnden, unbeeindruckt von den vorliegenden Beobachtungen, Erfahrungen und Erfolgen mit einer kausalen, abwehrsteigernden biologischen Tumortherapie und von der Tatsache, daß der einzige Arzt, der einen Krebs heilen kann, der Wirts-Organismus mit seiner Selbstheilkraft und seinen immunologischen Abwehrmaßnahmen ist.

„Es ist beschämend, hier einzugestehen", betont der Pathologe Siegmund, „daß sich die zünftige Pathologie mit jener Gegenregulation des Organismus gegen die sich ausbreitende bösartige Geschwulst so gut wie gar nicht beschäftigt hat. Die Krebstherapie ist eine Frage der Abwehrleistung des Gesamtorganismus gegen die von außen oder innen herantretenden Schäden, gleichgültig, ob es sich um Fokalerkrankungen, bakterielle Infektionen oder Krebszellen handelt. Es sieht so aus, als ob die derzeitige vorwiegend lokalistische Betrachtung des Geschwulstproblems in eine Sackgasse geführt hätte und eine Revision auch der therapeutischen Maßnahmen notwendig machte."

In einem Referat „Körpereigene Abwehr gegen Krebs" formuliert Zabel: „Ich stehe vor einem Rätsel, wie ein Arzt den besten Bundesgenossen allen ärztlichen Handelns, das Abwehrvermögen, hier grundsätzlich verneinen will und nur die Kunst des Arztes als das allein Entscheidende ansieht. Wo immer die Kunst eines Arztes Gewebe und Organe trennt und entfernt, geschlossen und geheilt werden diese Wunden nicht durch ihn."

„In der Einstellung zum Krebsproblem ist während der letzten Jahre leider weder bei Ärzten noch Patienten ein spürbarer Wandel eingetreten. Die einseitige Vorstellung von der Tumor-Ausrottung und Zellvernichtung als einzigem Therapieziel beherrscht nach wie vor das Feld. Alle Maßnahmen von ganzheitlicher, konstitutioneller, abwehrsteigernder Wirkung werden ignoriert, alle auf diesem Weg bereits erzielten Erfolge einfach totgeschwiegen", betonen Issels und Windstosser in einer Abhandlung über die „Ganzheitliche interne Krebstherapie".

Nach wie vor wird von der wissenschaftlichen Medizin der Standpunkt vertreten, daß allein nach radikal-operativer Entfernung des Tumors, Bestrahlung und erforderlichenfalls chemotherapeutischer Behandlung der Patient von seinem Geschwulstleiden befreit sei. Daß eine solche Auffassung nicht nur jede Bereitschaft zur Suche nach ursächlichen Zusammenhängen vermissen läßt, sondern die Voraussetzung ist für das Versagen der aufgrund der bisherigen Krebsforschung üblichen Behandlungsmethoden, beweist die exakte Statistik der Weltgesundheitsorganisation (WHO), die alle Arten der Geschwulstleiden, einschließlich der unbehandelt gebliebenen Fälle umfaßt. Diese und entsprechende Statistiken kommen auf eine echte Heilungsquote von etwa 1,5 %. Auf Grund umfangreicher Versicherungsstatistiken wird von Domagk eine Heilungsziffer von 2 % bzw. weniger als 5 % angegeben.

Trotz Tumor-Ausrottung und Zellvernichtung nach fünf Jahren nur noch wenige am Leben

„Andere statistische Beweisführungen, die mit unrealistischen Ziffern operieren, stehen auf schwankendem Boden und rechtfertigen keine weittragenden Folgerungen", betont Loeckle. „Tatsache ist jedenfalls, daß trotz Einsatzes eines vermeintlichen Maximums an diagnostischen und therapeutischen Möglichkeiten von sämtlichen ärztlich betreuten und nicht betreuten Krebskranken aller Stadien und Arten nach 5 Jahren nur noch einige wenige am Leben sind." (Issels und Windstosser)

Wenn in Anbetracht dieser Feststellungen und des Versagens der bisherigen diagnostischen und therapeutischen Maßnahmen immer noch unentwegt gefolgert wird, daß nur Operation und Bestrahlung, erforderlichenfalls in Kombination mit Chemotherapie, den Patienten von seinem Leiden „befreien" kann, dann muß man sich fragen, ob nicht jener amerikanische Forscher doch recht hatte, der schon 1964 behauptete, „daß mehr Menschen vom Krebs leben, als an Krebs sterben." Fast könnte man glauben, daß auch auf dem umfangreichen Sektor der Krebsvorsorge, Früherkennung, Diagnose, Therapie, Fürsorge, Nachsorge usw. die riesige medizinisch-industrielle Maschinerie in Schwung gehalten werden muß, damit sich die im Unternehmen „Krebs" getätigten Investitionen nicht nur amortisieren, sondern auch die erwartete Rendite abwerfen. Das wiederum wäre nur bei entsprechend hohem Krankenstand gewährleistet.

Bekannt ist die von Warburg schon 1923 gemachte Feststellung, daß die Krebszelle insofern einen anomalen Stoffwechsel zeigt, als sie ihren Energiebedarf nicht mehr durch die Sauerstoffatmung, sondern durch Glykolyse (Gärung) deckt. Durch die Einwirkung von carcinogenen Substanzen, die alle mehr oder weniger fettlöslich sind, werden die Oxydationsfermente der Zelle inaktiviert. So kommt es in diesen Zellen nicht mehr zur Übertragung und Verwendung des vom Blute angebotenen Sauerstoffes für die energiespendenden Oxydationen in der Zelle. Die Zelle stellt sich, um sich am Leben zu erhalten, zwangsläufig um, von der Oxydation zur Gärung hin. Dies ist die Folge der immer stärker werdenden Einwirkung von exogenen und endogenen Noxen und einer größtenteils durch die Einwirkung des Menschen pathogen gewordenen Umwelt.

Exogene Carcinogene

Prof. Tropp hat berechnet, daß die tägliche Durchschnittskost des Großstädters 2,6—10 g chemische Substanzen enthält. So werden dem Brot z. B. bis zu 30 verschiedene Chemikalien zugesetzt. Fleisch und Wurstwaren werden mit Nitritsalzen konserviert, die als starke Blutgifte bekannt sind. Durch intermediäre Stoffwechselvorgänge können sogenannte Nitrosamine entstehen, die ausgesprochen canzerogen wirken. Daß eine Erhitzung der Fette carzinogene Eigenschaften erzeugt, wies Roffo 1939 in umfassenden Versuchen nach, während Budwig zeigen konnte, daß Fette mit einem hohen Gehalt an hochungesättigten Fettsäuren die Zellatmung zu aktivieren vermögen. Weitere heimtückische canzerogene Noxen sind das durch Destillation aus dem Steinkohlenteer gewonnene Produkt Diphenyl, das vorwiegend zur Oberflächenbehandlung von Früchten verwandt wird, und das DDT, dessen hochtoxische Wirkung auf der Kommunikation des Atmungsgiftes Chlorbenzol mit dem fettlöslichen Narkotikum Chloroform beruht.

Als Weichmacher von Kunststoffen wird das Polychlorbiphenyl (PCB) benutzt und ist in den Lebensmittelfrischhaltebeuteln, Plastiktüten, Kunststoffbehältern für Milch und dergleichen enthalten. Insofern ist die biochemische Wirkung und der Verbleib dieses Verpackungsmaterials kritisch, als aus ihm die toxische Substanz, das PCB, in die verpackte Nahrung und mit dieser über die Nahrungskette in den tierischen und menschlichen Organismus gelangt und sich dort im Körperfett speichert.

In den Fetten der Speisen lösen sich die in der Küche verwendeten Spül- oder Reinigungsmittel, die sogenannten Detergentien und gelangen so in den Magen. Versuche mit oberflächenaktiven Stoffen mahnen zu höchster Vorsicht in punkto Karzinogenese. Erwähnt werden sollen noch als lipoidlösliche carcinoide Substanzen die Insektizide, die Herbizide, die Lebensmittelfarbstoffe, die künstlichen Aromata und die Pille als Krebsinduktor.

Auch die im Röstkaffee enthaltenen Chlorogensäuren, Wachse und Röstprodukte vermögen die Zellatmung um mehr als 40 % zu schädigen. Zu den am weitesten verbreiteten Noxen gehört der Tabak. Das im Tabakrauch enthaltene Blutgift Kohlenmonoxyd CO verbindet sich 200mal so schnell mit dem den Sauerstoff zu den Zellen transportierenden Hämoglobin des Blutes wie der lebensnotwendige Sauerstoff. Schon bei 0,1 % CO-Gehalt in der Luft ist das Hämoglobin zu 60 % in Kohlenoxydhämoglobin umgewandelt, d. h. mehr als die Hälfte der Atmungsfunktionen des Blutes ist ausgeschaltet.

Bei Versuchen mit dem im Tabakteer enthaltenen Benzpyren konnte in 90 % der Fälle Krebs erzeugt werden. Neuere Untersuchungen haben gezeigt, daß im Tabak selbst karzinogene Substanzen enthalten sind.

Das Alkaloid Nikotin wirkt in seiner Eigenschaft als Krampfgift durch Hemmung der Sauerstoffutilisation.
Auf ihrem Bleigehalt, ihrem Gehalt an Kohlenmonoxyd, Methan und karzinogenen Kohlenwasserstoffen beruht die karzinogene Wirkung der Autoabgase. Untersuchungen von Seeger und Schacht über den Einfluß von Antibiotika auf die Zellatmung ergaben, daß selbst noch starke Verdünnungsgrade die Zellatmung so schädigen, daß bei 35 % der Zellen die Atmung sofort irreversibel blockiert wird und die Zellen absterben.

Unermeßliche gesundheitliche und genetische Gefahren der radioaktiven Strahlung

Wie anhand zahlreicher Untersuchungen nachgewiesen werden konnte, beruht die karzinogenetische Wirkung der Röntgen- und Radiumstrahlen auf der Schädigung der für die Zellatmung lebenswichtigen Fermentsysteme. Zu den erwähnten Noxen zählen auch die radioaktive Verseuchung durch den immer mehr forcierten Bau von Atomkraftwerken und die geopathischen Reizzonen als krebsbegünstigende Standortfaktoren.
In einer Veröffentlichung der Aktion „Gesundheit ohne Gift" schreibt Walter Harless u. a.: „Man sagt, die Ärzte tragen Verantwortung für Gesundheit und Leben aller. Beim heutigen Stand des Wissens um die Zusammenhänge des Lebens wird diese Feststellung immer wichtiger. Wie aber sieht die Wirklichkeit aus?
Die Verantwortungslosigkeit in der klassischen Medizin wird täglich erschreckender: Operationen werden immer häufiger ohne klare Indikation vorgenommen, gefährliche Medikamente werden kritiklos verordnet und technische und diagnostische Hilfsmittel ohne Rücksicht auf die Folgen angewendet. Das allgemeine Vertrauen zum angesehensten Stand schwindet zusehends dahin. Zu alledem kommt jetzt noch die Kontroverse um die Vertretbarkeit der Atomkernspaltung hinzu. Die offiziellen Ärztesprecher haben es jahrelang geduldet, daß in den Ärzteblättern unverholen für die Atomenergie Propaganda gemacht wird. Die Risiken werden systematisch bagatellisiert, ohne daß sich jemand ernsthaft zur Wehr setzt. Die chromglänzende Sicherheitsphilosophie

der Betreiber scheint überall die Köpfe zu vernebeln. Die kompetentesten Forscher wie Amory Lovins, Erich Huster, Hannes Alfvèn, Ernest Sternglass, John Goffman, Peter Weish, Karl Bechert und viele, viele andere haben anscheinend vergeblich gewarnt.

Die deutsche Ärzteschaft hört nicht! Obwohl sie genau über die unermeßlichen gesundheitlichen und genetischen Gefahren der radioaktiven Strahlung Bescheid weiß, obwohl sie weiß, welche irrsinnigen Mengen langlebiger Isotope in einem Reaktor erzeugt werden, obwohl sie, wie jeder Bürger, die Verwundbarkeit jeder Technik genau kennt, läßt sie sich von den Sicherheitsbehauptungen einer machtbesessenen Energiewirtschaft einlullen. Ich meine, wir Ärzte sind verpflichtet, nun endlich die gesundheitlichen Fakten klar auf den Tisch zu legen. Seit Harrisburg, wo nur ein Wunder die Katastrophe verhindert hat, steht fest:

1. Die Mengen an radioaktiver Strahlung und vor allem an langlebigen Strahlengiften (z. B. Krypton 85, Strontium 90, Cäsium 137 und Plutonium 235) sind so gewaltig, daß mit Sicherheit viele hunderttausend Menschen gleichzeitig betroffen und ganze Länder unbewohnbar sein werden.
2. Inkorporierte Strahlengifte, die bereits in den Organen angelangt sind, können nicht mehr dekorporiert werden.
3. Jede ionisierende Strahlung macht, wie wir wissen, genetische Schäden. Bei der Vergiftung ganzer Teile der Bevölkerung ist also mit einer Gefährdung des Weiterbestandes ganzer Völker zu rechnen.

Resümee: Ärzte, die diese Fakten kennen und bei dem heutigen Stand der Diskussion verschweigen, sind mitverantwortlich für eine verhängnisvolle Entwicklung. Der Rückzug auf eine mögliche ‚Katastrophenmedizin‘ im Falle eines jederzeit möglichen Reaktorunglücks ist bei nüchterner Betrachtung der Tatsachen nicht mehr zu verantworten. Ärzte, denen es tatsächlich um die Gesundheit und um das Leben geht, können heute nicht mehr mit gutem Gewissen ja zur Atomstromtechnik sagen. Ärzte sind auf Grund ihres Wissens und ihrer lebensschützenden Aufgabe die einzigen, die dem Spiel mit dem Untergang ein Ende bereiten können. Die gesamte verängstigte Bevölkerung wartet seit fünf Jahren vergeblich auf ihr Votum. Wann wird die Ärzteschaft aufwachen und die ungeheure Verantwortung, die auf ihr lastet, erkennen?“

Auf die durch ionisierende Strahlen verursachte elektrische Depolarisation der Zellen und die dadurch bedingte Umwandlung in Tumorzellen wird von verschiedenen Forschern hingewiesen. Wie der Physiker Popp berichtet, gelang es im Jahr 1975 erstmalig, die elektromagnetische Schwingung von Körperzellen meßbar zu machen. Mit Hilfe eines elektromagnetischen Schwingkreises ist es nach einem von Aschoff veröffentlichten Verfahren möglich, anhand eines in den Schwingkreis eingebrachten Blutstropfens auf Filtrierpapier durch Widerstandsmessung an den Akupunkturpunkten der Hand exakt nachzuweisen, ob der getestete Patient unter Reizzoneneinwirkung steht, d. h. einer ionisierenden Strahlung ausgesetzt ist oder nicht.
Das bestätigt eindeutig die Beobachtung, daß sich das elektromagnetische Verhalten des Blutes auf einer geopathischen Zone gegenüber dem Normalzustand meßbar verändert. Nach Verlegung des Patienten von seinem gestörten Schlaf- oder Arbeitsplatz läßt sich durch eine Kontrollmessung bereits nach 4—6 Wochen feststellen, ob die Verlegung von Erfolg gekrönt war.

Geopathische Reizzonen und Krebs

Nachdem vor mehr als 50 Jahren Freiherr von Pohl durch Vermessung mit Hilfe der Rute den eindeutigen Nachweis erbringen konnte, daß alle Krebskranken und Krebstoten in Vilsbiburg in Betten über Reizzonen geschlafen hatten, liegt die Annahme nahe, daß ionisierende Strahlen, zu denen auch die sogenannten Erdstrahlen gehören, die alleinige Krebsursache sein könnten. Eine zusätzliche Bestätigung dieser Vermutung scheint sich daraus zu ergeben, daß die genaue Nachmessung der von Freiherr von Pohl erhobenen Befunde mit den inzwischen entwickelten physikalischen Meßgeräten und Meßmethoden zu den gleichen Ergebnissen führte.
Trotzdem muß man auch hier streng unterscheiden zwischen dem auslösenden Moment, der ionisierenden Strahlung, und der eigentlichen Ursache, dem Versagen der körpereigenen Abwehr. Das wird auch von Aschoff bestätigt: „Hat ein Mensch aufgrund einer guten Erbmasse und unterstützt durch eine naturgemäße Lebensweise“, so betont er, „eine besonders gute Abwehrkraft, so kann er sicherlich eine Reihe von Jah-

ren auf Reizzonen leben, ohne an Krebs zu erkranken. Wir wissen aber, daß mit zunehmendem Alter die Abwehrkraft des Körpers erlahmt. Damit steigt dann die Gefahr einer Krebsentstehung. Die Intensität der Strahlung über den Reizzonen ist zudem eine sehr verschiedene. Es ist wissenschaftlich erwiesen, daß bei der Strahlung das Produkt aus Zeit und Intensität für die Wirkung entscheidend ist. Darum ist es nicht einzusehen, weshalb man einer Gefahr nicht ausweichen sollte, wenn man sie einmal erkannt hat. Es kommt in der Praxis oft vor, daß bei einer Wohnungsuntersuchung eine Person mit ihrem Bettplatz auf Erdstrahlen gefunden wird, ohne daß über Beschwerden geklagt wird. Die Betreffenden sind dann sehr erstaunt, wenn man ihnen trotzdem rät, den Bettplatz an eine neutrale Stelle zu verlegen."

Mit Recht weist auch Aschoff darauf hin, daß die immunologischen Abwehrregulationen außerordentlich empfindlich sind gegen chemische und physikalische Schädigungen und daß diese in den vergangenen 100 Jahren erschreckend zugenommen haben. Eine traurige Bestätigung dieser Beobachtung kann darin gesehen werden, daß nach Unfällen die Erkrankung an Krebs die zweithäufigste Todesursache bei Kindern ist.

Chemische und physikalische Schädigungen, die zu einer Schwächung der Abwehr führen, können, wie K. H. Bauer schon 1949 formulierte, die Zellen mutationsbereit machen. Insbesondere durch ionisierende Strahlen wird ihre genetische Information schneller und leichter geändert, so daß körperfremde, d. h. Krebszellen entstehen.

Zu den endogenen Noxen gehören u. a. die karzinogenetischen Abbauprodukte der Eiweiße, insbesondere der tierischen Eiweißsubstanzen. Mit dem beim Eiweißstoffwechsel des Menschen bei einer Eiweißfäulnisflora aus Tryptophan entstehenden Indol konnte Carell bei Hühnern bösartige Sarkome erzeugen. Auf Grund fortlaufender bakteriologischer Stuhluntersuchungen fand Nissle als feststehende Tatsache, daß jeder Krebskranke eine Dysbakterie aufweist.

Außer den pathogenen Einwirkungen aus einer pathologisch veränderten Umwelt, außer den Carzinogenen aus exogenen oder endogenen Quellen, dürften der Anlaß für die Bildung von bösartigen Geschwülsten die häufig zur Behandlung kommenden chronischen Entzündungen sein, die in kurzer oder langer Zeit mit mehr oder weniger Erfolg zum Schweigen gebracht oder noch besser gesagt, unterdrückt werden.

Bei allen Entzündungen tritt nach kurzer Zeit eine Hyperämie, d. h. eine deutliche Abgrenzung des Herdes auf. Diese Abgrenzung erfolgt durch die im Blut immer verfügbaren Mikrothromben. Diese Mikrothromben dichten zum Schutze des umgebenden gesunden Gewebes die interzellulären Gewebsräume und die zu- und abführenden Blut- und Lymphwege partiell ab. Durch diese Blockade kommt es zu einer Sauerstoffverarmung des gesamten entzündeten Gewebes. Bleibt die Entzündung hartnäckig, wird sie chronisch, so entstehen infolge der Sauerstoffverarmung Gärungszellen, aus denen sich maligne Neoplasmen entwickeln können.

Früherkennung kann über Tod und Leben entscheiden. Die Totengräber stehen schon bereit

Es ist bekannt, daß die Blutkörperchensenkung (BKS) bei Entzündungen erhöht ist. Reichel fand bei 960 Tumorkranken in 83 % pathologische BKS-Werte.

Weitere Möglichkeiten der Früherkennung, wie sie von Windstosser in seiner „Summationsdiagnostik" zusammengefaßt wurden, bieten die Veränderungen des roten Blutbildes. So sind bei 75 % der Tumorkranken Anämien verhältnismäßig früh zu beobachten, wobei abfallende Hämoglobinwerte (Blutfarbstoffwerte) auf eine beschleunigte Wachstumstendenz und zunehmende Einwirkung toxisch wirkender Stoffwechselprodukte des Tumors hindeuten. Sichere Anhaltspunkte geben auch die erhöhte und beschleunigte Gerinnungstendenz, die verminderte Fibrinolyse (Faserstoffauflösung), die Erythrozyten-Agglutination (Verklebung der roten Blutkörperchen) und die krebsspezifischen Lipoide im Blute Krebskranker. Hierauf beruhen verschiedene Methoden der Früherkennung, wie die von Gaschler, Gravez, de Szilvay, Wolf und anderen empfohlenen Nachweise, der Bolen-Test, der Heitan-Test, der Budwig-Test usw.

Den bei mikroskopischen Blutuntersuchungen im Dunkelfeld zu beobachtenden und von zahlreichen Forschern beschriebenen Blutparasiten mykotischer Natur kommt ebenfalls nicht die Bedeutung von Krebserregern zu, auch wenn sie vielfach als solche bezeichnet und gedeutet wurden. Ähnlich wie die Symbionten in der Bakterienflora des Darmes sind diese von Enderlein als Endobionten, von von Bremer als Syphonospora usw. bezeichneten Mykoplasmen, Mikromyzeten, Viromyzeten, Organellen usw. auch im Blute von Gesunden zu beobachten. Sie treten aber vermehrt und in für das Krankheitsbild jeweils typischen Variationen bei mehr oder weniger schweren chronischen Erkrankungen, wie der Multiplen Sklerose, Parkinson-Krankheit, rheumatischen Leiden, Diabetes und eben auch beim Krebs, sowohl intra- als auch extrazellulär in Erscheinung. Ihr Auftreten ist insofern diagnostisch zu verwerten, als bei starker Vermehrung und hochgradigem Befall der Erythrozyten der dringende Verdacht auf das Vorliegen einer fortgeschrittenen Präkanzerose oder eines malignen Geschehens besteht. Ihr Rückgang oder Verschwinden weist auf eine Besserung oder Heilung hin. Die Entstehung und der Verlauf der Erkrankung wird jedoch auch hier nicht von den beschriebenen Mikroorganismen, sondern von der Kapazität der körpereigenen Abwehr bestimmt.

In einschlägigen Untersuchungen und Berichten werden die Blutparasiten häufig mit in jedem Organismus bereitstehenden Totengräbern verglichen, die jedoch mit ihrer Arbeit erst dann beginnen, wenn die Abwehr, die Selbstheilkraft und der Lebenswille des Betreffenden zusammengebrochen sind.

Auf Grund der Tatsache, daß die mikrobiellen Blutparasiten auch in den Thrombozyten (den Blutplättchen, die bei der Blutgerinnung eine Rolle spielen) zu beobachten sind, wurde von dem Bakteriologen Snegotska eine Methode der Frühdiagnose, der sogenannte Thrombozytentest beschrieben. Nachdem es Snegotska gelang, durch Übertragung von Serum aus dem Blute Krebskranker auch bei den Versuchstieren Krebs zu erzeugen, lag der Gedanke nahe, mit Hilfe einer Autovakzine aus dem Blute des Kranken schwere chronische Leiden, wie Krebs, Leukämie, Multiple Sklerose, Parkinson, Arthrosen, Psoriasis und andere, bisher als unheilbar geltende Erkrankungen, einer erfolgreichen Behandlung zuzuführen. Nach den gleichen Gesichtspunkten ist die wirksame Therapie des Biochemikers H. O. Denner aus Argentinien mit Haptenen ausgerichtet, die als gewissermaßen halbe Antigene keine allergischen Reaktionen auslösen, wie z. B. Impfungen mit Total-Antikörpern.

Eine weitere Möglichkeit der Früherkennung von Praecancerosen oder Malignomen ist die Bestimmung der bioelektronischen Basalwerte nach Vincent. Sie erlaubt zuverlässige Rückschlüsse auf das Vorliegen von Stoffwechselstörungen im Sinne einer Praecancerose oder eines malignen Geschehens.
Der von der anthroposophischen Schule entwickelten kapillardynamischen Blut-Steigbild-Untersuchung nach Kaelin und dem Kupferchlorid-Kristallisationstest nach Pfeiffer-Kolisko kommt ebenfalls eine frühdiagnostische Bedeutung zu, als Hinweis auf eine bestehende Bereitschaft zur Geschwulstbildung im Sinne einer Praecancerose.
Zwei Strahlenforscher, Krokowsky und Gerstenberg, haben an Explantaten (Gewebezüchtungen außerhalb des Körpers) die tumorspezifische Verdoppelungszeit festgestellt. Je nach Tumorart teilt sich eine Zelle in 20 bis 200 Tagen. Diese beiden methodisch vorgehenden Wissenschaftler haben z. B. die Größe einer Lungentumorzelle gemessen und ihre Reduplikationszeit mit 130 Tagen festgestellt. Bis aus einer solchen Einzelzelle ein Tumor von etwa 1 cm Durchmesser ensteht, sind 30 Reduplikationen erforderlich. Das heißt, in 30mal 130 Tagen, also 3 900 Tagen, bzw. in etwa rund 11 Jahren ist aus der Ursprungszelle eine Geschwulst von etwa 1 cm Durchmesser geworden. Aus dem, was Krokowsky und Gerstenberg unwiderlegbar beobachtet haben, geht eindeutig hervor, daß der Krebs eine Erkrankung ist, die nach jahrzehntelangem Bestehen als sinnfälliges Endstadium eine Krebsgeschwulst zur Entwicklung bringt. Krebs beginnt also nicht mit dem Tumor, sondern hört mit dem Tumor auf. Vom Klinischen her weiß man, daß bei einer guten Abwehrlage des Organismus 20 bis 30 Jahre vergehen können, bis das Endstadium Krebs sich als Geschwulst dem Röntgenologen erstmalig sichtbar anbietet. Für das Vorstadium der Geschwulstbildung ist der Begriff der Praecancerose geprägt worden. Die bisherigen sogenannten Krebsvorsorgeuntersuchungen beschränken sich auf die Ausschließung oder Feststellung des Endstadiums „Tumor", sind also für die Früherkennung völlig unzureichend. Für die Durchführung einer frühzeitigen und erfolgversprechenden Therapie ist jedoch die diagnostische Früherfassung der Praecancerose von allergrößter Bedeutung.
Neben den bereits erwähnten Möglichkeiten der Früherkennung sind vor allen Dingen die weniger bekannten Praecanceroseteste nach

Gutschmidt und Neunhoeffer erwähnenswert, wegen ihrer relativen Verläßlichkeit. Die Glykolyse von Krebszellen erzeugt andere Stoffwechselprodukte als die katalytischen Oxydationen in der Normalzelle. So sind auch die Stoffwechselendprodukte verständlicherweise nicht die gleichen wie bei der Sauerstoffveratmung. Eine bestimmte Klasse von Eiweißderivaten aus der Reihe dieser Endprodukte wird über die Nieren ausgeschieden. Abderhalden spürte sie als erster auf. Es gibt eine chemische Harnreaktion, mit der diese Spaltstücke im Harn auf technisch sehr einfache Weise erfaßt werden können, und zwar mit der Carzinochromreaktion nach Gutschmidt. Diese Methode beruht darauf, daß die Eiweißspaltstücke, die im normalen Harn nicht vorkommen, sondern nur aus den Stoffwechselendprodukten krebsig entarteter Zellen stammen können, mit Hilfe des Carcinochromreagenz zu einem roten Farbstoff gekoppelt werden. Dieser Farbstoff ist in Amylalkohol leicht löslich, und die Intensität seiner Rotfärbung hängt von der Aktivität und der Zahl der gärend entarteten Zellen ab. Die Intensität der Farbe kann photometrisch exakt bestimmt werden.
O. Neunhoeffer berichtet auf Grund eigener Arbeiten über eine weitere Anomalie der Krebszelle und die sich daraus ergebende Möglichkeit der Früherkennung. Es handelt sich hierbei um einen Metabolismus bezüglich organischer Hydroxylaminverbindungen.
Die bei gärenden Zellen aus dem pathologischen Tryptophanabbau entstehenden aliphatischen Hydroxylaminverbindungen findet man nicht nur in der Geschwulst, sondern auch im Serum, und damit werden sie auch zum Teil im Harn ausgeschieden und können dort durch die von Neunhoeffer ausgearbeitete Testreaktion nachgewiesen werden.
Einige primitive Völkerschaften sind praktisch frei von Krebs, während benachbarte Völker dies nicht sind. Bei den ersteren muß die natürliche Krebsabwehr optimal funktionieren. E. T. Krebs führte dieses als erster darauf zurück, daß sie auf Grund ihrer spezifischen Ernährungsweise reichlich Hydroxylnitril-Glukoside, das heißt leicht bitter schmeckende Nahrungsbestandteile, sogenannte Nitriloside aufnehmen, die u. a. Blausäureverbindungen enthalten wie z. B. das Amygdalin oder Dhurrin. In einem kritischen Überblick über den Stand der Krebsforschung schreibt Nieper: „Da die Verkrebsung, d. h. die phylogenetisch-atavistische (entwicklungsgeschichtlich-primitive) Autonomisierung

(Verselbständigung) von Organgewebe für das höhere Leben eine latente Gefahr bedeutet, ist es sehr wohl möglich, daß die Natur Verhütungsfaktoren gegen eine solche Entwicklung bereithält. Krebs und Nieper sind über Jahrzehnte der Frage nachgegangen, welche Nahrungsfaktoren die Krebsentwicklung bei Wildtieren und bei bestimmten Menschengruppen wie den Hunza im Karakorum – die bis ins hohe Alter statistisch signifikant nahezu krebsfrei sind – unterdrücken. Sie fanden, daß die sog. betacyanogenetischen Glycoside dafür verantwortlich sind, von Krebs auch als Nitriloside bezeichnet. Da es sich um einen krankheitsverhütenden Nahrungsfaktor handelt, werden die Nitriloside Vitamin B 17 = Antimalignitätsvitamin genannt."
Die Zivilisation hat Nitrilosid liefernde Nahrung mehr und mehr verdrängt. Die Normalzelle hat nur eine sehr geringe Aktivität der β-Glukosidase. Sie spaltet diese Substanzen nicht. Malignes Gewebe zeigt dagegen häufig eine beträchtliche Aktivität der β-Glukosidase. Dadurch werden diese Verbindungen gespalten. Als Folgereaktion kommt es zu einer Freisetzung von Blausäure. Die Blausäure wirkt am Ort ihrer Entstehung in bekannter Weise toxisch. Da die Krebszelle eine stark verminderte Rhodanaseaktivität aufweist, bleibt sie länger unter der Einwirkung des Cyanides. Im Endeffekt muß dann das umgebende gesunde Gewebe die Entgiftung vornehmen, d. h. mit Hilfe der Rhodanase das Cyanid in das nicht toxische Rhodanid umwandeln, daher findet man bei Krebskranken Rhodanase vermehrt im Harn.
Eine entsprechende Nachweismöglichkeit wurde von Neunhoeffer zu einem Praecancerosetest entwickelt. Die Möglichkeit, die drei zuletzt erwähnten Testreaktionen in einer gemeinsamen Kombination durchzuführen, bedeutet eine unschätzbare Bereicherung der frühdiagnostischen Möglichkeiten und eine nahezu 100%ige Sicherheit der Früherkennung.

Wert der Krebsvorsorgeuntersuchungen fraglich bis schädlich

Grundsätzlich sollten alle therapeutischen Maßnahmen von der Überlegung ausgehen, daß Krebs eine meist langdauernde chronische Erkrankung mit oft sehr langen Vorstadien ist, die nicht mit der Geschwulst beginnt, sondern mit ihr endet. In diagnostischer Hinsicht sollten deshalb alle sich bietenden Möglichkeiten der Früherkennung genutzt werden, um mit der Therapie so früh wie möglich und zu einem Zeitpunkt beginnen zu können, wo es noch leichter möglich ist, die darniederliegende Abwehr wieder zu aktivieren, als im Tumorstadium. Die zur Zeit propagierten Krebsvorsorgeuntersuchungen, mit dem Ziel der diagnostischen Früherfassung von Malignomen, dienen weder der Früherkennung noch der Vorsorge und schon gar nicht der Verhütung. Was bisher darunter verstanden wird, ist in etwa vergleichbar mit dem Brunnen vor dem Hause, in den man von Zeit zu Zeit hineinschaut, um zu sehen, ob das Kind bereits hineingefallen ist, um es dann tot oder verletzt wieder herauszuziehen, statt den Brunnen so abzudecken, daß das Kind nicht hineinfallen kann. Selbst der frühzeitigen klinischen Feststellung eines beginnenden Malignoms kommt keinerlei frühdiagnostische Bedeutung zu, und sie sollte nicht darüber hinwegtäuschen, daß bereits der letzte Akt des Dramas begonnen hat, bei dem häufig schon das tragische Ende abzusehen ist.

Erinnert sei nochmals daran, daß je nach Art und Wachstumstendenz eines Tumors 10 bis 30 Jahre vergehen können, ehe dieser einen Durchmesser von etwa 1 cm erreicht hat und damit frühestens röntgenologisch erfaßt werden kann. Die Mehrzahl der Malignome ist allerdings auch in diesem Stadium und zu diesem Zeitpunkt strahlendiagnostisch noch nicht zu erfassen, insbesondere wenn sie versteckt liegen und keine Symptome verursachen.

„Der Wert der Krebsvorsorgeuntersuchung ist sehr differenziert zu betrachten“, betont Krokowski. „Sie hat sich als erfolglos erwiesen bei der Aufspürung des Bronchuskarzinoms durch Röntgenreihenuntersuchung, ihr Wert ist fraglich beim Prostatakarzinom, und sie könnte sogar schädlich sein, wenn durch eine frühzeitige Therapie eine Metastasenprovokation und damit eine Verkürzung der Überlebenszeit bewirkt wird.“

In Anbetracht des langdauernden chronischen Verlaufes der Erkrankung ist nur eine Behandlung sinnvoll, die zeitlich unbegrenzt anwendbar ist und die immunologische Abwehrlage nicht beeinträchtigt oder schädigt, sondern im Gegenteil verbessert. Unter diesem Gesichtspunkt sind die mit der symptomatischen Ausrottungstherapie verbundenen Risiken sorgfältig abzuwägen gegenüber einer ursächlichen biologischen Ganzheitsbehandlung. Weder Stahl noch Strahl noch Chemotherapie sind in der Lage, die körpereigene Abwehr zu stimulieren und den Organismus zu entgiften. Vielmehr neigt gerade der intensiv bestrahlte oder chemotherapeutisch behandelte Patient infolge der durch Strahlen oder Arzneichemikalien verursachten Abwehr- und Reaktionsschwäche vermehrt zu Metastasen (Tochtergeschwülsten) und Rezidiven (Rückfällen).

Gescheiterte Wunschträume. Gegenwärtige Tumortherapie u. U. schädlicher als deren Unterlassung

„Diese relative oder absolute (u. U. langfristige) Schädigung der körpereigenen Abwehr gegenüber der Krebskrankheit", meint Nieper, „ist in vielen Fällen so gravierend, daß im langfristigen Vergleich die Strahlentherapie schädlicher sein kann als deren Unterlassung (vgl. Stjärnswärd)."

Dasselbe gilt sinngemäß für die Chemotherapie. Nach dem bereits zitierten Arndt-Schulzschen biologischen Grundgesetz oder der von Paracelsus mitgeteilten Beobachtung hängt es von der Dosierung ab, ob ein Stoff oder eine Anwendung Schäden verursacht oder heilend wirkt. Das gilt in ganz besonderem Maße auch für die Strahlen- und Chemotherapie. In der ganzheitlichen Malignombehandlung hat sich u. a. die medikamentös interne und externe biologische Strahlentherapie mit natürlichen radioaktiven Substanzen in geeigneter homöopathischer Verdünnung hervorragend bewährt. Wenn trotzdem ihr Einsatz ebenso wie der anderer wirksamer natürlicher Heilmittel aus unverständlichen oder besser gesagt aus sehr gut verständlichen Gründen verboten wurde, so ergibt sich die Frage, wie lange es noch gelingt, dieses Verhalten einer immer aufmerksamer werdenden Öffentlichkeit gegenüber zu rechtfertigen. Mit Sicherheit wird die Zukunft beweisen, daß nicht die Wahrheit, sondern die irregeleiteten oder mißbrauchten Vertreter überholter Vorstellungen und einseitigen Profitdenkens auf der Strecke bleiben werden.

Nach Reckeweg stellt das Malignom den letzten verzweifelten Versuch des Organismus dar, die infolge von Fermentschädigungen oder massiver chemotherapeutischer Unterdrückung von Exkretionsvorgängen anfallenden Toxine im Tumor, der Neoplasmaphase, nach dem Kondensationsprinzip zu verdichten. Dieser durchaus zweckmäßige Vorgang dient der Entgiftung und Erhaltung des Lebens, wenn auch nur im Sinne einer Notlösung, mit dem Ziel der Entfernung und Ausscheidung der Toxine bei Besserung der Abwehrlage und nach regressiver Vikariation.

Bestätigt wird die Auffassung Reckewegs durch die Beobachtung, daß nach Ausbildung und Abgrenzung der Geschwulst alle übrigen bisherigen Krankheitssymptome und Beschwerden verschwunden sind, da die im Neoplasma kondensierten Toxine anderweitig keine Erscheinungen mehr verursachen können.

Es liegt nahe, so früh wie möglich und soweit wie möglich den Patienten durch geeignete chirurgische Maßnahmen von seinem Tumor und dessen ständiger immunsuppressiver Einwirkung zu befreien. Das sollte aber nur dann in Erwägung gezogen werden, wenn sicher feststeht, daß durch den Eingriff die körpereigene Abwehr und Regenerationsfähigkeit nicht zusätzlich geschädigt und keine Metastasenbildung ausgelöst wird. Segal und Gorelik vom Weizmann-Institut in Israel konnten nachweisen, daß die Vermehrung von Zellen mit metastatischer Potenz vom Primärtumor unterdrückt wird und daß die Entfernung des Primärtumors die Wachstumshemmung der metastatischen Zellen aufhebt, so daß es nach dem operativen Eingriff zu einem fulminanten Wachstum von Metastasen kommen kann.

In einem Vortrag mit dem Titel „Erfolg und Gefahr der gegenwärtigen Tumortherapie“ stellt Krokowski die Frage: „Wird durch unsere Therapie unter Umständen der Mißerfolg der therapeutischen Bemühungen programmiert? Anders ausgedrückt: Provoziert unsere Therapie in vielen Fällen eine Metastasierung?

Bereits vor vier Jahrzehnten haben Druckrey und Mitarbeiter in Tierversuchen nachgewiesen, daß eine Operation die Metastasierung begünstigen kann. Die experimentellen Untersuchungen von Fisher & Fisher zeigen sehr anschaulich, daß bei ihren Tierversuchen Metastasen nur aufgetreten sind, wenn vorher operativ inspiziert worden ist. Einen weiteren indirekten Hinweis bietet die Untersuchung von Gregl, daß alte Frauen mit einem unbehandelten Mammakarzinom länger leben als Frauen gleichen Alters nach palliativer oder radikaler Therapie, so daß

sein Mitarbeiter Müller zu dem Schluß kommt, bei alten Frauen mit einem Mammakarzinom gänzlich auf die Therapie zu verzichten."
Dies mag u. a. die Tatsache mit begründen, daß man sich in der Indikationsstellung operativer Eingriffe eine größere Zurückhaltung auferlegt als bisher. Schließlich haben auch statistische Erhebungen und mitgeteilte Vergleiche auf internationaler Ebene gezeigt, daß in vielen gleichartig gelagerten Fällen nicht chirurgisch behandelte Patienten häufig eine höhere Lebenserwartung aufweisen als an Krebs operierte. In seinem Buch „Krebsalarm" weist Loeckle darauf hin, daß die Erfahrungen hinsichtlich des Krebsverlaufes nach Ausrottungsbehandlung gegen die Anwendung körperlicher Gewaltmaßnahmen sprechen. Nirgends, weder beim Fachmann noch beim Laien, bestehe Zweifel darüber, daß die auf Zellzerstörung zielenden Behandlungsmethoden durchaus schädigend sind.
Aufgrund der entrüsteten Frage, was man denn sonst für den Krebskranken tun soll, müsse man die Forderung stellen, objektiv zu prüfen, ob es denn dem Kranken ohne die üblichen Ausrottungsmaßnahmen gegen seine „bösen" Zellen tatsächlich schlechter erginge als dem Operierten. In Wirklichkeit muß doch der Internist, dessen Klinik oft zum Abraum für die Folgen gescheiterter chirurgischer Wunschträume wird, immer wieder feststellen, daß Behandlungsschäden zu den häufigsten Erkrankungen überhaupt gehören. Sogar Lungenkrebserkrankungen können ohne eingreifende Untersuchungs- und Behandlungsmethoden relativ gutartig verlaufen und bei Anwendung der bewährten Maßnahmen einer biologischen Ganzheitsbehandlung und bei sachgemäßer Ernährung sogar eine Besserung erfahren.
Letzten Endes hat die Auffassung, daß das Geschwulstleiden lediglich eine örtliche Erkrankung der Zelle sei, zu der Annahme geführt, daß es dann heilbar sei, wenn man es früh genug erkennen könne. Man brauche nur sofort die ersten bösen Zellen auszurotten, um den Krebskranken von seinem Leiden zu befreien. Es müsse also unbedingt dafür gesorgt werden, daß der Patient früh genug operativ behandelt würde. Geschähe dies nicht, erhöhe sich die Gefahr, daß das Geschwulstleiden unheilbar werde. So oder ähnlich lautet der Werbeslogan einer immer aufdringlicher werdenden Früherfassungskampagne. Dessen ungeachtet steigen die Krebs-Sterbeziffern ständig weiter an. Hierfür hält man die

Erklärung bereit, daß dieser Anstieg ohne Operation und Bestrahlung noch erheblich steiler verlaufen würde. Genausogut könnte man auch argumentieren, daß trotz Operation und Bestrahlung die laufende Zunahme der Krebstodesfälle bisher nicht verhindert werden konnte. Fest steht jedenfalls, daß in den vergangenen Jahrzehnten, in denen weniger operiert und bestrahlt wurde, auch weniger Krebstote gezählt wurden. Im Hinblick auf die sich bietenden umfassenden Möglichkeiten einer ganzheitlichen biologischen Tumortherapie ist es unter gar keinen Umständen zu verantworten, den Krebskranken ausschließlich einer radikalchirurgischen Behandlung und Bestrahlung zu unterziehen und ihn dann als angeblich „geheilt" zu entlassen, ohne die Ursache für die Entstehung des Leidens zu berücksichtigen und zu beheben. Spätestens nach Diagnosestellung sollte unverzüglich die biologische Ganzheitsbehandlung nach den angegebenen Richtlinien eingeleitet werden und erst dann unter sorgfältiger und verantwortungsbewußter Abwägung aller Risikofaktoren die Entscheidung getroffen werden, ob ein chirurgischer Eingriff angezeigt ist oder nicht. So kann die bereits vor der Operation angelaufene, ursächlich wirksame biologische Allgemeinbehandlung durch Aktivierung der körpereigenen Abwehrvorgänge nicht nur günstige Vorbedingungen für einen guten Ablauf und Ausgang des Eingriffes schaffen, sondern auch für die Verhütung von Metastasen und die erforderliche postoperative Regeneration Sorge tragen. Mangelndes Verständnis und die Nichtbeachtung der dargelegten Zusammenhänge bergen für den Patienten das unübersehbare Risiko, nach einiger Zeit erneut an einem Rezidiv oder an Metastasen zu erkranken und gefährden sein Leben in höchstem Maße.

Fehlernährung und Agrikulturchemie zwei der Hauptursachen für die Krebsentstehung

Eine wichtige Voraussetzung für die Wirksamkeit der im Rahmen der Ganzheitstherapie zu treffenden Maßnahmen und Verordnungen ist die Umstellung der Ernährung des Krebskranken auf eine vitalstoffreiche Vollwertkost nach den mitgeteilten Grundsätzen. Zweifellos ist die in den zivilisierten Ländern übliche Ernährung als eine der Hauptursachen für die Krebsentstehung anzusehen. Die Nahrung sollte leicht verbrennbar und gegenüber ihrem Naturzustand nicht bereits chemisch oder mechanisch verändert, oxydiert oder konserviert sein. Die Atmungsfermente, Enzyme, Katalysatoren usw. sind außerordentlich hitzeempfindlich und werden bereits bei Temperaturen über 40 Grad Celsius zerstört.

Über die Bildung von cancerogenen Nitrosaminen durch eine Eiweißfäulnisflora im Darm bei Eiweißmast mit denaturiertem tierischem Eiweiß wurde bereits berichtet. Die von Wendt beschriebene Verminderung der Kapillarmembranpermeabilität durch Eiweißmast führt zu verringerter Durchlässigkeit der Basalmembran in beiden Richtungen. Dadurch werden die Gewebe schlechter ernährt und mit Sauerstoff versorgt und umgekehrt der Abtransport von Stoffwechselabbauprodukten behindert.

Ernährungsstörungen, Sauerstoffnot und Verschlackung der Zellen im Gewebe begünstigen die Krebsentstehung. Um die Eiweißabscheidungen auf der Basalmembran abzubauen und die Eiweißfäulnis zu verhüten, sollte die Eiweißzufuhr stark eingeschränkt und denaturiertes tierisches Eiweiß während der Behandlung völlig gemieden werden. Dem Milcheiweiß in angesäuerter Form (Buttermilch, Sauermilch, Sauermilchquark, Bioghurt, Sanoghurt, Kefir usw.) und den von Kuhl empfohlenen Milchsäuregärungsprodukten kommt in diesem Zusammenhang eine erhöhte Bedeutung zu. Die in diesen Nahrungsmitteln enthaltene Rechtsmilchsäure übt offensichtlich eine antagonistische Wirkung aus auf die im Tumorgewebe und in einer pathologisch entarteten Darmflora vorkommende Linksmilchsäure.

Im Hinblick darauf, daß die Kohlehydrate, insbesondere in isolierter Form, den Gärungsstoffwechsel und die vermehrte Milchsäurebildung im Tumorgewebe weiter zu steigern vermögen, ist die Kohlehydratzufuhr so weit zu reduzieren, daß der Blutzucker maximal gesenkt wird. Grundsätzlich sollten nur hochwertige lebende Kohlehydrate gereicht werden, am besten in Form von frisch geschroteten und in Wasser eingeweichten Getreidekörnern mit Leinsamen.

Zucker und Weißmehl sind selbstverständlich streng zu meiden und für die ersten Monate der Behandlung sogar süßes Obst und Honig. Die Verwendung von naturbelassenen Fetten als Sauerstoffkatalysatoren mit einem hohen Gehalt an hochungesättigten Fettsäuren wird von Budwig geradezu als Krebsheilmittel empfohlen (Krebs ein Fettproblem). Mit der Rohkost wird dem krebskranken Organismus eine oxydationsfördernde lebendige Nahrung zugeführt mit einem hohen Anteil von Vitalstoffen und Fermenten, die für die Normalisierung der gestörten Zellatmung von größter Wichtigkeit sind.

Klar und eindeutig wurde von der dänischen Ärztin Kirstine Nolfi unter Einsatz des eigenen Lebens der Beweis erbracht, daß Krebs durch Umstellung auf reine Rohkost geheilt werden kann.

Aus der biologisch orientierten Landwirtschaft und von Toxikologen wird berichtet, daß auch die in den Pflanzen und im Quell- bzw. Grundwasser angereicherten chemischen Düngesalze, insbesondere Stickstoff und Kalium, eine cancerogene Wirkung erzeugen. Im Verdauungstrakt verwandelt sich das Nitrat in Nitrit, das mit Aminen reagieren und krebsfördernde Nitrosamine bilden kann. Nach Seifert war man in zahlreichen Anbaugebieten in der Lage, nachzuweisen, daß das örtliche Trinkwasser durch die chemische Düngung so stark mit Nitraten angereichert war, daß die Gefahr bestand, daß die Kinder an Blausucht, durch Methämoglobinbildung erstickten. Durch die Einwirkung unphysiologisch hoher Nitratmengen kann der Sauerstofftransport des Blutes so stark eingeschränkt werden, daß die Zellatmung weitgehend behindert und ein Gärungsstoffwechsel provoziert wird. Die anaerobe Glykolyse und die verminderte Sauerstoff-Utilisation ist bekanntlich eine entscheidende Voraussetzung für die Krebsentstehung. Von anderen Forschern wird darauf hingewiesen, daß ein erhöhter Kaliumgehalt der Kulturböden einerseits und der Mangel an bestimmten Mineralsalzen und Spurenelementen anderseits, infolge der von der Agrikulturchemie empfohlenen Anbaumethoden ebenfalls die Krebsentstehung begünstigen kann. Daß man den Kreislauf lebendiger Substanzen, der Mineralien, der Spurenelemente usw. nicht ungestraft unterbrechen kann, daß man der Erde nicht ständig die für das pflanzliche Leben notwendigen Bestandteile entziehen und nach Verbrauch über die Kanalisation und die Flüsse dem Meer zuleiten kann, wurde schon im Vorhergehenden betont. So spielt die fortschreitende Verarmung unserer Anbauflächen an lebensnotwendigen Nahrungsbestandteilen bei der Krebsauslösung ebenfalls eine wichtige Rolle.

Vielgestaltig wirksame interne Tumortherapie zeitigt oft erstaunliche Erfolge

Wie schon die vorstehenden Hinweise zeigen, ist die Erkrankung an Krebs ein plurikausales, vielschichtiges Geschehen, bei dem man die auslösenden Faktoren, die eigentliche Ursache und die Folgeerscheinungen konsequent auseinanderhalten muß, wenn man diagnostisch und therapeutisch sinnvoll und erfolgreich vorgehen will. Der Vielgestaltigkeit der Zusammenhänge entsprechend, wird auch eine interne Tumortherapie alle Fakten berücksichtigen und viele Komponenten umfassen müssen.

Eine Behandlung, die ausschließlich das Symptom, den Tumor, mehr oder weniger gewaltsam auszurotten versucht, ohne die eigentliche Ursache, das Versagen der immunologischen Abwehrvorgänge, zu berücksichtigen, ist von vornherein zum Scheitern verurteilt.

Nachdem das Herdgeschehen sowohl an der Entstehung als auch am Verlauf der Krebserkrankung maßgeblich beteiligt ist, ist die Fokalsanierung zu Beginn der Behandlung eine unabdingbare Notwendigkeit. Die fokalen Toxine einer entarteten Darmflora, der Tonsillen, der Zähne usw. schädigen die körpereigenen Abwehr- und Regulationsvorgänge in höchstem Maße und begünstigen nachweislich den pathologischen Blutparasitismus.

Von Windstosser wird darauf hingewiesen, daß nach durchgeführter Entherdung immer noch eine allergische Reaktionsbereitschaft des Organismus bestehen kann, die das Wirksamwerden einer Ganzheitsbehandlung ebenso blockiert wie der Herd selbst. Es empfiehlt sich deshalb, eine Desensibilisierung durchzuführen, z. B. mit homöopathisch verdünntem, aktiviertem Eigenblut nach Höveler, durch Einreiben mit den jeweils in Frage kommenden Spenglersanen, mit Hilfe der Neuraltherapie nach Huneke usw.

Eine der wichtigsten Maßnahmen in der Therapie der Malignome ist die Aktivierung der darniederliegenden körpereigenen Abwehr und Antikörperbildung mit Hilfe von immunbiologisch bzw. umstimmend wirksamen Maßnahmen und Heilmitteln nach v. Brehmer, Enderlein, Gerlach u. a.

Erwähnt werden sollen hier nur die Echinacea- und Aristolochia-Extrakte, die Mistelpräparate, die Milzextrakte, die Thymuspräparate, das Mes-Acton, das Elpimed, das Arthrisinal U, das EAP 61 und die Carcinomantigene enthaltenden Präparate wie das Centanit, Sarkogen, Lymphogran sowie die Human-Zellkultur-Therapie.

Im Rahmen eines Forschungsprogramms zur Auffindung tumorhemmender Wirkstoffe aus Pflanzen konnte mit dem alkoholischen Extrakt von Aristolochiawurzeln eine reproduzierbare Aktivität gegen Adenocarcinoma 755 in Tierversuchen festgestellt werden. Die weiteren Versuche der Wisconsin Alumni Forschungsstiftung ließen erkennen, daß die tumorhemmende Wirkung des Aristolochiaextraktes auf seinen Gehalt an Aristolochiasäure, die in reiner Form und höherer Dosierung toxisch wirkt, zurückzuführen ist. Durch das U.S.-Cancer-Chemotherapie-Center erfolgte die Auswertung in Reihen-Tierversuchen auf statistischer Basis. Als positives Kriterium wurde die Reduktion des Tumorgewichtes auf 42 % oder weniger bei einer Überlebensrate von 70 % der tumorbeimpften, mit Aristolochia behandelten Tiere erkannt. Die Autoren verwiesen auf die bemerkenswerte Tatsache, daß schon in früher Zeit verschiedene Aristolochiaceen zur Behandlung von Tumoren verwendet wurden. Diesbezüglich seien bereits im Schrifttum der Graecoromanischen Epoche, u. a. bei Plinius, Erwähnungen anzutreffen.

Aus unverständlichen, aber durchsichtigen Gründen wurde die Verwendung von Aristolochiaextrakt in der internen Tumortherapie verboten, obwohl sich gerade dieser als äußerst wirksame Waffe zur Aktivierung der immunologischen Abwehr in der Krebsbehandlung erwiesen hat — eine medizinalpolitische Ungeheuerlichkeit.

Ein weiterer wichtiger Faktor in der Therapie der Malignome ist die Aktivierung und Restitution der gestörten Zellatmung. Bewährt hat sich hier eine Kombination von Redoxfarbstoffen mit Rechtsmilchsäure, Ascorbinsäure, Säuren aus dem Zitronensäurezyklus, Flavone, Anthocyane und Betazyane bzw. die Inhaltstoffe der Roten Bete usw. Auch das Gelee Royal, der Weiselfuttersaft der Bienen und die Blütenpollen enthalten Zellatmungsaktivatoren, wie Versuche von Seeger und Schacht ergaben.

Gute Erfolge zeigt auch die Behandlung mit Ozon, Novozon, Elpimed, Zell-Oxygen, Gelum-oral und mit organischem Germanium. Seine Entdeckung und die Entwicklung der Möglichkeit seiner Synthese aus anorganischem Germanium, das in der Transistorentechnik verwandt wird, verdankt die Krebsforschung dem japanischen Wissenschaftler Asai. Germanium kommt vorwiegend vor in vulkanischen Böden, in dort austretenden Quellen (Lourdes, verschiedenen heiligen Quellen in Japan, Dunaris-Brunnen in der Eifel, der Haderheck-Quelle im Taunus usw.) und in darauf wachsenden Pflanzen, insbesondere Ginseng, Comfrey, Tabouret de Singe (japanischer Pilz). Der letztere enthält große Mengen Germanium und ist in Japan als besonders geschätztes Heilmittel gegen Krebs bekannt. Germanium ist ein außerordentlich wirksamer Sauerstoff-Donator und vermag die gestörte Zellatmung zu reaktivieren. Es hat eine stark entzündungswidrige antiinfektiöse Wirkung und ist ein hervorragendes biologisches Antibiotikum durch intensive Aktivierung der körpereigenen Abwehrkraft. Mit Germanium konnten im Forschungsinstitut und an der Klinik von Asai spektakuläre Resultate beobachtet werden, insbesondere auch bei Leukämie und Lungenkrebs. Bei Geschwulstkranken im Endstadium wirkt es stark analgetisch ohne negative Nebenwirkungen.

Die Bedeutung der Zellatmung und des Stoffwechsels für die Tumorgenese wird auch von dem holländischen Arzt und Wissenschaftler Moerman bestätigt. Angeregt durch die Beobachtung, daß in Weinanbaugebieten, wo viel Wein getrunken wird, die Zahl der Tumorkranken wesentlich niedriger ist als dort, wo kein Wein getrunken wird, und durch die Feststellung, daß es unmöglich ist, in gesunden Wildtauben experimentell Krebs zu erzeugen, untersuchte er die wirksamen Inhaltsstoffe des Weines und die des Futters, das die Wildtauben so außerordentlich gesund und leistungsfähig erhält. Er fand folgende Substanzen: Jod, Schwefel, Eisen, Weinsäure, Zitronensäure, Vitamin A, Vitamin-B-Komplex (Hefe), Vitamin C und Vitamin E.

Mit diesen Substanzen, in geeigneter Dosierung und Verdünnung angewandt, sah er ausgezeichnete Erfolge bei der Behandlung von Tumorkranken.

Zu einer wirkungsvollen Krebstherapie gehört auch die Hemmung der anaeroben Glykolyse. Das von Kuhlmey entwickelte gärungssenkende Prinzip Polyerga sollte keinem Krebskranken vorenthalten werden. Das Ziel der Polyerga-Behandlung ist die Senkung der Milchsäuregä-

rung im Tumorgewebe, womit auch das Wachstum der Tumorzelle gehemmt wird.
Weiter sollte eine möglichst energische Entgiftung des Organismus angestrebt werden. Da die Leber die hauptsächlichste Entgiftungsfunktion zu leisten hat, müssen dementsprechende, die Leber entlastende und die Funktion der Leberzelle anregende Substanzen verwendet werden. Zu erwähnen wären in diesem Zusammenhang die Cholin, Methionin und Cystein enthaltenden Präparate, der Vitamin-B-Komplex, die Ascorbinsäure, die Orotsäure usw.
Wichtig ist auch die Anregung der Transpiration und Ausscheidung der Gifte durch die Haut. Die Haut muß gepflegt und in ihrer Funktion angeregt werden durch kalte Bäder, Abreibungen, Trockenbürsten und dadurch, daß man sie unverhüllt der frischen Luft und der Sonne aussetzt. Nach H. Lampert ist es möglich, durch Überwärmungsbäder bei einer Körpertemperatursteigerung bis etwa 42 Grad innerhalb von 4 bis 10 Stunden ohne Schädigung von Normalzellen, Krebszellen zu vernichten.
Beachtung dient auch der von Neunhoeffer auf Grund seiner bereits beschriebenen Forschungsarbeiten entwickelte Rahmentherapieplan für eine Substitutionstherapie bei Krebserkrankungen. Diese Substitutionstherapie sollte in einer Dosierung vorgenommen werden, daß Rückwirkungen auf die regulierenden Systeme des Organismus nicht erfolgen.

Neunhoeffer unterscheidet bei der Substitution:

1. Den Ausgleich von Mangellagen, die durch Verarmung in der Nahrung auf Grund der Erschöpfung der Reserven in den Ackerböden entstanden sind und weiter solche, die ihre Ursache in der modernen Pflanzenzüchtung haben.
2. Die Bekämpfung von Mangellagen, die durch den Hydroxylaminmetabolismus der Krebszelle sekundär ausgelöst werden.

Die Xanthinoxydase, die vermutlich das wichtigste Abwehrferment gegen Krebs ist, ist molybdänhaltig. Um ihre Funktion bei dem heute üblichen Molybdänmangel aufrechtzuerhalten, sollten 10 mg Natriummolybdat einmal wöchentlich gegeben werden. Neunhoeffer schreibt weiter: „In vielen Fällen von Krebs genügt diese Ergänzung primär nicht, da die Xanthinoxydase hierbei meist stark geschädigt ist. Man macht

dann von der Möglichkeit der Induktion durch das Substrat Gebrauch und gibt zusätzlich 250 mg Xanthin.
Die Substitution des Kupfers ist im Zusammenhang mit Molybdän notwendig, da ein gewisser Antagonismus zwischen beiden besteht. 3 mg Kupfersulfat sollten einmal wöchentlich gegeben werden, dazu 30 mg Zinkacetat anfangs täglich, später 2- bis 3mal wöchentlich. Amygdalin sollte oral in dünndarmlöslicher Umhüllung am besten in Kombination mit Thiamin genommen werden. Zusätzlich ist ein Schwefelpräparat (z. B. Sulfredox) notwendig.
Die natürlichen Mandelonitrile, z. B. in Form von Amygdalin, Prunasin, Cassavin, Dhurrin usw. sind seit langem in der Volksmedizin als Krebsheilmittel bekannt. Schon 1845 wurde über Erfolge mit Amygdalin in der Krebstherapie berichtet. Die natürlichen Nitriloside kommen vorwiegend in den Kernen von Steinobst (Aprikosen, Pfirsichen, Pflaumen usw.), in bitteren Mandeln, in Wildgräsern und im Getreide vor. Reichlich ist z. B. Dhurrin in der Hirse vorhanden und bewahrt so viele die Negerhirse (Durrha) verzehrenden Völkerstämme Afrikas vor der Erkrankung an Krebs. Auch in anderen Getreidearten (Mais, Hafer usw.) konnten Nitroliside nachgewiesen werden. Leider enthalten neuere Züchtungen, dadurch daß man sich bemüht, nicht bitter schmeckende Sorten auf den Markt zu bringen, von dieser Substanz nur noch sehr wenig.
Im Gegensatz zu Zeitungsmeldungen und Fehlentscheidungen ist Amygdalin völlig ungiftig und kann unbedenklich für unbegrenzte Zeit gegeben werden. In der therapeutisch üblichen Dosierung ist es sogar als eine lebensnotwendige Ergänzung der Zivilisationskost anzusehen, in der es kaum mehr vorhanden ist. Bei extremer Überdosierung kann es bei Genuß großer Mengen von Aprikosenkernen oder bitteren Mandeln deshalb zu Blausäurevergiftungen kommen, weil die Kerne und Mandeln neben dem Amygdalin auch die zu seiner Spaltung dienenden Fermente enthalten. Letztere sind aber in den zum therapeutischen Einsatz kommenden Amygdalin-Präparaten nicht enthalten.
Eine Kontraindikation ist die Einnahme von Verdauungsferment-Präparaten, die Zellulase oder Hemizellulase enthalten. Herzglykoside wirken spezifisch schädigend auf die Zellmembran der Krebszelle. Für eine Dauertherapie kommen praktisch nur die oral wirksamen Verbin-

dungen in Frage. Durch Verarbeitungsprozesse in der Nahrungsmittelindustrie ist Vitamin E zu einer Mangelsubstanz geworden. Vitamin E bremst die anomale Hydroxylierung und kann reichlich dosiert werden.

Durch den Hydroxylaminmetabolismus werden im besonderen Maße Cofermente, die für den Zitronensäurezyklus von Wichtigkeit sind, geschädigt. Es sind dies allgemein die Vitamine A, B1, Pyridoxal, Pantothensäure, Niacin, Vitamin D_3 und Vitamin K. Sie sind in einem guten Multivitamin-Präparat enthalten. Allerdings verschiebt sich der Bedarf bei Krebspatienten gegenüber dem des Gesunden und wird daher bei Vitamin A, Pantothensäure und Niacin nicht in ausreichendem Maße gedeckt. Die übliche Dosis für diese sollte ungefähr verdreifacht werden. Diese Steigerung kann nicht durch die dreifache Dosis des Multivitaminpräparates vorgenommen werden, da man auf diese Weise zu einer unerwünscht hohen Dosis von Vitamin B12 kommen würde. Weiter wird durch den Hydroxylaminmetabolismus Liponsäure und Biotin vermindert. Gaben von 2 mg Liponsäure und 0,5 mg Biotin täglich können diesen Mangel in Zusammenhang mit der übrigen Therapie ausgleichen. Eine Sonderstellung nimmt das Methionin ein. Es hemmt selektiv in der Krebszelle die Eiweißsynthese und ist außerdem als Leber- und Nierenschutzsubstanz unentbehrlich. Es sollten 500 mg täglich gegeben werden. Die preiswerte DL-Verbindung genügt."

Als Induktiv N, Substitut N und Substitut NM sind die in seinem Rahmentherapieplan von Neunhoeffer empfohlenen Präparate im Handel.

Nicht unerwähnt bleiben soll in diesem Zusammenhang die carzinolytische Fermenttherapie des Krebses. Wolff und Ransberger testeten schon 1968 die Wirkung proteolytischer Enzyme auf Carcinomzellen. Sie benutzten hierzu das Enzymgemisch Wobe-Mugos, welches aus franktionierten Hydrolysaten der proteolytischen Enzyme von Rinderpancreas, Kalbsthymus, Lens esculenta, Pisum sativum, Papayotin, gekoppelt an eine Trägersubstanz besteht. Während normales Gewebe kaum angegriffen wird, zeigen Tumorzellen eine Granulation, Vakuolisierung und einen Zerfall, die gleichen Bilder, die Seeger bereits 1938 beschrieb. Wobe-Mugos sollte ja nach Art der Erkrankung als Injektion, Dragée, Suppositorien oder in Form von Klistiertabletten verabreicht werden. Eine Kombination von Ampullen, Suppositorien oder Klistiertabletten zusammen mit Dragées in dünndarmlöslicher Form hat sich besonders bewährt.

Welche erstaunlichen Erfolge mit den vorgenannten und je nach Lage des Falles miteinander zu kombinierenden Therapiemaßnahmen erzielt werden können, soll an zwei Beispielen gezeigt werden:

Bei einer 38jährigen Patientin aus Paris wird klinisch nach der Ursache der seit Jahren bestehenden heftigen Kopfschmerzen gefahndet. Die Untersuchung bestätigt den Verdacht auf das Vorliegen eines Hirntumors, der bereits inoperabel ist. Den Angehörigen wird nahegelegt, der Schwerkranken die letzten Wochen ihres Lebens so angenehm wie möglich zu gestalten, da mit einem baldigen Ableben zu rechnen sei.

Nachdem der Direktor des Betriebes, in dem der Ehemann der Patientin beschäftigt ist, schon früher gute Ergebnisse bei Anwendung einer internen Tumortherapie gesehen hat, empfiehlt er der Krebskranken, sich einer solchen Behandlung als letzten Versuch zu unterziehen.

Die Erstuntersuchung zeigt eine pathologisch veränderte Schädelform, insofern als die Schläfen- und Scheitelbeinknochen mit Gewalt von den Tumormassen nach außen gepreßt erscheinen. Verständlich, wenn die Kranke über unerträgliche Kopfschmerzen klagt. Nach der Verabfolgung einer Mischinjektion von unschädlichen, kausal wirksamen, tumorabbauenden, gärungssenkenden und abwehrsteigernden Wirkstoffen in die Schmerzpunkte des Kopfes wird neben der Umstellung der Ernährung eine den Gegebenheiten angepaßte biologische Kombinationstherapie eingeleitet und die Patientin in dreiwöchigen Abständen zur Kontrolluntersuchung wiederbestellt.

Schon bei der nächsten Untersuchung berichtet sie erfreut, daß der Kopfdruck bereits nach der ersten Injektion merklich nachgelassen habe und sich nur noch von Zeit zu Zeit bemerkbar mache. Im Laufe der nächsten Wochen und Monate normalisiert sich auch die Schädelverformung, die geklagten Beschwerden verschwinden mehr und mehr und die Patientin erscheint nicht wieder. Eine Nachfrage ergibt, daß es ihr gut geht und sie bereits wieder an Kongressen der Firma im Ausland teilnimmt, wobei sie als Dolmetscherin mitarbeitet.

Der andere Fall betrifft eine Patientin, die vor Jahren wegen rheumatischer Beschwerden in Behandlung war.
Jetzt erscheint sie weinend in der Praxis und berichtet, daß sie an Brustkrebs erkrankt und in drei Wochen die Brustamputation in einer Klinik vorgesehen sei.
Bei der Untersuchung kann ein knapp walnußgroßer harter Knoten unterhalb der rechten Brustwarze getastet werden. Die Therapie besteht in der Aktivierung der körpereigenen Abwehr, der Normalisierung des pathologischen Gärungsstoffwechsels und der fermentativen Carcinolyse. Verordnet wird u. a. eine Kombination, bestehend aus Echinacea, Aristolochia, Conium, Sedum, Phytolacca, Hydrastis, Apis, Lachesis und Arsenicum album in geeigneter Potenzierung und die ständige Anwendung einer Salbe mit radioaktiven Inhaltsstoffen in homöopathischer Form.
Unter der o. a. Therapie wird der Knoten zusehends kleiner und ist nach gut vierzehn Tagen verschwunden.
Als sich die Patientin zum Operationstermin vorstellt, ist man zwar höchst erstaunt, keinen Tumor mehr vorzufinden, bedeutet ihr aber, daß man von der durchgeführten Therapie nichts halte, da sie nicht wissenschaftlich anerkannt sei. So sind denn Hunderte von Krebskranken mit einer wissenschaftlich nicht anerkannten Therapie gesund geworden, weil sie keinen Wert darauf legten, mit wissenschaftlicher Anerkennung verstümmelt oder begraben zu werden.

Um Prophylaxe betreiben zu können, muß man die Entstehung der zu bekämpfenden Krankheit und ihre Pathophysiologie kennen. Beim Krebs ist dies nicht anders. Wenn man sich ernstlich Gedanken darüber gemacht hat, was Krebs ist, wie er entsteht und wie er verhütet werden kann, wenn man begriffen hat, daß Krebs nicht mit einer Geschwulst anfängt, sondern mit ihr aufhört, ist man um sehr viel klüger als die, die noch heute glauben, daß der Patient nicht krebskrank ist, weil im Röntgenbild keine Geschwulst zu erkennen ist. 20 Jahre lang können bereits Gärungszellen sich vermehren, ohne daß dieser Prozeß erkannt werden kann. Diese 20 Jahre der Entwicklung zum Bösen werden auch weiterhin der Diagnostik und einer frühzeitigen, erfolgreichen Therapie verlorengehen, wenn man sich lediglich der bisher üblichen diagnostischen Methoden bedient.

Ein gangbarer Weg, der zur Erkennung von Gärungszellkomplexen führen kann, ist der Nachweis mit Hilfe der Praecancerosetests nach Neunhoeffer, Gutschmidt u. a. Die Zuverlässigkeit der mitgeteilten Reaktionen ist erstaunlich groß und bietet als Mittel für die Ausschlußdiagnose eine fast 100%ige Sicherheit, wie vorhandene Arbeiten aus Praxis und Klinik ausweisen. Sie erklärt sich aus der Feststellung, daß z. B. die im Harn nachweisbaren atypischen Substanzen noch in einer Verdünnung von 1 : 50 000 photometrisch nachgewiesen werden können. Die mit Hilfe der Untersuchungen aufgespürten Praecancerosen sind im allgemeinen leicht zu normalisieren, wobei die Therapie erfolgreich kontrolliert werden kann. Der in dieser Zeit der Krebsangst möglichen Beruhigung des Patienten ist dabei eine erhebliche psychologische Bedeutung beizumessen.

Genauso wichtig ist die vertrauensvolle Zusammenarbeit von Behandler und Patient bei einer so lebensbedrohlichen Erkrankung. Nur wenn der Kranke den Ernst der Situation genau kennt und weiß, wie es um ihn steht, können ihm die Wege klar aufgezeigt werden, die beschritten werden müssen und können, um nach Möglichkeit eine Ausheilung zu erreichen. Auf seine intensive Mitarbeit kann unter keinen Umständen verzichtet werden, wenn die Therapie und die notwendige seelische Führung des Behandlers wirksam werden und ein Erfolg erreicht werden soll. Die Verschleierung von Tatsachen und die häufig praktizierte barmherzige Lüge haben sich in keinem Falle bewährt. Ein Krebskranker, der nicht weiß, was ihm fehlt, wird sich immer und in jeder Hinsicht falsch verhalten.

Es wird in letzter Zeit mehr denn je von der Notwendigkeit der Krebs-Frühdiagnose und Krebsvorsorge gesprochen, um die Überlebenschancen zu verbessern oder um Heilungen zu erzielen. Die Frühdiagnose des Krebses ist mit den beschriebenen Früherkennungsmethoden möglich. Frühbehandlungen können mit Erfolg durchgeführt werden. Die Praecancerose aufspüren und normalisieren heißt den Krebs verhüten.

Schlußwort

Das vorliegende Buch versucht, dem Leser verständlich zu machen, daß hinter einer Unzahl von Krankheitssymptomen nur einige wenige Krankheitsursachen stehen und diese auf verhältnismäßig einfache Weise durch Aktivierung der körpereigenen Abwehr- und Selbstheilkraft geheilt werden könnten.

Allerdings sollte das nicht unbedingt als Einladung zu bedenkenloser Selbstbehandlung verstanden werden.

Wenn verschiedentlich an anderen Auffassungen, diagnostischen Verfahren und Behandlungsmethoden Kritik geübt wurde, so ist dies nicht als anmaßender und dogmatischer Ausspruch auf Alleingeltung anzusehen. Die geäußerten Bedenken sollen nicht Gräben aufreißen, sondern entspringen einzig und allein der ärztlichen Sorge und Fürsorge, die dem Menschen gilt und der unabdingbaren Forderung, daß das Wohl des Kranken oberstes Gesetz zu sein hat.

Die Hinweise auf die Möglichkeiten der Krankheitserkennung aus den Krankheitszeichen, auf krankheitsverursachende Fehler in der Lebensweise und auf die Heilkraft der Natur sollen dem Leser helfen, die Krankheitszeichen richtig zu deuten, krankmachende Verhaltungsweisen abzustellen und sich den heilenden Kräften der lebendigen Natur anzuvertrauen. Auf diese Weise kann in vielen Fällen durch richtiges Verhalten und einfache Maßnahmen die Entstehung von chronischen Erkrankungen und qualvollen Leiden verhütet und geringfügige Beschwerden kurzerhand beseitigt werden.

Selbstverständlich dürfen hierbei die der Selbstbehandlung gesetzten Grenzen nicht übersehen und überschritten werden. Falls erforderlich, sollte der Arzt oder Behandler, dem der Kranke vertraut, unverzüglich aufgesucht und um Rat und Hilfe gebeten werden.

Soweit verschiedentlich auf Medikamente der biologisch-pharmazeutischen Industrie hingewiesen wurde, ist dies als eine völlig willkürliche Auswahl und keineswegs als Werturteil anzusehen. Verständlicherweise konnten im Rahmen des vorliegenden Buches nur einige wenige Präparate aus der überaus reichen Auswahl empfehlenswerter natürlicher Heilmittel aufgeführt werden.

Erfreulicherweise ist das Angebot an biologischen, nebenwirkungsfreien Präparaten so umfassend, daß es kaum einem Behandler möglich ist, sie alle so eingehend zu erproben, daß er sich ein allgemeingültiges Werturteil bilden kann. Die Auswahl kann also immer nur auf subjektiven Erfahrungen beruhen und keineswegs vollständig sein.

Rezeptanhang

Vollwertkost:

Eine nach den dargelegten Gesichtspunkten zusammengestellte Vollwertkost enthält folgende Nahrungsgruppen:

Getreide
Samen
Nüsse
Gemüse
Früchte
Kräuter und Gewürze

ergänzt durch Milchprodukte aus biologischer Milchwirtschaft, Meeresalgen, kaltgepreßte Pflanzenöle, Honig, Rübensirup, Zuckerrohrsirup, Hefe, Meersalz, Sojaprodukte usw.

Durch geschickte Kombinationen ergeben sich außergewöhnlich schmackhafte und abwechslungsreiche Gerichte und Getränke, die schlank machen, ständige Gesundheit und Wohlbefinden garantieren und eine unabdingbare Voraussetzung für die Heilung von Krankheiten sind.

Sollte anfänglich ein Hungergefühl auftreten, so können in genügendem Abstand (mindestens 2 Stunden) zwischen den Mahlzeiten frische biologisch gezogene Früchte oder Salate gegessen bzw. frisch gepreßte Obst- oder Gemüsesäfte getrunken werden.

Zwecks Ausschwemmung der bei der Umstellung auf Vollwertkost vermehrt gelösten Stoffwechselschlacken ist es ratsam, biologisch vollwertige Getränke in ausreichender Menge täglich zuzuführen, jedoch nie ohne vorhandenes Durstgefühl.

Der grundsätzliche Tagesplan für eine gesunde biologische Vollwertkost könnte etwa folgendermaßen aussehen:

Frühstück

Rezept 1
Zutaten:

2	Eßl.	frischgeschroteter Leinsamen
2—3	Eßl.	getrocknete Weinbeeren oder feingeschnittenes Trockenobst, wie Feigen, Datteln, Aprikosen, Pflaumen, Birnen usw.
2—3	Eßl.	Nüsse, wie Walnüsse, Haselnüsse, Paranüsse, Cachounüsse, Mandeln oder Sonnenblumenkerne, Pinienkerne, Pistazienkerne, Kürbiskerne, Sesamsaat usw. (evtl. feingerieben)
6—8	Eßl.	Sauermilch, Kefir, Acidophilusmilch oder Schwedische Langmilch (möglichst aus biologischer Milchwirtschaft).
		Frische, reife Früchte, je nach Jahreszeit (Beeren, Äpfel), Birnen, Kirschen, Trauben, Pfirsiche, Melonen, Orangen usw. fein geschnitten, evtl. auch als Fruchtsalat

Alle oben genannten Zutaten sollten gut gemischt als Rohkostmüsli genossen werden.

Anstelle der genannten Milchprodukte kann auch die Öl-Eiweißkost nach Dr. Budwig als wohlschmeckender Sahneersatz verwendet werden.

Sie wird wie folgt zubereitet:

100 bis 125 g Quark werden intensiv verrührt oder gemixt mit:

2 Eßl.	Kefir, Acidophilusmilch, Schwedischer Langmilch oder Vorzugsmilch (roh)
3 Eßl.	frischem Leinöl oder Walnußöl (notfalls ein anderes kalt gepreßtes Pflanzenöl) und
1 Eßl.	Honig

Die Masse wird wie Sahne über den Fruchtsalat gegeben und die übrigen Zutaten (Leinsamen, Nüsse, Rosinen usw.) darüber gestreut.

Rezept 2

Zutaten:

125 g	Quark
1/4 Becher	Kefir, Acidophilusmilch oder Schwedische Langmilch
3 Eßl.	frisches Leinöl, Walnußöl oder andere kaltgepreßte Öle
1 Kaffeel.	Weizenkeimöl (Vitamin E)
1 Kaffeel.	Kieselerde (Reformhaus)
1 Kaffeel.	Basenmischung (Reformhaus)
1 Eßl.	Honig
2—3 Eßl.	Saft einer reifen Orange oder anderer frisch gepreßter Fruchtsaft aus reifen Früchten. (Anstelle der Fruchtsäfte können auch andere Geschmackskorrigentien, wie Vanille, Zimt, Ingwer usw. verwandt werden.)

Zubereitung:

Im Mixer intensiv mixen, bis eine sahnige Emulsion entsteht. Über rohes, zerkleinertes Obst (je nach Jahreszeit) die oben beschriebene Emulsion darüber geben.

Garniert wird mit fein geschnittenen oder geriebenen Nüssen und sonnengetrockneten Weinbeeren (Reformhaus).

Rezept 3

Zutaten:

125 g	Quark
3 Eßl.	kaltgepreßtes Öl (siehe oben!)
1/4 Becher	Kefir, Acidophilusmilch oder Schwedische Langmilch
1 Eßl.	Honig
2 Eßl.	frisch gepreßter Orangensaft
2 Eßl.	gemahlene Nüsse
2 Eßl.	frisch geschroteter Leinsamen
1	Orange
1	Apfel

1 Banane
2 Scheiben frische Ananas
(im Sommer auch Beerenobst)
6 Salatblätter

Zubereitung:

Quark, Öl, Milch, Honig und Orangensaft intensiv mixen. Orange, Apfel, Banane, im Sommer auch Pfirsiche und die Ananas in dünne Scheiben schneiden.
Eine Glasschale mit frischen Salatblättern auslegen, die Fruchtscheiben und evtl. Beerenobst im Wechsel einlegen. Ananasscheiben würfeln. Die oben angegebene Quarkcreme über die Früchte gießen, einige Minuten durchziehen lassen und mit den gemahlenen Nüssen, Leinsamen und Rosinen abdecken.
Auf Wunsch dazu Frischkäse aus biologischer Milchwirtschaft.

Mittagessen

Das Mittagessen sollte im allgemeinen aus Rohgemüse oder Salat, Kohlehydraten und, wenn gewünscht, biologisch hochwertigen Proteinen bestehen.
Rohgemüse und Salate möglichst aus biologischem Anbau, wie Blattsalat, Feldsalat, Kresse, Möhren, Sellerie, Kohlrabi, Rettich, Radieschen, rote Rüben, Gurken, Weißkohl, Wirsingkohl, Rotkohl, Blumenkohl usw. sollten entweder fein geschnitten oder gerieben, evtl. kombiniert mit feingewürfeltem oder feingeriebenem säuerlichem Apfel, Nüssen usw. zubereitet und mit einer wohlschmeckenden Salatsoße angemacht werden.
Vermieden werden sollten: Essig, Zitronensaft (unreifes Obst) und dgl., da durch diese leider üblichen Salatsoßenbestandteile die physiologische Bakterienflora des Darmes geschädigt und der so dringend benötigte Basenüberschuß der Rohgemüse und Salate aufgehoben wird. Die gesunde Darmflora ist eine Milchsäureflora, aber keine Essigsäure- oder Zitronensäureflora.

Gemüserohkost oder Salate sollten grundsätzlich nie zusammen mit Früchten in einer Mahlzeit genossen werden. Die einzige Ausnahme bildet der Apfel, der vorteilhaft zum Abschmecken dienen kann. Zu dem angemachten Salat können, wenn gewünscht, Pellkartoffeln, Vollreis, Hirse, Buchweizen, Mais usw. in kleinen Mengen oder gekeimte Körner oder Samen gereicht werden. Als Fleischersatz ist biologisch hochwertiges Eiweiß in Form von Nußeiweiß, Sojaeiweiß, Hefeeiweiß, Milcheiweiß (Quark oder Käse aus biologischer Milchwirtschaft) bestens geeignet (siehe Pflanzenfleisch-Rezepte!).

Beispiel für einen wohlschmeckenden Salat:
Kohl-Nuß-Apfel-Salat
Zutaten:

4 Tassen	feingehackter Weißkohl
½ Tasse	gehackte oder geriebene Walnüsse oder andere Nüsse (keine Erdnüsse)
2 Tassen	geriebene oder gewürfelte Äpfel
½ Tasse	Eiermayonnaise (siehe dort!)
3 Eßl.	Sauerkrautsaft
1 Eßl.	Honig
	Kräutermeersalz
	feingehackter Ingwer oder Ingwerpulver

Zubereitung:
Den Kohl, die Nüsse und Äpfel zu einem Salat mischen und mit dem Kräutermeersalz und Ingwer abschmecken.
Die aus der Mayonnaise, dem Sauerkrautsaft und dem Honig bereitete Salatsoße darüber geben. Im Eisschrank kühlstellen.

Salatsoßen und Mayonnaisen:
Grundbestandteile für eine schmackhafte Salatsoße sind:
Die bereits erwähnten Sauermilchgetränke wie Kefir, Acidophilusmilch, Sauermilch, Schwedenmilch, saure Sahne oder Sauerkrautsaft.
Kaltgepreßte Pflanzenöle oder Mandel- bzw. Nußmus.
Sojasoßen, Hefeextrakte oder Kräutermeersalz.

1. Grundrezept:

1 Eßl.	kaltgepreßtes Öl
2 Eßl.	Sauerkrautsaft

- Den Sauerkrautsaft langsam in das Öl einrühren und sehr intensiv mischen.
- Mit Hefeextrakt, Sojasoße oder Kräuter-Meersalz abschmecken.

2. Grundrezept:

3 Eßl.	kaltgepreßtes Öl
3 Eßl.	Kefir, Acidophilusmilch, Schwedische Langmilch, Dickmilch, Sauermilch oder Vorzugsmilch (roh).
3 Eßl.	Quark oder 100 g Roquefort-Käse
1—2 Eßl.	Sauerkrautsaft

- Mit Hefeextrakt, Sojasoße oder Kräuter-Meersalz abschmecken.
- Intensiv mischen wie oben!

3. Grundrezept:

1 Eßl.	kaltgepreßtes Pflanzenöl
2 Eßl.	Schwedische Langmilch, Kefir, Acidophilusmilch oder Sauermilch.

- Mit Hefeextrakt, Sojasoße oder Kräuter-Meersalz abschmecken.
- Mischen wie oben!

4. Grundrezept:

2 Eßl.	kaltgepreßtes Öl
2 Eßl.	Dickmilch (Sauermilch)
2 Eßl.	Quark
2 Eßl.	Hefeflocken

- Mit Hefeflocken, Sojasoße oder Kräuter-Meersalz abschmecken.
- Wird die Masse zu fest, kann sie mit etwas Sauerkrautsaft verdünnt werden.

5. Grundrezept:
Tomatensoße

Zutaten:

4	reife Tomaten
1	Zwiebel
1	Gewürzkräutergurke oder milchsaure Gurke
1	Knoblauchzehe
2 Eßl.	saure Sahne
1 Eßl.	Honig
½ Tasse	Sauerkrautsaft
	Reformsenf
	Kräutermeersalz

Zubereitung:

Die zerkleinerten Tomaten werden durch ein Sieb gerieben und mit der sauren Sahne gut vermischt.
Dann gibt man sie zusammen mit den anderen Zutaten in den Mixer und schmeckt zum Schluß mit dem Reformsenf und Kräutermeersalz ab.

Diese Grundrezepte kann man variieren durch Zugabe von:

Meerrettich,
Zwiebeln,
Knoblauch,
Petersilie,
Schnittlauch
oder anderen frischen Gartenkräutern,
Hefeflocken,
Tartex,
Nüssen,
Rosinen,
zerhackten Champignons
oder anderen Pilzen usw.

Kräutersenf,
Gewürzgurken,
Roquefort- oder anderem Käse
oder Quark (aus biologischer Milchwirtschaft)
getrockneten Kräutern,
etwas geriebener Muskatnuß,
Tomatenmark- oder -saft,
zerdrückter Avocado,
Oliven,
Apfelstückchen,
Curry usw.

Mayonnaise ohne Eier:

Zutaten:

1 Eßl.	Mandelmus, Sesammus (Tahini) oder Nußmus
3—4 Eßl.	kaltgepreßtes Pflanzenöl
	Sauerkrautsaft
	Kräutermeersalz

Zubereitung:

Langsam soviel Sauerkrautsaft und Öl in das Mus einrühren, daß eine Mayonnaise von sahniger Konsistenz entsteht.
Mit Kräutermeersalz abschmecken.
Dazu kann man feingehackte Petersilie und andere Küchenkräuter, Zwiebeln oder Knoblauch geben. Ebenso können im Mixer pürierte Tomaten beigefügt werden.

Miso-Mayonnaise:

Zutaten:

2 Eßl.	Miso
2 Eßl.	Sesammus (Tahini)
	kaltgepreßtes Pflanzenöl
	Wasser

Zubereitung:

Miso und Tahini langsam, nach und nach zuerst mit dem Öl, dann mit dem Wasser innig verrühren.

Eier-Mayonnaise:

Zutaten:

1	Ei
1 Tasse	kaltgeschlagenes Pflanzenöl
4 Eßl.	Sauerkrautsaft
1 ½ Teel.	Honig
½ Teel.	Meersalz
1 Teel.	Reformsenf
	etwas Pfeffer

Zubereitung:

Das Ei mit ½ Eßlöffel Sauerkrautsaft, dem Honig, Reformsenf, Salz und Pfeffer solange schlagen, bis die Masse steif wird. Ganz langsam — zuerst tropfenweise — das Öl beimischen, dann den Rest des Sauerkrautsaftes.

Pflanzenfleisch-Gerichte:

Vollkornfrikadellen:

Zutaten:

100 g	Vollkorn, frisch geschrotet
50 g	Grünkern, frisch geschrotet
1	kleine Dose Tartex
2 Eßl.	Sojamehl
2 Eßl.	Hefeflocken
100 g	geriebener Käse
1	große Zwiebel, fein gehackt
100 g	frische Pilze oder
50 g	getrocknete Pilze
2 Eßl.	kaltgepreßtes Öl
	Kräutermeersalz,
	Majoran,
	Pfeffer,
	Paprika, gemahlen.

Zubereitung:

Sechskorn und Grünkern über Nacht einweichen und so quellen lassen, daß ein steifer Brei entsteht.
Getrocknete Pilze zwei Stunden einweichen und wie frische Pilze kleinschneiden. Zusammen mit den übrigen Zutaten in den Getreidebrei einarbeiten. (Tartex evtl. leicht erwärmen.)
Diese Masse würzig abschmecken und mit angefeuchteten Händen kleine, abgeflachte Frikadellen formen.
In Weizenvollkornbrösel wenden und in wenig Öl goldgelb backen.

Pflanzenfleisch-Bratlinge:

Zutaten:

150 g	Weizenkörner oder anderes Vollkorn (ungeschrotet)
2 Eßl.	Sojamehl
4 Eßl.	Hefeflocken
100 g	geriebener Käse
50 g	geriebene Nüsse
1	große Zwiebel und 1 Zehe Knoblauch
2 Eßl.	kaltgepreßtes Öl
	etwas Acidophilusmilch, Kefir oder Schwedische Langmilch
125 g	frische oder gequollene, getrocknete Pilze, Kräuter (Petersilie, Thymian etc.)

Zubereitung:

Die ganzen Weizenkörner oder das Vollkorn eine Nacht quellen lassen, dann durch den Fleischwolf drehen. Zu dieser Masse alle übrigen Zutaten, fein gehackt oder geschnitten dazugeben, gut durchmengen und mit Hefeextrakt, Sojasoße oder Kräutermeersalz abschmecken.

Man formt daraus Bratlinge, wendet diese in Paniermehl aus frisch geschrotetem Weizen oder Vollkorn und backt sie in wenig Öl oder Butter goldbraun.

Quarkbratlinge:

Zutaten:

½ kg	Quark
¼ kg	Weizenschrot (12 Stunden vorgeweicht!)
	Vorzugsmilch oder Sauermilchgetränk
2 Eßl.	Sojamehl
2 Eßl.	Hefeflocken
100 g	geriebener Käse
2 Eßl.	geriebene Nüsse
	Kräutermeersalz
1	große Zwiebel, feingehackt.

Zubereitung:

Den Quark mit der Vorzugsmilch oder Sauermilch gut verrühren und dann mit den anderen Zutaten verarbeiten.

Die Masse würzig abschmecken, flache Bratlinge formen, in Vollkornfeinschrot wenden und in wenig Öl goldgelb backen.

Kartoffelklöße:

Zutaten:

½ kg	in der Schale gekochte und geriebene Kartoffeln
2 Eßl.	fein geschrotetes Weizenschrot
3	Eier
2 Eßl.	Butter
	geriebene Muskatnuß
	Kräutermeersalz

Zubereitung:

Kartoffeln, Schrot und Eigelb mit der angewärmten Butter innig mischen. Mit Kräutermeersalz und Muskatnuß abschmecken.

Dann schlägt man das Eiweiß mit dem Schneebesen schaumig und mischt es unter die Masse. Daraus formt man Klöße, die man etwa 15 Minuten in siedendes Wasser gibt, bis sie gar sind.

Humus:

Zutaten:

1 Tasse	gekochte Erbsen, Bohnen oder Linsen
4 Eßl.	Sesammus (Tahini)
1	Knoblauchzehe
	Kräutermeersalz nach Geschmack
1—2 Eßl.	Wasser

Zubereitung:

Alle Zutaten im Mixer purieren. Mit Paprika und Petersilie garnieren. Wenn gewünscht, kann nach Geschmack noch etwas Zitronensaft beigefügt werden.

Grüne Sojabohnen — vorgekeimt:

Zutaten:

100 g	grüne Sojabohnen
8 Eßl.	kaltes Wasser

Zubereitung:

Die grünen Sojabohnen mit dem Wasser in einer kleinen Schüssel einweichen. Nach etwa 12 Stunden haben sie das Wasser aufgenommen und bleiben weitere 12 Stunden trocken stehen, mit einem Tuch abgedeckt (nicht in den Kühlschrank stellen). Nach etwa 24 Stunden werden die kleinen weißen Keime sichtbar, die ungefähr einen halben Zentimeter lang sein sollen. Die Bohnen können jetzt serviert werden.

Sollten die Bohnen nach 24 Stunden noch nicht oder nur ganz wenig keimen, das hängt sehr von ihrem Alter und der Raumtemperatur ab, füllt man nochmals mit ca. 3—4 Löffel Wasser auf und läßt sie weitere 6—12 Stunden stehen.

Die Sojabohnen sollen wie jede andere Frischkost gründlich zerkaut werden. Überbleibsel halten sich, im Kühlschrank zugedeckt, 1—2 Tage frisch.

Weizen — vorgekeimt:

Zutaten:

100 g	Weizenkörner
8 Eßl.	kaltes Wasser

Zubereitung:

Abends die Weizenkörner in eine kleine Schüssel füllen, das Wasser dazuschütten, über Nacht stehenlassen. Am nächsten Morgen haben die Körner das Wasser aufgenommen und bleiben bis zum Abend trocken stehen. Dann gibt man nochmals 2 Eßlöffel Wasser dazu und läßt sie bis zum folgenden Mittag liegen. Jetzt müssen sie gerade noch feucht sein, also kein übriges Wasser mehr aufweisen. Jetzt, nach etwa 40 Stunden, sind die Körner am wohlschmeckendsten und gesündesten. Im Kühlschrank halten sich sich 1 bis 2 Tage frisch.

Auf die gleiche Weise werden Roggen, Nackthafer, Nacktgerste, Erbsen und auch Kichererbsen eingeweicht und vorgekeimt. Bei Erbsen und Kichererbsen nimmt man etwas mehr Wasser, weil sie rascher aufnehmen und schon nach 24 Stunden gegessen werden können.

Abendessen

Rezept 1

Zutaten:

2 Eßl.	frisch geschroteter Weizen oder frisch geschrotetes Sechskorn (niemals fertig geschrotet beziehen),
2 Eßl.	frisch geschroteter Leinsamen,
2 Eßl.	getrocknete Weinbeeren und/oder feingeschnittenes Trockenobst (siehe Frühstück),
1—2 Eßl.	Nüsse (siehe Frühstück)

Zubereitung:

Alle Zutaten werden morgens mit wenig Wasser so eingeweicht, daß kein Wasser darüber steht und sich am Abend ein steifer Brei ergibt, der mit den unter Frühstück beschriebenen Sauermilchprodukten und auf Wunsch mit Honig gesüßt, eine vorzüglich schmeckende Rohkostmahlzeit ergibt. Diese Mahlzeit kann auch anstelle von Weinbeeren bzw. Trockenobst mit den unter Mittagessen beschriebenen Salatsoßen herzhaft angerichtet und zusammen mit Rohgemüsen und Salaten genossen werden.

Bei Bedarf und gutem Gesundheitszustand kann zusätzlich etwas Knäckebrot oder Weizenschrot mit einem biologisch vollwertigen Brotaufstrich aus den beschriebenen Streichfetten mit Quark oder Käse aus biologischer Milchwirtschaft, Miso, Gomasio, pflanzlichen Aufstrichen aus Soja oder Hefeeiweiß, wie Tartex, Pflanzenfleisch, Rettich, Radieschen, Tomaten, Gurken, Gemüsesalat, Zwiebeln, Knoblauch, Kresse, Schnittlauch und anderen Kräutern und Gewürzen usw. gegessen werden.

Bei Krankheit oder Übergewicht sind alle erhitzten Kohlehydrate solange streng zu meiden, bis eine Ausheilung oder das Idealgewicht erreicht ist.

Rezept 2
Kruska
Zutaten:

1 Eßl.	Weizen
1 Eßl.	Roggen
1 Eßl.	Hafer
1 Eßl.	Gerste
1 Eßl.	Hirse
2 Eßl.	Leinsamen
2 Eßl.	getrocknete Weinbeeren oder Rosinen
4—5	getrocknete Feigen

Zubereitung:

Die Körner werden frisch geschrotet, mit den Leinsamen, den Trockenfrüchten, den feingeschnittenen Feigen gemischt und dann 4—5 Minuten mit soviel Wasser gekocht, daß die Kruska nach dem Kochen eine feste Form beibehält. Danach sollte sie nach Möglichkeit 2 Stunden in einem Wärmebehälter oder Speisethermos quellen. Am besten schmeckt die Kruska zusammen mit süßer Vorzugsmilch und einem ungesüßten Obstkompott. Besonders zu empfehlen ist Apfelkompott oder Apfelmus.

Dazu kann Vollkornbrot mit Butter und Quark, Käse, frische geschnittene Zwiebelscheiben oder Knoblauch gegessen werden.

Rezept 3
Molino
Zutaten:

1 Eßl.	feingeschroteter Weizen
2 Eßl.	Weizenkleie
2 Eßl.	Leinsamen
1 Eßl.	getrocknete Weinbeeren
3—4	Feigen, kleingeschnitten

Zubereitung:

Alle Zutaten werden gut vermischt etwa fünf Minuten gekocht und der fertige Brei dann serviert.
Er schmeckt am besten zusammen mit Vorzugsmilch, ungezuckertem Kompott oder ungezuckerter Marmelade.
Molino ist leicht verdaulich und wirkt mild abführend.

Rezept 4
Zutaten:

2 Eßl.	Reformmargarine oder Butter
2 Eßl.	Quark
2 Eßl.	frisch geschroteter Leinsamen
1 Kaffeel.	geriebener Meerrettich
1	kleine Dose Tartex
1	große Zwiebel
	Paprikapulver
	Petersilie
1 Eßl.	Hefeflocken
2–3	Tomaten

Zubereitung:

Reformmargarine oder Butter, Quark und Tartex mit einem Rührgerät oder Schneebesen schaumig rühren.
Zwiebel reiben und zusammen mit dem Leinsamenschrot, Hefeflocken, Meerrettich, Paprika und der oben beschriebenen Tartexmasse vermischen. Mit Hefeextrakt, Sojasoße oder Kräutermeersalz abschmecken. Auf einer kleinen Platte anrichten und mit Tomatenscheiben und Petersilie garnieren.
Dazu gibt man ein Schälchen mit vorgekeimtem Weizen oder vorgekeimten grünen Sojabohnen (siehe Rezepte!), Knäckebrot oder Vollkornbrot.

Rezept 5
Nuß-Brotaufstrich
Zutaten:

½	Tasse	Nüsse oder Sonnenblumenkerne
½	Tasse	Pinienkerne
½	Tasse	Quark
1	Eßl.	Miso
2—3	Eßl.	Wasser

Zubereitung:

Quark, Miso und Wasser im Mixer gut verarbeiten, dann Nüsse oder Sonnenblumenkerne und die Pinienkerne dazugeben und einen streichbaren Brotaufstrich bereiten.
Dieser kann je nach Geschmack mehr oder weniger herzhaft, flüssiger oder fester zubereitet werden.

Rezept 6
Zutaten:

400	g	roher Blumenkohl (netto) oder anderes Rohgemüse
3	Eßl.	kaltgepreßtes Öl
125	g	Quark
¼	Becher	Kefir, Acidophilusmilch oder Schwedische Langmilch
1	Eßl.	Sauerkrautsaft
2	Eßl.	Sojasoße oder Hefeextrakt
2	Eßl.	gemahlene Nüsse
2	Eßl.	frisch geschroteter Leinsamen

Zubereitung:

Aus dem Öl, Quark, Sauerkrautsaft, der Milch, der Sojasoße oder dem Hefeextrakt wird eine schmackhafte Soße bereitet (innig vermengen). Der Blumenkohl bzw. das Rohgemüse wird grob geraspelt und mit der Soße vermengt. Die gemahlenen Nüsse und der Leinsamen werden darüber gestreut. Dazu ißt man etwas Knäckebrot oder Vollkornbrot mit Rahm-Frischkäse, Camembert oder Schnittkäse, wenn möglich aus biologischer Milchwirtschaft.

Für festliche Tage:

Rohe Torten:

Rezept 1
Zutaten:

250 g	frischgeschrotetes Weizenschrot oder Sechskornschrot
125 g	Pflanzenmargarine oder kaltgepreßtes Sonnenblumenöl, Walnußöl, Sesamöl, Weizenkeimöl o. ä.
2 Eßl.	Bienenhonig
2 Eßl.	Sojamehl
ca. 1/8 Liter	Vorzugsmilch (roh) oder Schwedische Langmilch

Zubereitung:

Schrot, Bienenhonig, Sojamehl, Öl und Milch gut vermengen, leicht kneten und als Tortenboden auf eine Tortenplatte legen. Darüber eine Schicht Rohkostkonfitüre (siehe Rezept). Darüber eine Schicht des restlichen Teiges.

Als oberste Schicht Beerenobst oder sonstiges Obst, je nach Jahreszeit (evtl. feingeschnitten) mit Honig vermengt. Darüber geriebene Nüsse streuen oder mit dem unter Frühstück beschriebenen Sahneersatz überziehen. Mit ganzen Nüssen verzieren und den Rand mit geriebenen Nüssen bestreuen.

Rezept 2
Zutaten:

500 g	Reisflocken
250 g	geriebene Nüsse
4—6 Eßl.	Honig
1 Teel.	Zimt
1 Tasse	Wasser
1 kg	Äpfel
1 kg	Erdbeeren oder sonstiges Obst, je nach Jahreszeit oder 250 g getrocknete Aprikosen
2 Eßl.	ganze Nüsse

Zubereitung:

Honig mit Wasser auflösen, dann die Reisflocken, geriebene Nüsse und Zimt hineingeben, alles gründlich durchkneten und die Hälfte der Masse in eine Tortenform geben. Darauf eine Schicht geriebene Äpfel. Darüber eine Schicht des restlichen Reis-Nuß-Teiges, dann eine Lage Erdbeeren, die vorher halbiert und mit Honig gesüßt wurden oder Aprikosen, die vorher geschnitten und 5—6 Stunden in Wasser eingeweicht werden oder anderes, bei Bedarf mit Honig gesüßtes Obst, je nach Jahreszeit.
Das Ganze mit Nußschlagrahm (siehe Rezept!) und Nüssen verzieren. Den Rand mit geriebenen Nüssen bestreuen.

Rezept 3
Zutaten:

100 g	Weizenflocken
2 Eßl.	frisch geschroteter Leinsamen
100 g	geriebene Nüsse
2 Eßl.	Honig
125 g	Frischquark (aus biologischer Milchwirtschaft)
3 Eßl.	Kefir oder Schwedische Langmilch oder Vorzugsmilch (roh)
3 Eßl.	Walnußöl
750 g	Frischobst wie Äpfel oder Beerenobst o. a. oder Dörrobst (5—6 Stunden einweichen).

Zubereitung:

Weizenflocken, Leinsamen, Nüsse mit 1 Eßlöffel Honig gut vermengen und als Tortenboden auf eine Tortenplatte legen.
Als 1. Lage dann das zerkleinerte Obst verwenden. Quark mit 1 Eßlöffel Honig, Milch, Walnußöl zu einer sahnigen, steifen Emulsion verrühren oder mixen und auf die Obstschicht geben. Bei Bedarf die Emulsion mit Agar-Agar oder Gelatine andicken. Mit geriebenen Nüssen oder Kokosraspel und Obst verzieren.
3—4 Stunden muß diese Torte an einem kühlen Ort stehen, damit sie gut durchzieht und schnittfest wird.

Rezept 4

Zutaten:

200 g	Weizenflocken oder Haferflocken
100 g	geriebene Nüsse
1 Eßl.	Honig
1 Tasse	Wasser
1 kg	Äpfel oder Früchte nach Jahreszeit
	Anis oder Zimt
	Vanille

Zubereitung:

Weizen- bzw. Haferflocken mit Wasser und Honig, Anis oder Zimt und Vanille gut vermengen, leicht kneten und auf eine Tortenplatte legen.

Als erste Lage eine dünne Schicht Rohkostkonfitüre (siehe Rezept!), als zweite Lage die Äpfel feingerieben, darüber die geriebenen Nüsse streuen oder mit Nußschlagrahm (siehe Rezept!) überziehen. Mit ganzen Nüssen verzieren und den Rand mit geriebenen Nüssen bestreuen.

Gesunde Nascherei:

Zutaten:

2 Tassen	feingemahlene Nüsse
3—4 Eßl.	Honig
1 Eßl.	Rüben- oder Zuckerrohrsirup
3 Eßl.	Carobpulver

Zubereitung:

Nüsse, Honig, Sirup und Carobpulver so intensiv miteinander verrühren, daß daraus eine feste, aber noch etwas klebrige Masse entsteht. Daraus werden mit einem Kaffeelöffel und sauberen Händen kleine Kugeln von 2—3 cm Durchmesser geformt und ca. 15 Minuten ruhen gelassen. Danach rollt man die Kugeln in einer Schüssel mit feingemahlenen Nüssen oder Carobpulver solange, bis sie außen nicht mehr klebrig sind. Sie sollten kühl, am besten im Kühlschrank, aufbewahrt werden.

Anstelle der Nüsse kann man genausogut Sonnenblumenkerne, Pinienkerne, Kürbiskerne, Pistazienkerne usw. verwenden.

Nußschlagrahm:
Rezept 1
Zutaten:

3 Eßl.	Reform-Pflanzenmargarine, Haselnußcreme oder Tahini (Sesammus)
1 Eßl.	Mandel- oder Haselnußmus
1 Tasse	Fruchtdicksaft oder 2—3 Eßl. Honig
etwas	Orangensaft
	Veilchenwurzelpulver

Zubereitung:
Pflanzenmargarine oder Haselnußcreme schaumig schlagen, Mandel- bzw. Haselnußmus und Veilchenwurzelpulver hineingeben, gründlich beide Fettarten verrühren, dann langsam Fruchtdicksaft und Orangensaft zugeben und alles mit dem Schneebesen gründlichst schlagen.
Man kann dazu frische Früchte je nach Jahreszeit reichen oder geriebene Äpfel oder Torten damit verzieren (siehe dort!).

Rezept 2
Zutaten:

250 g	Pflanzenmargarine (Reformhaus)
1 Tasse	geriebene Nüsse
1 Tasse	Fruchtdicksaft oder 2—3 Eßl. Honig
etwas	Orangensaft
	Veilchenwurzelpulver

Zubereitung:
Die Pflanzenmargarine schaumig rühren. Veilchenwurzelpulver hineingeben, danach die geriebenen Nüsse dazutun. Dann langsam mit Fruchtdicksaft bzw. Honig und Orangensaft gründlich schlagen. Vorzüglich zusammen mit frischen Früchten oder zum Garnieren von Torten (siehe dort!).

Rohkostkonfitüre:
Frisches Beerenobst oder feingeschnittene Früchte (im Winter) werden zusammen mit Honig möglichst fein zerdrückt oder gemixt und mit soviel Gelatine oder Agar-Agar vermischt, daß die Masse steif wird wie Marmelade.

Speiseeis mit Früchten (Fruchteis):
Rezept 1

Zutaten:

3 Eßl.	kaltgeschlagenes Walnußöl o. a.
2 Eßl.	Vorzugsmilch (roh) oder Schwedische Langmilch oder Kefirmilch
1 Eßl.	Honig
100 g	Quark
4 gehäufte Eßl.	Himbeeren oder anderes Beerenobst oder Früchte nach Jahreszeit
oder	
4 Eßl.	frisch gepreßter Saft aus den jeweils verwendeten Früchten
1 Handvoll	Walnüsse (ohne Schale).

Zubereitung:

Quark, Öl, Milch und Honig werden im Mixer gemischt. Zum Schluß gibt man die Früchte hinzu oder den frisch gepreßten Fruchtsaft oder beides und püriert alles gut durch. Als Abwandlung kann man zusätzlich 1 Handvoll Walnüsse in die Mischung geben und nur wenige Sekunden zusätzlich mixen, damit die Walnüsse noch ein wenig körnig bleiben.
Die fertige Creme wird in den Eisbereiter gegeben und im Kühlschrank zu Speiseeis bereitet. Sie kann gut mit dem Nußeis und Vanilleeis (siehe dort) oder mit frischen Früchten kombiniert werden.

Rezept 2
Zutaten:

200 g	Früchte je nach Jahreszeit
1/4 l	Sahne
	Honig

Zubereitung:
Die Sahne vor dem Schlagen einige Minuten ins Tiefkühlfach stellen. Die im Mixer zerkleinerten Früchte mit der geschlagenen Sahne verrühren und je nach Geschmack mit Honig süßen.
In flachen Schalen als Eiscreme im Tiefkühlfach 2—4 Stunden gefrieren lassen. Auf Wunsch mit frischen Früchten garnieren.

Rezept 3 — Aprikosen-/Pfirsicheis:
Zutaten:

3—4	gut reife Aprikosen oder Pfirsiche
2 Eßl.	Schwedenmilch, Acidophilusmilch, Kefir oder Sauermilch
1/2 Tasse	Trockenmilchpulver
1 Tasse	Wasser
2 Teel.	Honig
	Natürlicher Vanilleextrakt

Zubereitung:
Alle Zutaten im Mixer bis zu sahniger Konsistenz verarbeiten und mit dem Vanilleextrakt abschmecken. Dann in Papierbecher geben und im Tiefkühlfach oder in der Tiefkühltruhe einfrieren.

Speiseeis mit Vanille:
Zutaten:

3 Eßl.	kaltgepreßtes frisches Leinöl, Walnußöl, Sesamöl o. a.
3 Eßl.	Vorzugsmilch (roh) oder Kefir oder Schwedische Langmilch
1 Eßl.	Honig
100 g	Quark
1 Teel.	gemahlene Vanille

Zubereitung:

Quark, Öl, Milch und Honig werden im Mixer mit der Vanille gut gemischt. Man gießt die nach dem Mixen noch dünnflüssige Creme in den Eisbereiter im Kühlschrank und bereitet daraus das Speiseeis. Die Eiscreme kann gut mit dem Fruchteis (siehe dort) oder Nußeis (siehe dort) oder mit frischen Früchten kombiniert werden.

Speiseeis mit Nüssen (Nußeis):
Rezept 1

Zutaten:

3 Eßl.	kaltgepreßtes Walnußöl, Sesamöl o. a.
3 Eßl.	Vorzugsmilch (roh) oder Kefir oder Schwedische Langmilch
1 Eßl.	Honig
100 g	Quark
1 Eßl.	Nußmus oder Mandelmus
1 Handvoll	Walnüsse (ohne Schale)

Zubereitung:

Quark, Öl, Milch und Honig werden im Mixer mit dem Nuß- bzw. Mandelmus gut gemixt. Dann gibt man die Walnüsse in die Mischung und mixt zusätzlich nur wenige Sekunden, damit die Walnüsse noch ein wenig körnig bleiben.

Die fertige Creme wird in den Eisbereiter gegeben und im Kühlfach zu Speiseeis gefroren. Sie kann gut mit dem Fruchteis (siehe dort!) oder mit dem Vanilleeis (siehe dort!) oder mit frischen Früchten kombiniert werden.

Rezept 2

Zutaten:

100 g	gemahlene Nüsse
2	Orangen
1 Eßl.	Honig
¼ l	Sahne

Zubereitung:

Die Sahne einige Minuten in das Tiefkühlfach stellen. Bevor sie durch intensives Schlagen steif wird, den Honig zugeben. Danach den ausgepreßten Orangensaft und die feingemahlenen Nüsse einrühren.
In flachen Schalen als Eiscreme im Tiefkühlfach 2—4 Stunden gefrieren lassen.

Biologisch vollwertige Getränke

Die täglich genossenen Getränke sollten, ebenso wie die Nahrung, vollwertig sein und den dargelegten ernährungs-physiologischen Grundsätzen entsprechen. Diesbezüglich zu empfehlen sind frisch gepreßte, nicht konservierte Obst- und Gemüsesäfte (Apfel mit Karotte, Apfel mit Sellerie, Apfel mit roter Rübe usw., Gemüsebrühen, alkalische Mineralwasser, basenüberschüssige Kräutertees, Milch- und Sauermilchgetränke aus biologischer Milchwirtschaft, wie Kefir, Bioghurt, Sauermilch, Schwedische Langmilch, Buttermilch, Molke u. a. sowie daraus bereitete Milchmixgetränke.
Durch geschicktes und erfahrenes Kombinieren lassen sich schmackhafte, bekömmliche und gehaltvolle Getränke zusammenstellen aus Früchten, Rohgemüse, Nüssen, Samen, kaltgepreßten Ölen und Fetten, Honig, Rüben- oder Zuckerrohrsirup, Milchprodukten, Hefe, Weizenkeimen, Lezithin, Kräutern, Gewürzen usw. Einige Rezeptvorschläge mögen dies erläutern.
Für Magenempfindliche hat es sich bewährt, den säuerlichen Fruchtsäften die Schärfe zu nehmen, durch Beigabe von ⅓ Reis-, Hafer-, Gersten- oder Leinsamenschleim.

Zubereitung:

1 gehäufter Teelöffel Reis-, Hafer- oder Gerstenschrot wird mit 2 dl Wasser kalt angerührt und unter ständigem Rühren 5 Minuten gekocht.
1 Eßlöffel Leinsamen wird mit 2 dl Wasser 10 Minuten gekocht und dann abgesiebt.

Fruchtgetränk:

Rezept 1

Zutaten:

800 g	weiche reife Früchte
2 dl	frisch gepreßter Orangensaft
2—3 Eßl.	Zuckerrohr- oder Rübensirup oder Honig oder Fruchtdicksaft
2—3 Eßl.	Schleim (siehe oben!)
2 Teel.	Walnuß- oder Weizenkeimöl

Zubereitung:

Alle Zutaten werden im Mixer gut gemixt, mit etwas Zimt, Vanille oder Ingwer abgeschmeckt und im Glas serviert.
Auf Wunsch kann mit etwas frisch geschlagener Sahne (ohne Zucker!) oder der bereits erwähnten Öl-Eiweißkost als Sahneersatz dekoriert werden.

Rezept 2

Zutaten:

200 g	Früchte
Saft v. 2	Orangen
1	Banane
1 Eßl.	Pinienkerne
1 Eßl.	Sojalezithin
1 Eßl.	Honig oder Zuckerrohrsirup
1 Eßl.	Weizenkeime
1 Eßl.	Edelhefe

Zubereitung:

Alle Zutaten im Mixer gründlich mischen.

Bananencreme:

Zutaten:

3—4	gut reife Bananen
1	Orange oder 200 g Früchte
2 Eßl.	Sojalezithin
1 Eßl.	Sahne

Zubereitung:

Die Bananen werden mit der Gabel zerdrückt und mit der Sahne, dem Saft der Orange oder dem frisch gepreßten Saft der Früchte und dem Sojalezithin gut verrührt oder gemixt.

Anstelle der Sahne kann auch ein Mix aus 1 Eßlöffel der eingangs erwähnten Sauermilchgetränke mit 1 Teelöffel kaltgepreßtem Öl verwendet werden.

Rohes Apfelmus:

Zutaten:

1 kg	gut reife Äpfel
½–1	Glas frisch gepreßter Apfelsaft (Saftzentrifuge)
	etwas Zimt

Zubereitung:

Die geschälten und geputzten Äpfel mit dem Apfelsaft und dem Zimt mixen, wenn gewünscht, zusammen mit etwas Honig und Zitronensaft.

Mandelmilch:

Rezept 1

Zutaten:

2 Eßl.	geschälte Mandeln
1—2 Teel.	Honig
1 ½ dl	Wasser

Zubereitung:

Alle Zutaten werden im Mixer solange geschlagen, bis eine milchartige Emulsion entsteht. Evtl. durch ein Tuch sieben.
Auf dieselbe Weise kann aus Nüssen oder Samen Nußmilch oder z. B. Pinienkernmilch bereitet werden.

Rezept 2

Zutaten:

1 Eßl.	Mandelmus
1 Teel.	Honig
1 ½ dl	Wasser

(evtl. ½ dl Fruchtdicksaft)

Zubereitung:

Mandelmus, Honig und den Fruchtdicksaft mit dem Schneebesen innig verrühren und das Wasser tropfenweise hinzugeben.

Sojamilch:

Zutaten:

1 Tasse	reife Sojabohnen
7 Tassen	Wasser
1 Eßl.	Honig
1 Prise	Meersalz nach Geschmack

Zubereitung:

Die Sojabohnen zwei Stunden in dem Wasser einweichen und anschließend 20 Minuten unter ständigem Rühren in dem Einweichwasser kochen.
Nach dem Durchseihen soviel Wasser einrühren, bis eine milchartige Konsistenz erreicht ist.
Mit dem Honig und Salz abschmecken und erkalten lassen.

Milchmixgetränke:

Rezept 1

Zutaten:

125 g	Vorzugsmilch, ein Sauermilchgetränk, Nußmilch oder Sojamilch, Saft einer Orange oder Saft aus 200 g Früchten je nach Jahreszeit
2 Teel.	Honig
2 Teel.	Walnußöl oder Weizenkeimöl

Zubereitung:

Alle Zutaten im Mixer innig miteinander vermischen.

Rezept 2

Zutaten:

500 g	Früchte je nach Jahreszeit
1 Eßl.	Nußmus oder gemahlene Nüsse
2 Eßl.	Vorzugsmilch oder ein Sauermilchgetränk
2 Eßl.	Sahne
3	Bananen
	Honig nach Geschmack

Zubereitung:

Das Nußmus oder die gemahlenen Nüsse mit der Milch, der Sahne, den Früchten und dem Honig gut mixen.
Im Glas servieren und mit gemahlenen Nüssen bestreuen.

Nuß-Milchmix:

Zutaten:

1 Tasse	Nüsse, Pinienkerne oder Sonnenblumenkerne
2	reife Bananen
2 Eßl.	Reform-Milchpulver
1 Eßl.	Hefeflocken
1 Eßl.	Sojalezithin
1 Eßl.	Weizenkeime
1 Eßl.	Blütenpollen
1–2 Tassen	Wasser

Zubereitung:

Alle Zutaten im Mixer zu einem homogenen Getränk von sahniger Konsistenz verarbeiten. Mit Hilfe von Sojamilch oder Sojamilchpulver, Trockenfrüchten, frischen Früchten, Honig oder Zuckerrohr- bzw. Rübensirup, Vanille, Ingwer usw. ergeben sich vielfältige Variationsmöglichkeiten, um ein gehaltvolles, energiegeladenes Getränk zu servieren.

Sojamilchgetränk:

Zutaten:

1 Eßl.	Sojamilchpulver
1 Tasse	Vorzugsmilch
1 Tasse	Wasser
½ Tasse	im Leinentuch zerschlagene Eiswürfel
1	geschnittene Banane
½ Eßl.	Honig
2 Eßl.	Carobpulver
einige Tropfen	Vanille-Essenz-natürlich

Zubereitung:

Zuerst alle flüssigen Zutaten mixen, dann die festen Zutaten nacheinander beifügen (das Eis zum Schluß) und intensiv im Mixer verarbeiten. Mit der Vanille-Essenz abschmecken und kühl stellen.

Auf Wunsch kann auch frisches Obst nach Geschmack in geeigneter Menge mitgemixt werden.

Gemüsesäfte:
Rezept 1

Zutaten:

1	mittelgroße junge rote Rübe
5—6	mittelgroße Karotten
1	Orange
2 Teel.	Sahne

Zubereitung:

Das Rohgemüse wird in die Saftzentrifuge gegeben und der rote Rübensaft mit dem Karottensaft im Verhältnis 1 : 3 gemischt. Dazu wird der Orangensaft und die Sahne gegeben und alles gut verrührt.

Rezept 2

Zutaten:

1	mittelgroße Sellerieknolle
3—4	Karotten
2	geschälte Tomaten
1	Apfel

Zubereitung:

Alle Zutaten werden entsaftet und auf Wunsch die Mischung mit einem Eßlöffel Sauerkrautsaft und Hefeextrakt, Sojasoße oder Kräuter-Meersalz abgeschmeckt.

Gemüsebrühe/Gemüsesuppen:

Zutaten:

3 Tassen	feingeschnittenes (oder -gehacktes) Gemüse wie Karotten, Sellerie, Kohlrabi, Mangold, Kohl, Lauch, Zwiebeln, Knoblauch usw.
½ Tasse	frische oder getrocknete Kräuter, wie Kerbel, Schnittlauch, Petersilie, Liebstöckel, Basilicum usw.
	etwas Muskatnuß, gerieben
1	Lorbeerblatt
1 Eßl.	Meersalz
1 l	Wasser

Zubereitung:

Alle Zutaten werden in Wasser ca. 1 Stunde auf kleiner Flamme gekocht. Nachdem die Suppe noch ½ Stunde zugedeckt gestanden hat, wird sie abgesiebt.

Die Gemüsebrühe kann anstelle von Fleischbrühe in vielfältigen Variationen und Rezepten als Grundlage Verwendung finden, z. B. in einer

Rohgemüsesuppe:

Zutaten:

1 Liter	Gemüsebrühe (siehe dort!)
3—4 Tassen	fein geriebenes oder mit der Rohkostmaschine zerkleinertes Rohgemüse, wie z. B. Sellerie, Kohlrabi, Karotten, rote Rüben, Fenchel, Rettich, Kohl, Tomaten, Spinat usw.
2 Eßl.	feingehackte Zwiebel
	etwas Knoblauch
½ Tasse	feingehackte Kräuter
	Kräuter-Meersalz oder Sojasoße

Zubereitung:

In die erwärmte Gemüsebrühe gibt man unmittelbar vor dem Servieren das Rohgemüse, die Zwiebel, die Kräuter und schmeckt mit dem Kräutermeersalz oder der Sojasoße ab.

Ein Eßlöffel eines Sauermilchgetränkes (Acidophilusmilch, Kefir, Sauermilch, Schwedenmilch usw.) pro Teller verfeinert den Geschmack.

Nuß-Tomatensuppe — roh

Zutaten:

1 Liter	Gemüsebrühe
1 kg	schöne reife Tomaten
1	große Zwiebel
2	Knoblauchzehen
½ Tasse	geriebene Nüsse oder Mandeln
½ Tasse	Acidophilusmilch, Schwedenmilch, Kefir oder saure Sahne, Sojasoße, Hefeextrakt oder Kräutermeersalz
	etwas geriebene Muskatnuß
1 Tasse	Gartenkräuter frisch oder getrocknet
2—3	Eiswürfel

Zubereitung:

Tomaten, Zwiebel, Knoblauch und Gartenkräuter zusammen mit der Gemüsebrühe und den Eiswürfeln im Mixer fein pürieren, die

Sauermilch oder saure Sahne sowie die geriebenen Nüsse einrühren und mit Sojasoße, Hefeextrakt oder Kräutermeersalz und dem Muskatnußpulver abschmecken. Auf Wunsch kann pro Teller ein Eßlöffel eines Sauermilchgetränkes oder saure Sahne eingerührt und geriebener Käse übergestreut werden.

Rohe Gurkensuppe:

Zutaten:

2 schöne	große Gurken
1 Liter	Mandelmilch
1 Eßl.	Sahne
2	Stangen Lauch
	geriebene Muskatnuß
	Kräutermeersalz

Zubereitung:

Den Lauch klein schneiden. In wenig Wasser kurz (ca. 20 Minuten) dünsten oder dämpfen und zusammen mit den geschälten und feingeschnittenen Gurken in der Mandelmilch verrühren.
Mit Kräutermeersalz und Muskatnuß abschmecken.
Die Sahne erst zum Schluß hinzufügen oder in den Teller geben.

Avocado-Suppe:

Zutaten:

1 große	reife Avocado
2 Tassen	Mandelmilch
1 Tasse	Pfefferminztee
	Quark
	Tamari (Sojasoße)
	Kräutermeersalz

Zubereitung:

Avocadofleisch (ohne Schale und Kern), Mandelmilch und Pfefferminztee im Mixer pürieren. Quark, Tamari und Kräutermeersalz nach Geschmack und gewünschter Konsistenz einrühren. Kalt oder warm servieren.

Kräutertees:
In Anbetracht möglicher Gesundheitsschäden mußte u. a. im Kapitel Fehlernährung auf die mit dem ständigen und übertriebenen Genuß von Bohnenkaffee und Tee verbundenen Gefahren hingewiesen werden.
Auch die Tatsache, daß der Genuß von Kaffee, Tee und Alkohol infolge der anregenden Wirkung im gesellschaftlichen und kulturellen Leben vieler Völker eine bedeutende Rolle spielt, kann über das damit verbundene gesundheitliche Risiko nicht hinwegtäuschen.
Für den Unerfahrenen könnte es von Vorteil sein, zu wissen, daß im Handel u. a. Teemischungen und Teesorten angeboten werden, die sowohl geschmacklich als auch hinsichtlich ihrer anregenden und regenerierenden Wirkung dem schwarzen Tee durchaus ebenbürtig, wenn nicht gar überlegen sind. Daneben gibt es unzählige Teekombinationen mit gezielter Wirkung bei allen möglichen gesundheitlichen Störungen und Leiden.
Aus verständlichen Gründen können hier nur wenige bewährte Beispiele angeführt werden. Sie sollen keinesfalls die Beratung durch einen erfahrenen Behandler ersetzen.
Anstelle der frischen können auch getrocknete Drogen verwendet werden:

Drei-Jahres-Tee:
ist ein Tee aus den fermentierten, drei Jahre alten Blättern des Teestrauches, die kein Teein mehr enthalten, im Gegensatz zu den Blättern der jungen Spitzentriebe.

Aromatee:
Anstelle von schwarzem Tee
Zutaten:
- 20 g frische, junge Brombeerblätter
- 20 g frische Himbeerblätter
- 20 g frische Blätter der schwarzen Johannisbeere
- 30 g frische Erdbeerblätter
- 10 g feingeschnittene Zimtrinde
- feingeschnittenes Süßholz nach Geschmack

Zubereitung:

Die möglichst stielfrei gepflückten Blätter werden zunächst 24—36 Stunden auf einen Haufen geschüttet und zum Abwelken liegen gelassen. Nach dieser Zeit werden sie mit der Hand auf einem Tisch gerollt. Die gerollten Blätter werden nun in ein Tuch gebunden oder in einen Leinwandsack gefüllt und in Wasserdampf 30 Minuten gedämpft. Im Leinensack gelassen, werden sie zwischen zwei Bretter gelegt, beschwert und an einem gut warmen Ort über Nacht zum Zwecke der Gärung (Derentation) gelegt.

Das Rollen, Dämpfen und Fermentieren wird dann noch zweimal wiederholt; hierauf wird der Tee nochmals gerollt, falls dies nötig erscheinen sollte, und dann auf mit Tüchern bespannten Holzrahmen in dünner Schicht ausgebreitet und in der Sonne oder einem gut geheizten Trockenraum unter öfterem Umwenden möglichst rasch getrocknet.

Die fertige Teemischung wird, wie bei der üblichen Teebereitung, mit heißem Wasser überbrüht und je nach Wunsch länger oder kürzer stehen gelassen. Sie kann beliebig mit Honig oder Zitrone abgeschmeckt werden.

Im Handel sind die Blätter auch getrocknet und fermentiert erhältlich.

Gewürzkräutertee:
aromatisch, bekömmlich

Zutaten:

25 g Pfefferminzblätter, feingeschnitten
25 g Lavendelblüten, zerkleinert
10 g Zimtrinde, zerkleinert
25 g Quendel, feingeschnitten
10 g Gewürznelken, zerkleinert
5 g Kardamom, zerkleinert
Süßholz, zerkleinert nach Geschmack

Zubereitung:

Zwei Teelöffel der Mischung mit einer Tasse Wasser kalt ansetzen. Ca. 8 Stunden ziehen lassen und den Auszug durch ein Sieb abgießen. Mit einer Tasse heißem Wasser den Teerückstand überbrühen und beide Aufgüsse mischen.

Regenerationstee:
bei nervöser Erschöpfung und Schwäche

Zutaten:

20 g Melissenkraut
20 g Lavendelblüten
20 g Walnußblätter
10 g Ingwerwurzel, zerkleinert oder pulverisiert
10 g Ginsengwurzel, zerkleinert oder pulverisiert
Süßholz, zerkleinert oder Honig nach Geschmack

Zubereitung:

Zwei Teelöffel der Mischung mit einer Tasse Wasser kalt ansetzen. Ca. 8 Stunden ziehen lassen und den Auszug durch ein Sieb abgießen. Mit einer Tasse heißem Wasser den Teerückstand überbrühen und beide Aufgüsse mischen.

Beruhigungstee:
bei Nervosität, Schlafstörungen

Zutaten:

10 g Melissenkraut, feingeschnitten
10 g Passionsblumenkraut, feingeschnitten
35 g Baldrianwurzel, feingehackt
10 g Lavendelblüten
35 g Hopfen-Fruchtzapfen, zerhackt
Süßholz, feingehackt oder Honig nach Geschmack

Zubereitung:

Zwei Teelöffel der Mischung mit einer Tasse Wasser kalt ansetzen. Ca. 8 Stunden ziehen lassen und den Auszug durch ein Sieb abgießen. Mit einer Tasse heißem Wasser den Teerückstand überbrühen und beide Aufgüsse mischen.

Schlaftee:
bei Einschlafstörungen, Schlaflosigkeit, Unruhezuständen
Zutaten:

1 Teel.	feingeschnittene Baldrianwurzeln
1 Teel.	Hopfenzapfen

Zubereitung:
Die Teemischung wird in einem Porzellangefäß mit ¼ Liter siedendem Wasser übergossen und zugedeckt 15 Minuten lang ziehen gelassen.
Nach dem Umrühren wird der Absied durch ein Sieb gegeben. Der Tee wird bei Bedarf oder ½ Stunde vor der Nachtruhe gut warm schluckweise getrunken.
Auf Wunsch kann mit Bienenhonig oder Süßholz abgeschmeckt werden.

Tee-Tonikum:
Eine energiegeladene Mischung
Zutaten:

6 Tassen	Pfefferminztee
¾ Tasse	Sonnenblumen- oder Pinienkerne (enthalten natürliches Lezithin)
1 Tasse	entkernte Datteln
½ Tasse	getrocknete Weinbeeren
	Saft einer Orange
	Ingwerpulver nach Geschmack
	Honig nach Geschmack

Zubereitung:
Alle Zutaten werden im Mixer zu einem gehaltvollen Teegetränk verarbeitet.

Magen-Leber-Galle-Tee:
Bei Magendruck, Blähungen, Völlegefühl, Aufstoßen, Appetitlosigkeit.
Zutaten:

20 g	Löwenzahnwurzeln, feingeschnitten
20 g	Kalmuswurzeln, feingeschnitten

25 g Mariendistelsamen, zerstoßen
15 g Kümmelkörner, zerstoßen
10 g Condurangorinde, feingeschnitten
10 g Zimtrinde, feingeschnitten
Süßholz feingehackt, nach Geschmack

Zubereitung:

Zwei Teelöffel der Mischung mit einer Tasse Wasser kalt ansetzen. Ca. 8 Stunden ziehen lassen und den Auszug durch ein Sieb abgießen. Mit einer Tasse heißem Wasser den Teerückstand überbrühen und beide Aufgüsse mischen.

Magen- und Verdauungstee:
(nach Becker)
Zutaten:

20 g Galgantwurzel
20 g Kalmuswurzel
20 g Ingwerwurzel
20 g Enzianwurzel
20 g Pomeranzenschalen
20 g Coriander

Zubereitung:

Von der feingeschnittenen Teemischung gibt man einen Teelöffel auf eine Tasse und bereitet einen Aufguß.
Wenn gewünscht, kann durch Honig- oder Süßholzzusatz abgeschmeckt werden.

Abführtee (nach Weiss):
Laxierend, blähungstreibend, ohne Gefahr der Gewöhnung.
Zutaten:

30 g Sennesblätter
30 g Faulbaumrinde
30 g Kamillenblüten
10 g Kümmel

Zubereitung:

Zwei Teelöffel der Teemischung mit einer Tasse Wasser kalt ansetzen, ca. 8 Stunden ziehen lassen und den Auszug durch ein Sieb abgießen.

Den Teerückstand mit einer Tasse heißem Wasser überbrühen, ziehen lassen, durchseihen und dann beide Aufgüsse mischen.

Herz- und Kreislauftee:

bei Herzbeschwerden, Kreislauf- und Durchblutungsstörungen

Zutaten:

30 g Weißdornfrüchte, feingehackt
20 g Besenginsterzweige, -blüten und -samen, feingehackt
20 g Adonisröschenkraut, feingeschnitten
15 g Herzgespannkraut, feingeschnitten
15 g Rosmarinblätter, feingeschnitten
Süßholz, feingehackt oder Honig nach Geschmack

Zubereitung:

Zwei Teelöffel der Mischung mit einer Tasse Wasser kalt ansetzen. Ca. 8 Stunden ziehen lassen und den Auszug durch ein Sieb abgießen. Mit einer Tasse heißem Wasser den Teerückstand überbrühen und beide Aufgüsse mischen.

Rheuma- und Gichttee:

harnsäurelösend, ausschwemmend, entzündungswidrig.

Zutaten:

30 g Weidenrinde, feingeschnitten
20 g Gierschkraut, feingeschnitten
20 g Sumpfporstkraut, feingeschnitten
20 g Brennesselkraut, feingeschnitten
10 g Mädesüßkraut, feingeschnitten
Süßholz, feingehackt oder Honig nach Geschmack.

Zubereitung:

Zwei Teelöffel der Mischung mit einer Tasse Wasser kalt ansetzen. Ca. 8 Stunden ziehen lassen und den Auszug durch ein Sieb abgießen. Mit einer Tasse heißem Wasser den Teerückstand überbrühen und beide Aufgüsse mischen.

Aus räumlichen Gründen konnten im vorstehenden Rezeptanhang lediglich eine begrenzte Auswahl von nach gesundheitlichen Gesichtspunkten zusammengestellten und erprobten Rezepten angeboten werden.

Im Hinblick auf die Vielzahl der zur Verfügung stehenden Zutaten ergeben sich unbegrenzte Möglichkeiten der Kombination und geschmacklichen Variation.

Der Phantasie und künstlerischen Kreativität der Hausfrau oder des Küchenchefs sind im Rahmen der gesundheitlichen Richtlinien keinerlei Grenzen gesetzt.

Für den noch Unerfahrenen und zur Einführung werden im Buchhandel zahlreiche Bücher und Broschüren angeboten, die das Thema „Vollwertige Ernährung“ behandeln. Man lasse sich in keinem Falle dazu verführen, falschen Empfehlungen und Vorschlägen zu folgen, die immer wieder die Verwendung von Weißmehl, Zucker, minderwertigen Fetten, denaturiertem Eiweiß und eine totgekochte oder -gebratene Kost nach den Anweisungen von Großmutters Kochbuch empfehlen.

Gute Vorschläge und brauchbare Hinweise bieten u. a. die Rezeptbücher von Anemueller, Schnitzer, Hölzle, Kretschmer-Dehnhardt, Helma Danner, das Salem-Kochbuch usw. Diese und viele andere Gesundheitsbücher enthält der Katalog WISSEN UND LEBEN, Jägerstr. 4 — 4000 Düsseldorf 1. Fordern Sie ihn unverbindlich an.

Literaturverzeichnis

Aagaard	Der Naturstoff Propolis. Mentor Verlag, Dänemark. 205
Abele/Stiefvater	Aschner-Fibel. Haug Verlag, Heidelberg. 189, 191
Airola	There is a cure for arthritis. Parker Publishing Comp., Inc., West Nyack, N. Y. 227
Alexander	Rheuma ist heilbar. Econ-Verlag, Düsseldorf/Wien. 230
Asai	Organic Germanium. Kogakusha Ltd. Publishers, Tokyo. 285
Aschner	Lehrbuch der Konstitutionstherapie. Hippokrates Verlag, Stuttgart. 131, 117, 123, 164, 165, 197, 218, 227
Aschoff	Der elektromagnetische Bluttest. Paffrath-Druck, Remscheid. 269
—	Welche Fragen zum Krebs- und Reizzonen-Problem stellt man uns heute? Paffrath-Druck. 270
Brauchle	Handbuch der Naturheilkunde. 125
Brecht	Deine Ernährung ist dein Schicksal. Brecht Verlag, Karlsruhe. 100
Budwig	Krebs, ein Fettproblem. Hyperion Verlag. Freiburg i. Br. 82, 266, 282
—	Kosmische Kräfte gegen Krebs. Hyperion Verlag, Freiburg i. Br. 82, 266
Chauvin	Traité de biologie de l'abeille. 1968. 204
Dosch	Lehrbuch der Neuraltherapie nach Hunecke. Haug Verlag, Heidelberg. 236
Douglas & de Hart	Forest Farming. Stuart & Watkins. London. 62
Fudalla	Volksheilkunde 34, Heft 6, 1982, S. 362. 214
Gerke	Spezialkaugummi als Zahn- und Mundpflegemittel. ZWR 81, 1972, H. 6, S. 274—275. 258
—	Revolution in der Zahn- und Mundpflege. Zahnärztliche Praxis 13, 1971, S. 150—152. 258
Gerke u. Klemt	Beeinflussung der Speichelsekretion mit Kaugummi. DZZ, 6. Jg., H. 21, S. 1181. 246
—	Die Bedeutung des mechanischen Reinigungseffektes für die orale Hygiene. — DZZ, 7. Jg., H. 14, S. 807. 247
Grundmann	Unspezifische Reiztherapie bei Infektionen. Erfahrungsheilkunde, Heft 7, 1962. 215
von Haller	Gefährdete Menschheit. Hippokrates Verlag, Stuttgart. 86

Hangert	Sinn oder Unsinn der heutigen Zahnpflegegewohnheiten. ZWR 12, 1966, S. 408. 254
Hantel	Erfahrungsheilkunde, Heft 10, 1978, S. 640. 224
Helmbold	Heuschnupfen und perkutane Regulationstherapie. Haug Verlag, Heidelberg. 189
Huneke	Das Sekundenphänomen. Haug Verlag, Heidelberg. 130
Illich	Die Enteignung der Gesundheit. Rowohlt Verlag, Reinbek bei Hamburg. 136, 141, 148
Issberner-Haldane	Die medizinische Hand- und Nageldiagnostik. Falken Verlag, Berlin. 22
Issels/Windstosser	Ganzheitliche interne Krebstherapie. Haug Verlag, Heidelberg. 264, 283
Katase	Der Einfluß der Ernährung auf die Konstitution des Organismus. Verlag Urban & Schwarzenberg, Wien. 87
Krack	Nasale Reflextherapie mit ätherischen Ölen. Haug Verlag, Heidelberg. 189
Krokowski	Erfolg und Gefahr der gegenwärtigen Tumortherapie. Krebsgeschehen, 10. Jg., H. 5, 1978, S. 126. 273, 276, 278
Kuhl	Schach dem Krebs. Humata Verlag, H. S. Blume, Bern/Frankfurt/Salzburg. 189, 281
Lang	Anatomie und physiologische Grundlagen der Augendiagnose. 42
Loeckle	Krebsalarm. Novalis Verlag, Schaffhausen. 264, 279
—	Bewußte Ernährung und gesunde Lebensführung. 142
Lützner	Wie neugeboren durch Fasten. Gräfe und Unzer Verlag, München. 103
Maubauch	Augendiagnostik. Haug Verlag, Heidelberg. 55
Moerman	A solution to the cancer problem. The international Association of cancer victims and friends. Los Angeles. 285
Mommsen	Auferstandene Inquisition. Lebensschutz 5—6/1976, S. 54. 135, 136, 140
—	Erfahrungsheilkunde, Heft 9, 1979, S. 700. 140
—	Erfahrungsheilkunde, Heft 4, 1979, S. 219. 140
Nenninger	Mundhygiene und Kariesgeschehen. ZWR 11, 1966, S. 400—406. 251
Neunhoeffer	Die biochemischen Abweichungen der entarteten Zelle und die Konsequenzen für Krebsteste und Krebstherapie. Verlag für Medizin Dr. Ewald Fischer, Heidelberg. 286

—	Maligne chemische Spezifitäten — Krebsgeschehen, 6. Jg., H. 4, 1974, S. 96. 261, 274, 275
Nieper	Kritischer Überblick über den Stand der Krebsforschung mit besonderer Berücksichtigung der medizinischen Langzeit-Therapie mit Nitrilosiden. Krebsgeschehen 4. Jg., H. 4, 1972, S. 76. 274, 277
Nolfi	Meine Erfahrungen mit Rohkost. Medizinalpolitischer Verlag, Hilchenbach. 282
Pfrengle/Pietruck	Die Messung der Abrasivität von Zahnputzmitteln an Dentin. Fette — Seifen 67, Nr. 9, 1965. 254
Reckeweg	Homotoxikologie. Aurelia Verlag, Baden-Baden. 143, 183, 220
—	Krebsprobleme. Aurelia Verlag, Baden-Baden. 277
Riedweg	Erfahrungsheilkunde, Heft 1, 1973, S. 17. 201
Risch	Naturheilpraxis, 35. Jg., H. 10, 1982, S. 1299. 141
Rumler	Ärztliche Praxis Nr. 8, 1971, S. 14. 244
Rusch	Naturwissenschaft von morgen. H. G. Müller Verlag, Krailing b. München. 57, 59
Sander	Der Säure-Basen-Haushalt des menschlichen Organismus. Hippokrates Verlag, Stuttgart. 73, 244
Sandler	Sonderernährung verhütet Kinderlähmung. H. G. Müller Verlag, Krailing b. München. 89
Schmidt	Naturheilkunde 25/2/1973. 204
Seeger	Naturheilpraxis, Heft 11/1978, S. 1162. 204
Segal/Gorelik	Killer-Lymphozyten gegen Krebszellen. Ärztl. Praxis 31. Jg., 61, 1979, S. 2582. 278
Seifert	Gärtnern, Ackern — ohne Gift. Biederstein Verlag, München. 282
Siegert	Med. Welt 24, Heft 29/30, 1973. 212
Speiser	Lebenskraft, Homöopathie und Medizin. Volksheilkunde 3/1982, S. 138. 221
Stahl	Die Erde hat Eiweiß für alle. Schnitzer Verlag, St. Georgen. 78
Steintel	Die medizinische Hand- und Nageldiagnostik. Falken Verlag, Berlin. 22
Tiegel	Hippokrates 31, Heft 2, 1960, S. 37—41. 193
Vida/Deck	Klinische Prüfung der Organ- und Krankheitszeichen in der Iris. Haug Verlag, Ulm. 43
Walb	Die Haysche Trennkost. Haug Verlag, Heidelberg. 189

Wendt	Krankheiten verminderter Kapillarmembranpermeabilität. Verlag E. E. Koch, Frankfurt am Main. 222, 225, 239, 281
Windstosser	Die Summationsdiagnostik. Verlag für Medizin Dr. Ewald Fischer, Heidelberg. 271

Sachregister

B

C

D

E

F

G

H

I

K

N

O

P

R

S

T

U

V

W

Y

Z

Namenverzeichnis

T

V

W

Z